普华文化

PUHUA BOOKS

我们一起解决问题

家庭治疗

（第7版）

The Essentials of Family Therapy

[美] 迈克尔·尼克尔斯（Michael Nichols）
[美] 肖恩·戴维斯（Sean Davis） 　　著

龙静阳 　译 　王继堃 　审校

人 民 邮 电 出 版 社
北 京

图书在版编目（CIP）数据

家庭治疗：第7版 /（美）迈克尔·尼克尔斯，（美）肖恩·戴维斯著；龙静阳译. -- 北京：人民邮电出版社，2022.2
ISBN 978-7-115-58432-8

Ⅰ．①家… Ⅱ．①迈… ②肖… ③龙… Ⅲ．①集体心理治疗 Ⅳ．①R459.9

中国版本图书馆CIP数据核字(2021)第280682号

内 容 提 要

什么是家庭？家庭成员各自扮演着怎样的角色？如何理解来访者及其家庭？治疗师所处的文化、阶层和价值观等背景是否会影响其对家庭的判断？哪个流派的家庭治疗技术最有效？如何将治疗实践与实证研究、传统理念与时代发展相结合？这些问题，你都可以在本书中找到答案。

本书共分为四个部分：第一部分介绍家庭治疗的演变过程、基本技术和基本概念；第二部分详述家庭治疗的经典流派；第三部分阐明了家庭治疗的最新进展；第四部分评估了家庭治疗不同流派的优缺点、相关的实证研究及未来的发展方向。作者不仅以严谨且谦逊的态度、细腻又诙谐的语言、广泛而翔实的知识将家庭治疗历史上重要的人物、思想、研究和实践生动地展现在读者面前，还精选了丰富的案例和大量的问题，帮助读者更好地吸收和反思书中的内容。不仅如此，也许你还可以在阅读本书的基础上，开发你自己的治疗技术。

家庭是人生永远的主题。它既是我们的来源，也是我们的归宿。无论你是一名治疗师，还是一名从事与家庭相关的工作者，本书都能帮助你更好地理解和治愈你自己、你的家庭、你的来访者和你生命中出现的那些被称为"家人"的存在。

◆ 著　　[美]迈克尔·尼克尔斯（Michael Nichols）
　　　　　[美]肖恩·戴维斯（Sean Davis）
　　译　　龙静阳
　　责任编辑　黄海娜
　　责任印制　胡　南
◆ 人民邮电出版社出版发行　　北京市丰台区成寿寺路 11 号
　　邮编 100164　　电子邮件 315@ptpress.com.cn
　　网址 https://www.ptpress.com.cn
　　北京天宇星印刷厂印刷
◆ 开本：787×1092　1/16
　　印张：25　　　　　　　　　　2022 年 2 月第 1 版
　　字数：420 千字　　　　　　　2025 年 1 月北京第 6 次印刷
　　著作权合同登记号　图字：01-2020-7503 号

定　价：118.00 元

读者服务热线：（010）81055656　印装质量热线：（010）81055316
反盗版热线：（010）81055315
广告经营许可证：京东市监广登字 20170147 号

谨以此书纪念萨尔瓦多·米纽庆。

前言

在 家庭治疗的学术讨论中，有一件事往往被忽略了，那就是让不幸福的一家人坐在一起并给他们提供帮助，这会给治疗师带来一种成就感。新手治疗师很容易感到焦虑，不确定自己是否知道如何进行治疗（如"怎样才能让每位家庭成员都来参加治疗"）。资深治疗师经常使用一些抽象的语言回答这些问题，他们有自己的观点，会讨论广泛的问题，包括后现代主义、叙事重构主义、二阶控制论等。虽然利用这本书谈论一些"重要的事情"的想法很有吸引力，但我们还是选择更多地谈论一些个人的内容。治疗正在经历困难的家庭给我们带来了所能想象的最大的满足感，我们希望对你来说也是如此。

本版新增内容

《家庭治疗》第 7 版中，涵盖了家庭治疗的所有领域，包括家庭治疗丰富的历史、经典的流派、最新的进展等；但我们也越来越强调临床实践。

希望你在阅读每一章时，都能清楚地理解每种理论是如何在治疗中促进患者改变的，以及每种理论在实践中是如何应用的。以下是本版新增的内容。

- 每章开头的思考题旨在帮助你将本章介绍的原则应用于你的实际情况中，并在你阅读本章时批判性地思考这些概念和技术。
- 每章末尾处的复习题和思考题旨在帮助你批判性地思考本章的理论原则，并将其应用于你的实际生活中。

- 新的案例研究与思考题旨在帮助你学会反思如何应用我们所讲到的治疗理论。本书中的所有案例都来自我们自己或其他家庭治疗领域的专家的实践经历。

- 关键术语贯穿始终，并且汇总在书末的术语表中。

除了使本书更方便读者阅读外，我们还在本版中增加了一些新材料，包括：

- 在每一章中融入了研究发现；

- 在有关家庭治疗研究的新内容（第14章）中讨论了为什么理论研究很难影响临床实践，并提出了相应的建议；

- 新增了案例研究；

- 问题解决的有效沟通指南；

- 更加简洁的有关鲍文家庭系统治疗的介绍（第4章）；

- 更加注重临床实践；

- 在第10章中新增了关于与跨性别者一起工作的内容；

- 更加关注临床实践的最新趋势，大幅修订了认知行为家庭治疗的内容（第9章）。

阿尔伯特·爱因斯坦（Albert Einstein）曾经说过："如果你想了解物理学，请注意物理学家在做什么，而不是他们在说什么。"当你阅读有关心理治疗的内容时，很难透过那些专业术语看到基本的理念和临床实践。因此，在准备本书时，我们拜访了许多杰出的治疗师并观察了他们的真实治疗过程。我们还邀请了家庭治疗领域的大师们分享他们自己的案例研究。最终，这个新的版本更加实用，更加注重临床实践，希望你喜欢这本书。

目录

第一部分

家庭治疗的背景

导　言
成为家庭治疗师

案例研究：霍莉

接诊单上的信息并不多，上面只显示了患者的姓名——霍莉·罗伯茨，她的身份——一名大四学生，以及她的主诉——"难以做出决定"。

霍莉坐下来后说的第一句话就是："我不确定我是否需要来这里。可能有很多人比我更需要你的帮助。"说完她哭了起来。

那是一个春天。郁金香已经开放，树木变得枝繁叶茂，紫色丁香花的香味在空气中弥漫。美好的生活在霍莉的面前展开，而她却总是莫名地感到抑郁。

霍莉难以决定毕业后该做什么。她越想搞清楚，就越无法集中精力。渐渐地，她开始因睡过头而缺课。最后，她的室友劝她去咨询中心看看。"我本来不会来的，"霍莉说，"我可以处理自己的问题。"

那时，我喜欢使用宣泄疗法，因为大多数人都有故事要讲，有眼泪要流。我猜想有些故事被戏剧化了，以此来引起人们的同情。大多数人只有在拥有恰当的理由时才允许自己哭泣，因为在所有让我们感到羞愧的情绪中，自我同情排在第一位。

我不知道霍莉抑郁的背后隐藏着什么，但我确信我可以帮助她，因为我对"抑郁"很熟悉。自从高三时我的朋友亚历克斯去世后，我自己就一直有些抑郁。

亚历克斯去世之后的那个夏天开始变得黑暗而模糊。我经常哭泣。每当有人提出生活仍要继续的时候，我就很生气。我想要尖叫，但我却选择了麻痹自己。到了秋天，我去上了大学，尽管这似乎是一种对亚历克斯的不忠，但生活确实在继续。我仍然不时地哭泣，但随着眼泪不断地流出，我有了一个痛苦的发现——我的悲伤并非都是为了亚历克斯。是的，我爱他也很想念他。但他的死为我提供了理由，让我可以为自己日常生活中的悲伤而流泪。也许，悲伤总是大同小异。不过，在当时，它让我觉得这是一种背叛，因为我在利用亚历克斯的死来自我同情。

我想知道，是什么让霍莉如此悲伤。她没有一个戏剧性的故事，她的感受也并不聚焦。在我的办公室哭了几分钟之后，她就很少再流泪了。当她再次哭泣的时候，更多的是不由自主地流泪，而不是泣不成声地号啕大哭。她谈到自己对人生感到迷茫，不知道想做些什么。她还谈到自己没有男朋友，但她没有谈论太多有关家庭的话题。说实话，我本来对家庭就没有什么兴趣。当时，我认为家是人们长大了自然会离开的地方。

霍莉很痛苦，需要依靠别人，但有些事情让她退缩了。她好像不太信任我，这让人很沮丧，因为我想帮助她。

一个月过去了，霍莉的抑郁症状越来越严重。我开始每周见她三次，但我们一直没有取得任何进展。在一个星期五的下午，霍莉感到非常绝望，我认为不能让她独自回到宿舍。我让她躺在办公室的沙发上，在征得她的同意之后，我给她的父母打了电话。

罗伯茨夫人接了电话。我告诉她，我认为她和她的丈夫应该来罗切斯特和我见面，我们需要一起讨论霍莉是否有必要请病假回家休养。当时，我对自己的权威性并没有把握，也已经做好了争论的准备。然而出乎我意料的是，罗伯茨夫人同意立即前来。

霍莉的父母给我的第一印象是他们的年龄差距很大。罗伯茨夫人看上去比霍莉稍大一些，但绝对不超过 35 岁；而她的丈夫看起来有 60 岁。后来我得知，他是霍莉的继父。他们在霍莉 16 岁时结了婚。

我不太记得在我们第一次见面时我说了些什么。霍莉的父母都很担心霍莉。罗伯茨夫人说："只要你认为最好的事情我们都会去做。"霍莉的继父摩根先生说，他们可以安排一个优秀的精神科医生"来帮助霍莉渡过这个危机"。但霍莉说她不想回家。当霍莉说出这句话时，她比我一直以来看到的都更有活力。那天是星期六，我说没有必要急于做决定，于是我们商量在下个周一再见一次面。

周一早上，当霍莉和她的父母在我的办公室坐下来时，我很明显就能看出在周末发生了一些事情。罗伯茨夫人的眼睛因为哭泣而发红。霍莉瞪了她一眼，然后把头转了过去。摩根先生转向我说："我们整个周末都在吵架。霍莉对我大肆谩骂，而当我试图回应她时，莉娜就帮她说话。从这段婚姻开始的第一天起，情况就一直如此。"

他们所讲述的是一个有关嫉妒和怨恨的悲伤故事。在众多类似上述遭遇的悲伤故事中，嫉妒和怨恨往往将普通的爱情变成痛苦不堪、伤痕累累的感情，并且常常导致家庭破裂。莉娜·罗伯茨在 34 岁的时候认识了汤姆·摩根。当时汤姆 56 岁，但十分健壮。除了年龄以外，他们之间第二个明显的差异是金钱方面。汤姆是一个成功的股票经纪人，退休后经营一个马场。而莉娜当时靠一份服务员的工作来养活自己和霍莉。这段婚姻对他们两个人来说都是第二次婚姻。

莉娜认为，汤姆可以担当霍莉生活中缺少的父亲角色。不幸的是，霍莉并不能全部接受汤姆制定的所有规则。于是，汤姆变成了一个邪恶的继父。汤姆的错误就在于试图掌控一切，所以当可预见的争论如期而至时，莉娜选择站在她女儿那一边。哭泣声和争吵声常常在半夜此起彼伏。霍莉曾两次离家出走且持续好几天。这种三角关系曾一度让这段婚姻走到尽头，但当霍莉去上大学之后，事情就缓和下来了。

霍莉想要离开家，并且再也不回去。她会交到新朋友；她会努力学习，选择一份职业；她永远不会依赖一个男人来养她。然而不幸的是，她是带着未竟事宜离开家的。她憎恨汤姆对待她母亲的方式。汤姆总是要求莉娜告诉自己要去哪里、和谁一起去，以及什么时候回来。如果她迟了一点回来，他就会大闹一场。霍莉想，她的母亲为什么要忍受这些？

指责继父是一件简单而令霍莉满意的事情，但另一种无法言说的情感却在吞噬着她。她怨恨母亲嫁给了汤姆并允许他对自己如此刻薄。母亲看上了汤姆什么？仅仅是为了一栋大房子和一辆漂亮的车就出卖了自己吗？霍莉想不通这些问题，甚至不允许自己完全意识到这些问题。不幸的是，压抑并不像把东西放在柜子里并忘记它那样简单。压抑不受欢迎的情绪需要消耗大量的能量。

霍莉在大学期间找了很多不回家的借口。她甚至觉得那已经不再是她的家。她让自己完全沉浸在学习中，但愤怒和痛苦一直折磨着她。直到大四那年，面对不确定的未来，她知道自己不能再回家时，便陷入了绝望。所以，她会感到抑郁也不足为奇。

我发现这是一个很悲伤的故事。我对家庭动力了解不多，也从未在一个有继父的家庭中生活过。我不明白他们为什么不能试着好好相处，为什么他们对对方这么缺乏同情心；为什么霍莉不能接受她的母亲拥有第二次寻找爱情的权利；为什么汤姆不能尊重妻子与女儿之间关系的优先性；为什么莉娜不能放下防御的姿态，去倾听女儿在青春期时的愤怒。

与霍莉及其父母的那次会谈是我在家庭治疗领域的第一课。家庭成员在治疗中谈论的不是实际的经历，而是自己重构的记忆，这些记忆只在特定的方式下才与原本的事件相似。霍莉的记忆与母亲的记忆相似度很低，与继父的记忆则完全不同。他们所谓的"真相"，几乎没有什么理性可言，他们也没有什么欲望去追求真相到底是什么。

虽然那次会谈可能没有什么成效，但它确实使霍莉的抑郁情绪得到了重视。我不再把她看作一个悲惨的、在这个世界上孤立无援的年轻女性。当然，她确实是这样，但同时她也是一个女儿，这个女儿既想逃离让她不再觉得有归属感的家庭，又害怕把母亲抛下，让母亲与一个她不信任的男人待在一起。我想，那一刻我成为了一名家庭治疗师。

如果说我对家庭了解不多，更不知道如何帮助它们，那是一种自谦的说法。但是，家庭治疗不仅仅是一套新的技术，也是一种理解人类行为的全新方法——因为人类的行为从根本上说是由其社会背景塑造的。

英雄神话

西方文化推崇个体的独特性和追求独立自我。霍莉的故事可以被视为一部成年剧：一个年轻人努力挣扎着摆脱童年和狭隘观念的束缚，想要变得成熟，去抓住希望和未来。如果她失败了，我们就很容易把注意力集中在这个年轻人、这个失败的主人公身上。

在西方国家的我们都是听着英雄神话长大的：独行侠、罗宾汉、神奇女侠。长大后，我们开始寻找现实生活中的英雄：安娜·埃莉诺·罗斯福（Anna Eleanor Roosevelt）、马丁·路德·金（Martin Luther King）、纳尔逊·曼德拉（Nelson Mandela）。这些男性和女性是一种象征，是那种超越了自己的生活环境的、具有传奇色彩的英雄。我们也在努力地模仿这些英雄。

只是后来我们才意识到，我们想要超越的环境其实是人类生活的一部分——我们无法逃避与家庭的联结。英雄的浪漫形象是建立在这样的幻觉之上的：一个自主的个体可以实现真正的自我。我们可以独自做很多事情，包括一些非常英勇的行为，但我们始终由人类关系网络来定义和维持。我们崇拜英雄，部分原因是希望超越不足和自我怀疑。但同时，这也许只是一种想象的产物，我们想象着不被所有那些我们讨厌的关系约束，但这些关系往往不能完全按照我们所希望的方式发展。

当我们思考家庭时，往往会想到它的负面影响，将它视为阻碍我们前进的负担或作为患者生活中的破坏性力量。家庭生活中的差异与不和谐吸引了我们的注意。然而，家庭生活中和谐的部分——忠诚、宽容、互助和帮助——常常被忽视，成为生活中理所当然的背景的一部分。如果我们想成为英雄，生活中就必须得有恶棍存在。

最近，有很多关于功能失调的家庭的言论。不幸的是，其中的大部分是对父母的抨击。人们因父母的所作所为而感到痛苦：母亲的批评、父亲的疏远——这些都是他们不快乐的原因。也许，与沉浸在内疚和羞愧的情绪中相比，这算得上是一种进步，但它离真正理解家庭中发生的事情还很遥远。

将家庭的悲伤归咎于父母的个人失误的一个原因，是一般人很难看清家庭之所以成为一个家庭的结构模式——由严格但不言明的规则所支配的、相互关联的生命形成的**系统**（system）。

人们感到被控制和无助，不是因为他们是父母愚蠢和欺骗行为的受害者，而是因为他们不了解将丈夫和妻子、父母和子女联结在一起的力量。一些人会因为被焦虑和抑郁困扰，或者仅仅因为困惑和不确定而向心理治疗师寻求安慰。在治疗过程中，他们却对能推动治疗进程的刺激因素敬而远之。其中，最主要的刺激因素就是那些令人不愉快的关系，包括与朋友和爱人的关系，以及家庭内部的关系。问题是我们自己的。当我们想要进入一段安全的治疗性关系中时，我们最不想做的事情就是把家人也一同带入。

心理治疗避难所

回顾家庭治疗出现之前的岁月，我们可能会看到一些治疗师坚持将患者与他们的家人隔离开来。这样的观点是心理治疗领域中的古老化石，因为这种观点认为，精神疾病是深深扎根于个体的头脑中的东西。直到 20 世纪 50 年代中期，临床医生们才开始着手治疗家庭，我们很想知道，他们为什么花了这么长时间才意识到这个问题？当然进行个体治疗也是有充分的理由的。

20 世纪最有影响力的两种心理治疗方法——西格蒙德·弗洛伊德（Sigmund Freud）的精神分析和卡尔·罗杰斯（Carl Rogers）的以来访者为中心的治疗——都是

基于这样的假设：心理问题产生于与他人不健康的互动，而症状可以在治疗师和患者关系的建立中得到最大限度的缓解。弗洛伊德对活生生的家庭不感兴趣，而对患者记忆中的家庭感兴趣。通过进行个体治疗，弗洛伊德确保患者相信治疗关系的神圣性，从而最大限度地提高患者在与分析师的关系中重现童年时期产生的认识及误解的可能性。

卡尔·罗杰斯开发的治疗方法是为了帮助患者发现他们的真实感受。罗杰斯说，不幸的是，我们与生俱来的自我实现的需要往往被我们渴望被认可的欲望覆盖。我们总是学着去做那些别人想让我们做的事情，尽管那些事情对我们来说并不是最好的选择。

渐渐地，这种自我实现和认可的需要之间的冲突导致我们否定真实的自我，甚至屏蔽那些传递真实感受的信号。我们压抑自己的愤怒，扼杀自己的热情，将我们的生活埋葬在期待的五指山下。

罗杰斯学派的治疗师会共情地倾听来访者，尊重并理解来访者。在这样一个包容的倾听者面前，来访者会逐渐触及自己内心的声音。

和精神分析学家一样，以来访者为中心的治疗师在治疗关系中严格遵守一对一的咨询设置，以避免患者为了获得认可而隐藏自己的真实感受。来访者期望有一位客观的旁观者提供无条件的接纳，以帮助他们重新发现真正的自我。这就是为什么家庭成员在以来访者为中心的治疗过程中没有存在的价值。

家庭治疗与个体治疗

正如你所看到的那样，个体治疗有其存在的理由。但是，尽管人类对个体心理治疗有强烈的需求，他们对家庭治疗的需求也同样强烈。

个体治疗与家庭治疗提供了不同的治疗方法和理解人类行为的方式，二者都有自己的优势。个体治疗聚焦于帮助人们直面他们的恐惧，学习成为更完整的自己。个体治疗师承认家庭生活对于塑造人格的重要性，但他们认为这些影响是内化的，个体内部的心理动力才是控制行为的主导力量。因此，治疗可以且应该针对个体及其人格构成。家庭治疗师则认为，我们生活中的主要动力源于个体的外部，即家庭中。在这个框架下，治疗针对的是改变家庭的结构。当一个家庭的组织被改变时，家庭中每个成员的生活也会相应地发生改变。

"改变家庭会改变家庭中每个成员的生活"这个观点很重要，需要进一步得到阐释。家庭治疗影响的是整个家庭，在家庭治疗中每个家庭成员都会有所改变，并且一个成员的改变又会持续地促进其他成员的改变。因此，家庭治疗所带来的改变具有持久性。

人类的几乎任何困扰都可以使用个体治疗或家庭治疗来解决。但某些问题特别适合采用家庭治疗，包括与儿童有关的问题（无论治疗中发生了什么，儿童都必须回到父母身边），对婚姻或其他亲密关系的抱怨，家庭争斗，以及关于家庭在主要过渡期时出现的问题等。

如果问题出现在家庭过渡期，那么治疗师首先应该想到的是家庭的作用；但如果问题出现在社会环境保持稳定的情况下，当一个人尝试改变自己的一些方面却徒劳无功时，个体治疗可能特别有用。例如，如果一位女性在上大学的第一年里变得抑郁，治疗师可能会想，她的悲伤是否与离开原生家庭、让她的父母单独相处有关。但是，如果这位女性在三十多岁的时候得了抑郁症，而当时她的生活处于长期稳定期，那么治疗师可能会想，她的生活方式是否出了问题。然而，从个体的角度审视她的个人生活——不考虑那些令她感到麻烦的关系——并不意味着她应该相信一个人可以在与世隔绝的情况下独自完成自我实现。

把人看作独立的个体，而家庭会对个体产生影响，这与我们体验自己的方式是一致的。我们也能意识到来自他人的影响，特别是将它们视为一种义务和约束的时候，但我们很难看到自己已身陷于关系网络中，我们只是广袤世界中的一部分。

家庭治疗的力量

家庭治疗的力量在于将父母和孩子聚集在一起，并改变他们的互动模式。与其将个体与冲突的情感根源隔离开来，不如从根源上解决问题。

人们陷入困境的原因在于，他们意识不到自己在问题中的作用。由于他们的眼睛紧紧地盯着其他执拗的家庭成员的所作所为，大多数人很难看到他们正在相互影响。家庭治疗师的工作是给他们敲一记警钟。当丈夫抱怨他的妻子唠叨时，治疗师会问这位丈夫，他是如何促使妻子这样做的，目的是挑战这位丈夫，让他看到他们之间的互动模式以及他们之间的关系。

案例研究：鲍勃和雪莉

当鲍勃和雪莉因婚姻问题来寻求帮助时，雪莉抱怨鲍勃从不分享自己的感受，鲍勃则抱怨雪莉总是批评他。这是一种互相抱怨的典型现象，只要夫妻双方没有看到其中的互动递归模式，即双方会刺激对方做出他们不能忍受的行为，那么他们就会陷入困境。所以治疗师对鲍勃说："如果你是一只青蛙，而雪莉把你变成了一个王子，你会是什么样子的？"当鲍勃反驳说，他不和雪莉说话是因为她太挑剔时，他们似乎又陷入了千篇一律的争吵中。但治疗师认为这是改变的开始——鲍勃开始说话了。在僵化的家庭中创造改变的一个方法是支持被指责的人，并帮助他回到"战场"上。

当雪莉批评鲍勃发牢骚时，他试图回避，但治疗师说："不，继续下去。你仍然是一只青蛙。"

鲍勃试图把责任推回给雪莉，问："她不是要先吻我吗？"

治疗师说："不，在现实生活中，你必须要通过努力才能赢得亲吻。"

托尔斯泰在《安娜·卡列尼娜》（*Anna Karenina*）一书的开篇写道："幸福的家庭都是相似的；而不幸的家庭各有各的不幸。"每个家庭都有自己的不幸之处，我们都被家庭生活中常见的挑战打倒。这些挑战并不是什么秘密——学会共同生活、处理难缠的亲戚、养育孩子、应对青春期等。然而，并非每个人都意识到，如果引入一些家庭系统动力的解释，这些挑战就会被照亮，家庭也就可以更容易地渡过这些可预见的生活困境。与所有的治疗师一样，家庭治疗师有时会处理一些奇怪的和令人困惑的案例，但其实他们的大部分工作是与患者一起学习生活中的苦痛教训。患者的故事，以及为帮助他们而从事家庭治疗工作的治疗师的故事，共同构成了本书的灵感来源。

复习题

1. 为什么仅用个体治疗来帮助霍莉会让会谈陷入僵局？
2. 将个体的行为作为他们人格和功能的评价标准的局限性是什么？
3. 为什么弗洛伊德和罗杰斯将家庭排除在治疗之外？
4. 个体治疗和家庭治疗各自的优势是什么？
5. 家庭治疗使用的主要变革工具是什么？

思考题

1. 你认为什么才是促进真正的治疗性改变的最佳方式——是对家庭系统进行短暂而果断的干预，还是对个体人格进行长期的探索？

2. 在像霍莉这样的家庭中，当孩子和继父母之间发生冲突时，把问题看成三角关系（而不是个体人格）会有什么好处？把问题看成过渡性的、被卡住的、需要重新调整的（而不是固着的），这样做有什么好处？

3. 英雄神话对年轻男性的影响是否比对年轻女性的影响更大？这种情况在多大程度上正在发生改变？

4. 有哪些文化叙事（小说、电视节目、电影）仍然推崇英雄神话？与女性英雄有关的叙事是否为女性开辟了进入男性神话的道路？

5. 如何将家庭系统的观点纳入大学心理咨询中心提供的治疗服务中？

6. 什么时候个体治疗可能比家庭治疗更有效？什么时候家庭治疗可能比个体治疗更有效？

7. 在美国，不少人经常把成功或失败归因于个人特质。但在另外一些文化中，成功或失败被认为与一个团体或家庭有关，你知道有这样的文化系统吗？你认为这种文化规范会如何影响家庭治疗的实践？

第1章
家庭治疗的演变

阅读时，请思考

- 你认为家庭治疗的哪些先导理论最有用？
- 精神分裂症研究中的哪些概念最有价值？
- 你最喜欢哪位家庭治疗先驱？
- 人们把孩子的问题归咎于父母（尤其是母亲）的动机是什么？

在本章中，我们将探讨家庭治疗的前身和早期发展。这里有两个有趣的故事：一个有关人格，一个有关思想。第一个故事围绕那些先驱者展开：他们是卓有远见的反传统者，他们打破了旧有的模式，不再把生活和生活中的问题归结在人类个体及其个性上。毋庸置疑，从个人角度到系统角度是一种革命性的转变，为理解人类问题提供了强有力的工具。

家庭治疗演变的第二个故事有关思想。第一代家庭治疗师蓬勃的好奇心使他们找到了巧妙的新方法来概念化家庭生活中的喜怒哀乐。

当你回顾这段历史时，请保持一种开放的态度，并做好重新审视一些简单假设（包括家庭治疗从一开始是为了支持家庭制度而做出的善意努力的假设）的准备。事实上，治疗师最初将家庭视作对手。

未宣之战

尽管我们常把精神病院视为残酷的拘禁场所，但其创立的初衷是为了拯救因精神失常而被关在家中阁楼上的人。因此，除了财务往来，其他时候医院的精神科医生们都与这些患者的家庭保持着距离。然而，在 20 世纪 50 年代，两类令人困惑的病例迫使治疗师不得不承认家庭在改变治疗过程中所起的作用。

治疗师开始注意到，在通常情况下，当患者的病情好转时，其家庭中的其他成员开始变糟，仿佛这个家庭始终需要有一个有症状的成员一样。就像在捉迷藏游戏中，只要有人扮演藏着的人就行，至于谁来扮演似乎并不重要。在一个案例中，唐·杰克逊（Don Jackson）正在治疗一名患有抑郁症的女性。当她开始好转时，她的丈夫却抱怨她变得越来越糟。当她的情况继续改善时，她的丈夫却丢了工作。最终，当这名女性完全康复时，她的丈夫自杀了。显然，只有当妻子生病的时候，这名男性才能保持自身的稳定。

另外一类有关病人身心状态的异常转变，指的是患者通常在医院时能得到改善，一旦回家就会变得更糟。

案例研究：萨尔瓦多·米纽庆和俄狄浦斯重演

在一次怪异的俄狄浦斯重演案例中，萨尔瓦多·米纽庆治疗了一个因试图戳瞎自己的眼睛而几次接受住院治疗的年轻人。这个年轻人在贝尔维尤精神病院时各项功能都很正常，但每次回家都会重新进入自残状态。看起来，他只有在精神病的世界里才能保持神志清醒。

事实上，这个年轻人与他的母亲关系极为亲密，特别是在其父亲神秘失踪后的七年间，这种联系变得更加紧密。他的父亲嗜赌成性，在被法院判决为无行为能力后不久便失踪了，有传言说黑手党把他绑架了。当父亲同样神秘地回家后，他们的儿子便开始了怪异的自残行为。也许他想把自己弄瞎，以免看到自己对母亲的迷恋和对父亲的仇恨。

但是这个家庭既不在古代，也不在希腊，况且米纽庆也比史诗作者更加务实。于是，米纽庆鼓励这位患者的父亲通过直接与妻子沟通来保护儿子，然后米纽庆还指出是丈夫对妻子的贬低态度，使得妻子寻求儿子的亲近和保护。这种治疗对这个家庭的结构构成了挑战，同时对米纽庆和其他在贝尔维尤精神病院工作的人员来说，帮助这个年轻人"重返虎穴"也并非易事。

米纽庆面质这位父亲，说："你的孩子在危险中挣扎，而你作为他的父亲所做的还远远不够。"

父亲问："那我该怎么办？"

米纽庆回答："我不知道，但你可以问问你的儿子。"接着，父亲和儿子开始了多年以来的第一次谈话。就在他们快要无话可说的时候，米纽庆对这对父母评论道："你们的儿子在用一种怪异的方式告诉你们，他更愿意被当作一个小孩儿。在医院的时候，他 23 岁；而回到家的时候，他只有 6 岁。"

这个案例戏剧化地呈现了父母如何利用子女作为屏障，来帮助他们自己回避亲密关系。米纽庆对这个年轻人说："你为了你的母亲自戳双眼，这样她就有事可忙了。你是个好孩子，为了父母牺牲自己。"

家庭是由奇特的胶水黏成的，具有弹性但永远不会松开。很少有人指责家庭中公开的恶意，但是他们能观察到家庭中涌动的暗流。家庭治疗的官方说法表明了对家庭的尊重，但也许我们没有一个人能完全摆脱有关青春期的观念，即家庭是自由的敌人。

小型团体动力

那些最初试图治疗家庭的人在小型团体中发现了与家庭极其相似的特点。**团体动力**（group dynamic）与家庭治疗有关，因为团体生活是个体特质和团体特质的复杂混合体。

1920 年，具有开创精神的社会心理学家威廉·麦克杜格尔（William McDougall）出版了《团体心理》（*The Group Mind*）一书，书中描述了团体的连续性如何取决于该团体在其成员心目中的重要地位，如何取决于对可能出现分化功能的边界和结构的需求，以及如何取决于使关系变得可以预测的习惯与常规。

20 世纪 40 年代，库尔特·勒温（Kurt Lewin）提出了一种更为科学的团体动力学说——场理论，该理论指导了一代社会变革的研究者和推动者。勒温采用格式塔流派的视角，提出了"整体大于部分之和"的概念。团体的这种超越性与家庭治疗师有着明显的联系，家庭治疗师不仅必须与个体合作，而且必须与家庭系统及家庭系统对改变的阻抗合作。在分析所谓的准稳定性社会平衡时，勒温指出改变团体行为首先需要"解冻"。只有当某些事情使团体信念有所松动时，团体成员才有可能接受改变。在个体治疗中，惶惶不安的经历促使人们前来寻求帮助。一旦个体接受了患者的身份，他就已经开始解冻旧的习惯。然而，当家庭前来寻求治疗时，情况却大不相同。

一个家庭成员的问题可能不会使整个家庭感到不安，其他家庭成员也不会考虑改变自己的方式。此外，家庭成员还带来了他们的主要参照群体以及所有的传统习俗。因此，在真正的改变发生之前，家庭治疗师需要付出更多的努力来解冻或松动家庭。解冻家庭的需要预示着早期家庭治疗师对扰动家庭**内稳态**（homeostasis）的关注，这一观念在数十年间一直主导着家庭治疗。

威尔弗雷德·比昂（Wilfred Bion）是另一位研究团体动力的学者，他强调把团体当作一个整体，且每个团体都具有自身的特点和结构。根据比昂的观点，大多数团体会因为陷入一些模式而偏离最初的任务，这些模式包括"战斗或逃跑""依赖"和"结对"。比昂的**基本假设理论**（basic assumption theory）很容易延伸到家庭治疗中：一些家庭总是围绕关键问题打转，就像一只猫在绕着蛇打转那样；另一些家庭则在治疗时间里无休止地争吵，从未真正考虑过妥协，更不用说改变。当一个家庭以解决问题为名让治疗师左右这个家庭的自主权时，治疗就只是依赖的外壳。当父母中的一方与孩子合谋损害另一方时，结对就在家庭中出现了。

团体动力中**过程/内容**（process/content）的差异同样对家庭治疗产生了重大影响。经验丰富的治疗师不仅关注家庭谈话的**内容**（content），也关注家庭谈话的**过程**（process）。例如，一位母亲可能告诉她的女儿，她不应该玩芭比娃娃，因为她不应该羡慕一个头脑空空的"花瓶"。这位母亲传递的内容是"尊重你自己"。但是，如果母亲通过贬低女儿的意愿来表达自己的观点，那么她传达信息的过程就是"你的感受无关紧要"。

遗憾的是，一些谈话的内容是如此引人入胜，以至于治疗师都没有注意到过程。例如，假设一位治疗师邀请一位青少年与他的母亲谈论辍学的事情。当男孩咕哝着抱怨学校太愚蠢时，他的母亲却大谈教育的必要性。此时，如果治疗师被卷入并支持母亲的立场，他可能就犯错了。在内容方面，母亲可能是正确的：高中文凭确实很有用。但是，也许此时更重要的是帮助男孩学会表达自己的立场，并让他的母亲学会倾听。

在精神分析和团体动力学的文献中所探讨的角色理论，在家庭研究中具有重要的应用价值。角色所承担的期望使得复杂的社会情况有规律可循。

在大多数团体中，角色往往被赋予了刻板印象。维吉尼亚·萨提亚（Virginia Satir）在《新家庭如何塑造人》（*Peoplemaking*）一书中描述了几种不同的家庭角色，如"讨好型"和"指责型"。仔细想想,你可能也在家庭中扮演了相对可预测的角色。也许你是"好孩子""喜怒无常的孩子""叛逆的孩子"或"成功的孩子"。问题在于,这些角色或许很难被摆脱。

角色理论对于理解家庭大有效用,原因之一在于角色往往是互惠互补的。例如,一名女性(与她的男友相比)可能更想和对方待在一起。或许男友觉得每周打两次电话是合适的,如果她每周打三次电话,他可能就不再想接了。如果他们之间的关系持续下去,她可能总是扮演着追逐者的角色,而他则是疏离者。再以一对父母为例,两个人都希望孩子吃饭的时候规矩一点。但是,父亲的"保险丝"(对孩子的容忍度)稍短一些,孩子们吵闹五秒后父亲就会让他们安静下来,而他的妻子则会等待半分钟。如果父亲总是出面制止,那么母亲可能永远也没有机会这么做。最终,这对父母可能会分化为严父和慈母的互补角色。这种互补性很难改变,因为角色之间在相互强化。

从观察患者对团体中其他成员的反应(其中一些成员的行为可能和兄弟姐妹或父母类似),到观察真实家庭中的互动,这看似是简单的一步。鉴于团体治疗师开发了丰富的探索人际关系的技术,一些家庭治疗师自然会采用团体治疗的模式与家庭合作。但是,家庭仅仅是一个由个体组成的团体吗?

从技术角度来看,团体治疗和家庭治疗是相似的:二者都是复杂且充满动力的,比个体治疗更加生活化。在团体和家庭中,患者必须对多人做出反应,而不仅仅是对治疗师,这种互动关系在治疗中的运用是改变发生的决定性机制。

然而,仔细观察后我们会发现,家庭和团体之间的差异是如此之大,以至于团体治疗模式在家庭治疗中的应用十分有限。因为家庭成员之间不仅共享悠久的过去,更重要的是,他们也拥有共同的未来。向陌生人公开自己的信息,比向自己的家人公开信息更加安全。无法改变的真相最好被当作个人隐私,比如早已结束的风流韵事,或者妻子承认自己更关心事业而不是丈夫。家庭的连续性、个体的卷入度和家庭成员间不能共享的秘密都使家庭治疗与团体治疗有很大的不同。

团体治疗旨在提供温暖和支持的氛围。身处于一群富有同情心的陌生人之间会让人产生安全感,而这是家庭治疗无法带来的感觉。因为家庭治疗不是将治疗与压力环境分开,而是将压力环境带入治疗中。此外,在团体治疗中,每一位患者都享有同等的权利和地位,而民主和平等并不适用于家庭环境。家庭中总有人在掌权。此外,家庭中被认定的患者可能会感到被孤立和被污名化。毕竟,他(她)就是"问题"。在团体治疗中,个体感到被一群慈悲的陌生人保护着。但家庭治疗则不会令个体产生这种体验，因为家庭成员彼此熟悉且朝夕相处。

儿童指导运动

西格蒙德·弗洛伊德首次提出，心理障碍是童年未解决的问题所导致的结果。阿尔弗雷德·阿德勒（Alfred Adler）是弗洛伊德的第一批追随者，他认同并实践了弗洛伊德的观点，即"治疗成长中的孩子可能是预防成年人神经症最有效的方法"的观点。为此，阿德勒在维也纳建立了儿童指导诊所，不仅为儿童提供咨询，还为家庭和老师提供咨询。阿德勒提倡鼓励和支持，以帮助孩子减轻自卑感，使他们能够养成健康的生活方式，并通过实现社会价值获得自信和成功。

第二次世界大战后，儿童指导诊所的数量仍然很少。而现如今，儿童指导诊所已经遍布美国的各个城市，针对童年时期的心理问题及造成这种情况的复杂因素提供治疗。儿童指导工作者逐渐得出结论，真正的问题并不是显而易见的问题（孩子的症状），而是导致这些症状的家庭内部的紧张关系。最初，关于孩子心理问题的根源存在一种责怪父母（尤其是母亲）的趋势。

根据戴维·列维（David Levy）的说法，童年时期心理问题的主要原因是母亲的过度保护。那些在自己的成长中缺爱的母亲会过度保护她的子女。其中一些母亲会变得专制，另外一些则会变得溺爱放纵。专制的母亲培养出的孩子在家里很顺从，但很难结交到朋友。溺爱放纵的母亲培养出的孩子在家时不听话，但在学校时表现良好。

在此期间，弗里达·弗洛姆－瑞茨曼（Frieda Fromm-Reichmann）创造了精神病学史上最糟糕的术语之一——**精神分裂症的病源式母亲**（schizophrenogenic mother）。这些支配性强、脾气暴躁的拒绝型女性，其教养方式被认为具有病理性，是导致子女罹患精神分裂症的原因，尤其是她们与消极顺从的男性组成家庭之后。

将孩子的问题怪罪于父母（尤其是母亲）的倾向，实际上是家庭治疗演变过程中的错误导向，并且这种导向在这一领域持续了很长时间。然而，通过关注发生在父母和孩子之间的互动，列维和弗洛姆－瑞茨曼为家庭治疗铺平了道路。

约翰·鲍尔比（John Bowlby）在塔维斯托克诊所（Tavistock Clinic）的工作是治疗向家庭过渡的典范。鲍尔比当时正在治疗一个十几岁的男孩，治疗进展十分缓慢。他感到很沮丧，于是决定与男孩及其父母一起会面。治疗总共两个小时，在前半小时中，孩子和父母轮流抱怨彼此。在会谈的后半段，鲍尔比解释了他眼中所有家庭成员对问题的"贡献"。最终，通过共同的努力，这个家庭的三名成员都开始理解和共情彼此的观点。

尽管鲍尔比对这次家庭会谈的功效印象深刻，但他仍然坚持一对一的设置。他认为，个体治疗才是真正的治疗，家庭会谈可能是一种有用的催化剂，但也仅仅是一种辅助措施。

鲍尔比只是做了个实验，而内森·阿克曼（Nathan Ackerman）促成了家庭治疗的实现，使得家庭治疗成为主要的治疗方式。一旦发现有必要通过了解家人来诊断问题，阿克曼就会采用家庭治疗。有关从早期模型中学到的教训的分析，请参见下面的内容，该内容分析了我们从早期模型中学到的经验。

早期模型的经验

团体研究对家庭治疗的突出贡献在于提出了团体动力的概念，即当人们一起参加团体活动时会出现一种关系过程，这种关系过程不仅反映了所涉及的个体，还反映了他们的团体互动模式，即所谓的团体动力。20 世纪 60 年代，治疗师曾广泛对家庭使用团体治疗，而如今我们意识到家庭具有一些独特的属性，很难完全通过团体治疗模型进行有效的治疗。

沟通理论学家将家庭视为目标导向的系统，并使用控制论和一般系统论分析家庭内部的相互作用。实践者聚焦于沟通的过程，而不是沟通的内容。负（内稳态）反馈机制被认为是正常家庭的稳定和失常家庭的僵化的原因。沟通分析获得好评，被家庭治疗领域的治疗师广泛接受。

接下来，让我们介绍一下婚姻咨询和精神分裂症研究的平行发展，这些发展共同促成了家庭治疗的诞生。

婚姻咨询

多年以前，婚姻出现问题的人会同他们的医生、神父、律师以及老师沟通。20 世纪 30 年代，洛杉矶、纽约和费城成立了第一代婚姻咨询中心。尽管大多数分析师都遵循弗洛伊德的禁令，避免与患者的家庭接触，但仍有一些分析师打破了禁令，同时对夫妻二人进行治疗。

1948 年，纽约精神分析研究所的贝拉·米特尔曼（Bela Mittleman）发表了第一篇有关当时美国婚姻治疗的报告。米特尔曼建议丈夫和妻子可以接受同一位分析师的治疗，并且认为这样可以使夫妻双方重新审视对彼此不合理的认知。

在英国的同一时期，亨利·狄克斯（Henry Dicks）和他在塔维斯托克诊所的同事们建立了家庭精神病学研究会。法院把一些夫妻离婚案件转介到这里，以帮助他们调解争议。

1956 年，米特尔曼对婚姻问题及其治疗的观点做了更为详尽的阐述。他描述了许多互补的婚姻模式，包括攻击型 / 顺从型和疏离型 / 需求型。米特尔曼表示，之所以会形成这些奇怪的组合，是因为恋爱中的情侣通常透过幻想的滤镜来了解对方：她将他的疏离视为一种力量；而他把她的依赖视为一种崇拜。

大约同一时间，唐·杰克逊和杰伊·海利（Jay Haley）正在沟通分析的框架内探索婚姻治疗的方法。随着他们的思想声誉鹊起，婚姻治疗被纳入了更为广泛的家庭治疗运动中。

精神分裂症的家庭动力学与病因学研究

格雷格里·贝特森——帕洛阿尔托

位于加利福尼亚州帕洛阿尔托城内的格雷格里·贝特森（Gregory Bateson）精神分裂症课题组，是开创家庭治疗的最积极的团体之一。1952 年的秋天，贝特森获得了一笔用于研究沟通本质的经费，帕洛阿尔托（Polo Alto）项目就此启动。贝特森认为，任何沟通都具有两个水平——"报告"和"指令"。每条信息都包含明确的内容（报告），比如"该吃晚饭了，去洗手"，但除此之外，每条信息还包含了它发生的过程（指令）。上面这个例子传递出的第二层信息为，说话者占主导地位。第二层信息是**元沟通**（metacommunication），它是隐秘的，通常不会被注意到。如果一个妻子指责丈夫在洗碗机只装了一半时就使用它，结果丈夫说"好的"，然后转过身去，两天后依旧如故，那么妻子可能会因为丈夫不听她的话而生气。这位妻子在意的是信息本身，但她的丈夫也许不喜欢的是信息中的元沟通。也就是说，他可能不喜欢妻子告诉他该怎么做，就好像她是他的母亲一样。

1953 年，杰伊·海利和约翰·威克兰德（John Weakland）加入贝特森的团队。

1954 年，贝特森从梅西基金会（Macy Foundation）获得了两年的经费，用于研究精神分裂症患者的沟通本质。此后不久，杰出的精神科医生唐·杰克逊也加入该团队，并担任团队的临床顾问。

该团队的兴趣转向发展**沟通理论**（communication theory），该理论可以解释精神分裂症的起源和性质，尤其是在家庭情境中。值得注意的是，在项目初期，他们都没有想到要实际观察精神分裂症患者及其家人。但在他们认识到精神分裂症患者的交流方式可能是在家庭内部习得的产物后，该小组便开始寻找这种情境，认为该情境可能导致了这种混乱的和让人觉得混乱的言语表达方式。

1956 年，贝特森和他的同事发表了著名报告"走向精神分裂症理论"（Toward a Theory of Schizophrenia），其中引入了**双重束缚**（double bind）的概念。患者的疯狂并非毫无意义，这只是他们疯狂的家庭环境的延伸。如果一个人在不同的沟通水平上收到相互矛盾的信息，但是很难发现或评判这种不一致，那么这个人就陷入了双重束缚之中。

这个难懂的概念经常被误认为是悖论或矛盾的同义词，因此，我们很有必要在下面列出双重束缚的全部特征。

1. 两人或多人处于重要的关系中。

2. 反复发生的经历。

3. 主要使用否定的命令，如"不要做某事，不然我会惩罚你"。

4. 第二级指令与第一级指令在一个更抽象的层面上相互冲突，但同样通过惩罚或明显的威胁来要求对方强制执行。

5. 第三级指令意为"不允许逃避"，并要求对方做出回应。如果没有这个约束条件，患者不会有被束缚感。

6. 一旦患者条件反射式地用双重束缚的模式来感知世界，上述所有特征就不再是必要的了。这一序列中的任何环节都足以引发患者的恐慌或暴怒。

文献中大多数关于双重束缚的案例都是不恰当的，因为它们没有涵盖双重束缚的关键特征。例如，罗宾·斯金纳（Robin Skynner）曾举例，"男孩要敢作敢为，不能像个娘娘腔"，但是又"不要粗鲁…不能对妈妈无礼"。这令人困惑吗？是的。两条信息是互相冲突的，但它们并不构成双重束缚，它们只是自相矛盾。面对这样的两个要求时，孩子可以任选其一，交替遵守，甚至抱怨这种矛盾性。该案例和其他类似的案例都忽略了一个特征，那就是两条信息应该在不同的水平上传递。

一个较好的案例来自贝特森的原始报告。一位母亲来医院看望自己的儿子，这个年轻人正处于精神分裂症发作后的康复期。当他伸出双臂拥抱母亲时，母亲的身体开始变得僵硬。但是当他收回手臂时，母亲却问道："你不爱我了吗？"他的脸一下子红了。母亲又说："亲爱的，你不应该这么容易就觉得尴尬，害怕面对自己的感受。"这次沟通结束之后，这个年轻人就攻击了一名护工，不得不被隔离起来。

双重束缚的另一个案例是关于一位老师的，这位老师要求他的学生积极参与到课堂中，但如果他真的被学生的提问或评论打断，他又会变得不耐烦。然后，令人困惑的事情便发生了。由于一些科学家尚未解释清楚的奇怪原因，学生们往往不会在他们的观点可能遭到轻视的课堂上发言。而当这位老师终于开始提问却无人回应时，他感到很愤怒（学生们是如此消极！）。但如果有学生勇于指出老师缺乏包容性，他反而会更生气。学生受到惩罚，只因为他们准确地感知到老师只希望别人倾听并欣赏他的观点（当然，此案例纯属虚构）。

我们可能偶尔会陷入双重束缚，但精神分裂症患者不得不长期和双重束缚打交道，最后的结果就是他们会疯掉。当无法辨析这种两难情境时，精神分裂症患者可能会采取具体而直截了当的态度，或者通过隐喻的方式做出防御性的反应。最终，精神分裂症患者可能会认为每个陈述的背后都隐藏着另外一层含义。

"精神分裂症状在某些家庭情境下具有意义"，这一发现可能是一项科学进步，但也带有道德和政治色彩。研究人员不仅将自己视为复仇骑士，通过屠杀家庭"巨龙"来拯救**索引患者**（identified patient），也把自己当作战士，参与到对抗精神病院的战争中。在众多反对声中，家庭治疗的捍卫者挑战了把精神分裂症当作一种生理疾病的正统假设。各地的心理治疗师为此倍感振奋。但遗憾的是，他们错了。

"精神分裂症状在某些家庭情景下具有意义"并不意味着是这些家庭造成了精神分裂症。在逻辑学上，这种推论叫作"妄下定论"。悲哀的是，精神分裂症患者的家庭多年来都因自己的孩子患有精神疾病而备受指责。

莱曼·韦恩——美国国家精神卫生研究所

莱曼·韦恩（Lyman Wynne）对精神分裂症家庭的研究始于 1954 年，当时他开始和住院患者的父母进行每周两次的会谈。这些失调家庭因其积极情绪和消极情绪的怪异和不真实性而让韦恩印象深刻。韦恩将其称为**假性亲密**（pseudomutuality）和**假性敌意**（pseudohostility），并把家庭与外界之间的边界的本质比作**橡胶栅栏**（rubber fence）。显然，橡胶栅栏是有弹性的，但它不受外界影响（特别是来自治疗师的影响）。

假性亲密是指表面上的和谐。假性亲密的家庭非常注重团结，以至于个体失去了独立的空间。假性亲密家庭的表面团结掩盖了一个事实，即它们不能容忍更深层、更真诚的关系，也不能忍受独立。

假性敌意是另一种扼杀个体自主性的共谋方式之一。尽管看起来很激烈，但它仅代表表面上的分裂。假性敌意更像是情景喜剧中家庭成员间的拌嘴，而不是真正的敌意。像假性亲密一样，假性敌意破坏了亲密关系，也掩盖了家庭中更深层次的冲突；同时，假性敌意也阻碍了家庭成员间的沟通，妨碍了他们的理性思维。

橡胶栅栏是一个看不见的可以伸展的屏障，只允许家庭有限地接触外界事物（如上学），但如果接触过多，则会立即反弹。通过这种隔离的方法，家庭的僵化结构得以保持。精神分裂症家庭因为不能通过与更大的社会接触来修正其怪异性，所以使自己成为一个病态的小社会。

韦恩将"沟通偏差"这个新概念与"思维障碍"这个旧概念联系起来。他将沟通视为传递思维障碍的媒介，而思维障碍是精神分裂症的特征。沟通偏差比思维障碍更具互动性，更容易观察。到 1978 年为止，韦恩已经研究了 600 多个家庭，收集了确凿的证据，证实异常的沟通方式是中青年精神分裂症患者的家庭的显著特征。

角色理论家

家庭治疗的奠基者们专注于研究沟通，这为他们刚起步的学科提供了动力。这样做可能是有效果的，但他们只强调这一方面，却忽略了家庭生活中个体的主体间性及更广泛的社会影响。

角色理论家约翰·斯皮格尔（John Spiegel）描述了个体如何在家庭系统中分化出社会角色。系统论的简单视角模糊了这个重要事实，因为在系统论中，个体被视为可以互换的部分。早在 1954 年，斯皮格尔就指出，治疗中的系统既包括治疗师也包括家庭。后来，这个观点被重新定义为**二阶控制论**（second-order cybernetics）。他还在"相互作用"和"相互影响"这两个概念之间做出了有价值的区分。桌球与桌球之间是相互作用的，它们会发生碰撞，但本质不变；人与人之间是相互影响的，他们聚集在一起，不仅会改变彼此的航向，也带来个体内部的转变。

R.D. 莱恩（R. D. Laing）对家庭动力的分析更具思辨性而非学术性，但是他的观察却使家庭在心理病理学中的作用变得流行起来。莱恩借用了卡尔·马克思（Karl Marx）的**蒙蔽**（mystification）——阶级剥削——的概念，并将其应用于"家庭政治学"中。蒙蔽意味着通过否定或重新定义的方式来扭曲某人的体验。例如，父母告诉一个感到难过的孩子"你一定是累了"（实际上是在说"上床睡觉，别来烦我"）。

蒙蔽扭曲了感受，更扭曲了现实。当父母蒙蔽孩子的体验时，孩子的存在变得不真实。因为感受不被接受，所以这些孩子会表现出一种**假自体**（false self），程度轻时，会导致真实感的缺失；而当真自体和假自体的分裂达到极限时，其结果就是导致疯狂。

从研究到治疗：家庭治疗的先驱

我们已经看到了医院精神病学、团体动力、儿童指导运动、婚姻咨询以及精神分裂症研究的发展如何推动了家庭治疗，那么究竟是谁第一个开始进行家庭治疗的呢？

尽管还有很多人配得上这个荣誉，但约翰·埃尔德金·贝尔（John Elderkin Bell）、唐·杰克逊、内森·阿克曼和默里·鲍文（Murray Bowen）可能更应该共享这一殊荣。除了这些家庭治疗的创始人之外，杰伊·海利、维吉尼亚·萨提亚、卡尔·惠特克（Carl Whitaker）、莱曼·韦恩、伊万·鲍斯泽门伊－纳吉（Ivan Boszormenyi-Nagy）和萨尔瓦多·米纽庆（Salvador Minuchin）也是家庭治疗重要的先驱者。

约翰·埃尔德金·贝尔

约翰·埃尔德金·贝尔是一名心理学家，就职于马萨诸塞州伍斯特市的克拉克大学。1951 年，他开始治疗家庭，在家庭治疗的历史上占据了独特地位。尽管他可能是历史上第一位家庭治疗师，但只有两篇家庭治疗运动的重要历史文献中提到了他的贡献。究其原因是尽管他从 20 世纪 50 年代就开始给家庭做治疗，但 10 年以后他才发表了自己的理念观点。而且，与其他家庭治疗的先驱者不同，贝尔的继承者很少。他没有建立诊所，也没有发展培训项目或培养知名学生。

贝尔的方法直接来自团体治疗。家庭团体治疗主要依靠激发家庭成员间开放式的讨论来帮助他们解决问题。和团体治疗师一样，贝尔会对沉默的参与者进行干预，鼓励他们发表自己的看法，再对他们防御的原因进行诠释。

贝尔相信，家庭团体治疗和陌生人团体治疗一样，会经历几个可预见的阶段。在他的早期工作中，他将治疗分为多个阶段，每个阶段都聚焦于家庭的某个特定的部分。后来，他降低了治疗的指导性，允许家庭按照自然呈现的顺序发展。

认识治疗师

约翰·埃尔德金·贝尔

约翰·埃尔德金·贝尔是较早的家庭治疗师之一，他于 20 世纪 50 年代初期开始治疗家庭。他的治疗方法是根据不同阶段分步骤解决家庭问题。他所使用的模型是团体治疗的产物，因此被恰如其分地命名为"家庭团体治疗"。

唐·杰克逊

唐·杰克逊充满朝气和创造力的天赋使他从家庭治疗的创始人中脱颖而出。杰克逊毕业于斯坦福大学医学院，他曾接受精神分析的训练，但他并不认同精神分析的理念，而是倾向于接受控制论和沟通理论。他用这些理论开发出一种务实的、问题解决导向的治疗模型。杰克逊所描述的病态沟通模式至今仍然有效。

杰克逊的特别之处在于，他描述了沟通方式如何反映出支配关系的潜规则。杰克逊认为，关系的初期存在一种讨价还价的游戏，在这种游戏中，伴侣双方制定了规则，而这些规则将在后期决定他们之间关系的性质。这些"婚姻惯例"是建立婚姻合同的基础。1968 年，杰克逊去世。

帕洛阿尔托小组

贝特森小组进入家庭治疗领域实属偶然。1954 年，他们开始访谈精神分裂症患者的家庭，希望破译他们的交流方式。但由于这些不幸的人表现出的痛苦，小组成员们自动进入了帮助者的角色。尽管贝特森是他们的科研指导者，但唐·杰克逊和杰伊·海利在发展家庭治疗方面最具影响力。

杰克逊曾接受精神分析学的训练，但他并不认同精神分析学的观点，而是专注于研究人与人之间交互的动力。他的主要工具是沟通分析。

杰克逊提出的**家庭内稳态**（family homeostasis）概念——家庭是一个抵制改变的单位——已成为早期家庭治疗的经典比喻。现在看来，我们可以说对稳定状态的重视过分强调了家庭的保守性。但在当时，人们对家庭抵制改变的认识对于理解是什么导致患者无法改善有极大的帮助。

在"精神分裂症状与家庭互动"（Schizophrenic Symptoms and Family Interaction）一文中，杰克逊阐述了患者的症状如何维持了家庭的稳定。在一个案例中，一名年轻女性被诊断为紧张型精神分裂症，犹豫不决是其突出症状。然而，当患者开始采取果断的行动时，她的父母却崩溃了。她的母亲变得无助和黏人，她的父亲也开始感到无力。在一次家庭会谈中，这名年轻女性做出了一个简单的决定，但她的父母却没注意到。他们在重新听了三遍录音带的回放后，才终于听到了女儿的陈述。患者的犹豫不决既不是神经错乱也不是毫无道理，相反，这使得她的父母免于面对自身的冲突。这是最早发表的关于精神症状如何在家庭环境中富有意义的案例之一。杰克逊还敏锐地观察到，孩子的症状通常是父母问题的夸张版本。

杰克逊的另一个重要构想是区分了**对称关系**（symmetrical relationship）和**互补关系**（complementary relationship）。和许多家庭治疗的开创性想法一样，这个概念也是最先由贝特森提出来的。互补关系是指伴侣之间的适应方式不同，就像拼图游戏中的两块拼图：如果关系中的一方理性，则另一方感性；如果关系中的一方弱，则另一方强。对称关系基于相似性，如果夫妻双方都有工作且同时分担家务，那么他们的婚姻就是对称的。[顺便说一句，多萝西（Dorothy），如果你找到一对完全平分家务的夫妻，那么你就知道自己已经不在堪萨斯州了！]

杰克逊所提出的**家庭规则**（family rule）假说，基于以下观察结果：在任何一个需要承担义务的单元（二人、三人或更大的群体）中，都有重复的行为模式。就像哲学课上所讲的决定论那样，规则可以描述规律性，而不能描述具象的规定。规则假说的一个推论是，家庭成员仅仅使用了一部分适宜的行为。这个看似不言而喻的事实使家庭治疗变得卓有成效。

杰克逊的治疗策略基于一个前提，即精神障碍由人与人之间的互动方式引起。为了区分功能正常和功能失调（问题保持型）的互动方式，他会关注如下问题：问题何时发生，在什么情况下发生，何人在场，以及当事人对问题做出什么反应。鉴于症状是内稳态机制的假设，杰克逊会思考：如果问题得到解决，家庭状况会如何变得更糟？一位家庭成员可能想要变好，但是家庭中可能需要有人扮演患者的角色。即使是积极的变化也可能威胁到家庭的防御性秩序。

例如，一位父亲的酗酒问题可能让他无法给妻子提要求或给孩子立规矩。遗憾的是，当一些家庭治疗师观察到症状的出现可能出于某种目的时，他们就从这个假设跳到另一个假设，即某些家庭需要一名患者，这继而导致了另一种观点的出现——父母让孩子成为**替罪羊**（scapegoat）。尽管使用了花哨的语言，但这种说法仍然是新瓶装旧酒，即把子女的失败怪罪到父母身上。如果一个 6 岁的孩子在家里表现不好，那么我们或许该去找他的父母。但是丈夫酗酒并不一定是妻子的错，这样看来家庭应该对孩子的精神分裂症状负责的论断肯定也不公平。

贝特森小组的伟大发现在于，关系中不存在简单的沟通。每条信息都被这条信息在另一层水平上表达的含义限定。在《心理治疗策略》（*Strategies of Psychotherapy*）一书中，杰伊·海利探索了隐含信息是如何应用在控制权的争夺上的，这种控制权的争夺是许多关系的特征。他认为，症状代表了沟通水平的不一致。有症状的人会做一些事情，比如摸 6 次门把手之后再开门，同时否认自己在这样做。他无法控制自己，这就是他的病。同时，他的症状——失去控制权——还有其他后果。例如，我们几乎很难指望一个有强迫症状的人保住工作，对吧？

由于症状行为不具有理性特质，海利没有通过讲道理来帮助来访者。相反，治疗成了一场策略性的"猫鼠游戏"。

海利将治疗定义为一种指导形式，并向米尔顿·艾瑞克森（Milton Erickson）表达了感激之情，因为他曾跟艾瑞克森学习催眠技术。在海利称为"短期治疗"的方法中，他聚焦于患者症状发生的背景和潜在的功能。他在治疗初期旨在取得治疗关系中的主导权。海利采用了艾瑞克森的方法，在第一次会谈中建议来访者谈论他们愿意讲的内容，如果有一些事情他们暂时还不想讲，那么他们当然可以不用谈论。此时，治疗师精确地指导患者做他们无论如何都将要做的事情，从而巧妙地占了上风。

短期治疗的决定性技术是指令（directives）。正如海利所说，仅向患者解释问题是不够的，重要的是让他们自己有所行动。

海利的一名患者是一个自由摄影师，他拍摄时会强迫性地犯错，以至于每张照片都有缺陷。后来，他因为过度害怕犯错而紧张到根本无法拍摄。海利指导他到外面去拍 3 张照片，每张照片都要故意犯一个错。这里的悖论是"如果你有意识地犯错，那么你就不会因为不小心而犯错"。

在另一个案例中，海利告诉一位失眠症患者，如果他在半夜醒来，就应该起床并给厨房地板打蜡。结果患者的失眠症立刻就好了！这样做的控制论原理是：为了不做家务，人们无所不用其极。

在家庭治疗发展的最初 10 年里，帕洛阿尔托小组的另一位成员维吉尼亚·萨提亚发挥了领导作用，她是历史上最具魅力的治疗师之一。与她的理论贡献相比，萨提亚更因其出神入化的临床技巧而著名。萨提亚对那些有幸看到她现场演示的人影响更大。和她的同行一样，萨提亚对沟通也很感兴趣，而且她加入了情感维度，以平衡之前过于机械的方法。

萨提亚看到，陷入困境的家庭成员受狭隘的角色所困，如受害者、讨好者、反抗者以及拯救者，这些角色不仅限制了家庭成员间的关系，也削弱了他们的自尊心。她关注如何帮助家庭成员摆脱这些限制生命力的角色，这与她长期以来的做法一脉相承，即首要关注个体本身。于是，萨提亚给早期的家庭治疗注入了人本主义的活力，而当时其他人都在为系统的隐喻着迷，以至于忽略了家庭中的情感生活。

萨提亚擅长将消极因素转化为积极因素，也因这种转化能力而闻名。林恩·霍夫曼（Lynn Hoffman）曾引用萨提亚的一个案例，案例中萨提亚与一位当地的牧师进行了家庭会谈，牧师的一个儿子当时正处于青春期，而他让两个同班同学都怀孕了。房间的一侧坐着男孩的父母和他的兄弟姐妹，这个男孩则低着头坐在另一侧的角落里。萨提亚做了自我介绍，然后对男孩说："好吧，你的父亲在电话中告诉了我大部分的情况，在开始之前，我只想说有一件事我们是确定的：我们都知道你的'种子'质量很好。"男孩惊讶地抬起头。然后，萨提亚转向男孩的母亲，轻快地问："你能先告诉我们你的看法吗？"

默里·鲍文

像许多家庭治疗的创始人一样，默里·鲍文也是一名精神科医生，专门从事精神分裂症的研究。但是，与其他人不同的是，他强调理论而非技术。直到今天，鲍文理论仍是家庭治疗中最丰富的思想体系。

1946 年，鲍文在门宁格诊所（Menninger Clinic）开始了他的临床工作。在那里，他对患有精神分裂症的孩子和他们的母亲进行研究。当时，他的主要兴趣在于母子共生关系，这让他发展出**自我分化**（differentiation of self）——自主且情绪稳定——的概念。后来，鲍文转到美国国家精神卫生研究所（National Institute of Mental Health，NIMH）工作，在那里他发起了一个项目，邀请精神分裂症患者的整个家庭一起参与住院治疗。正是这个项目扩展了母子共生的概念，将父亲角色加入其中，这促使了**三角关系**（triangle）——通过引入第三方来转移两人之间的冲突——这一概念的形成。

从 1955 年起，当鲍文开始把家庭成员聚在一起共同讨论他们的问题时，他便对他们的**情绪反应性**（emotional reactivity）感到震惊。鲍文感到家庭有一种趋向，要将他拉入这种**未分化的家庭自我组块**（undifferentiated family ego mass）中，因此他需要付出努力来保持客观。以下两种能力使得治疗师与家庭闹剧的参与者区别开来，一是保持中立的能力，二是专注于家庭讨论的过程而非内容的能力。

为了控制情绪，鲍文鼓励家庭成员与他（而不是互相）交谈。他发现，当家庭成员与治疗师交谈而不是互相交谈时，他们更容易倾听而不会变得情绪化。

鲍文发现治疗师也可能会受到家庭冲突的影响。这个发现促成了他最深刻的见解——每当两个人在为无法解决的冲突而挣扎时，就会产生第三方自动卷入的倾向。实际上，正如鲍文所相信的那样，三角关系是关系稳定的最小单位。

如果丈夫无法忍受妻子的习惯性迟到，但又不敢直接告诉她，他可能就会开始向孩子抱怨这件事。他的抱怨可能会释放一些压力，但是向第三方抱怨的过程不太可能让他从根本上解决问题。我们每个人可能都抱怨过别人，但是鲍文意识到，如果三角关系成为一种常规关系，就会具有破坏性。

鲍文还发现有关三角关系的另外一件事，那就是三角关系还会扩散。在下面的案例中，整个家庭都陷入了三角关系的迷宫中。

案例研究：麦克尼尔夫人

一个星期天的早晨，麦克尼尔夫人想让全家人按时去教堂，就向她 9 岁的儿子大吼，让他动作快一点。儿子告诉她"不要装怪"，麦克尼尔夫人就打了儿子一巴掌。当时她 14 岁的女儿梅根拽住了她，两个人厮打起来。随后，梅根跑到了隔壁的朋友家。梅根朋友的父母注意到她嘴唇有伤，于是梅根告诉了他们事情的经过，接着他们报了警。

一波未平一波又起。等到家庭开始接受治疗的时候，家庭中出现了以下几种三角关系：法官下令禁止麦克尼尔夫人回家，她与律师结盟反对这名法官；麦克尼尔夫人也参加个体治疗，她与治疗师都认为她受到了儿童保护工作者不公平的对待；9岁的儿子仍然在生母亲的气，他的父亲站在他那一边，指责母亲情绪失控；麦克尼尔先生正在戒酒，他与担保人结成了同盟，担保人认为妻子需要给丈夫提供更多的支持，否则麦克尼尔先生即将崩溃；此外，梅根与邻居们也形成了一个三角关系，邻居们认为她的父母不配生孩子。简而言之，每个人都有一个支持者，但是这个家庭却没有。

1966年，鲍文的家庭出现了情感危机，这促使他展开了一次个人探索之旅。事实证明，这次个人探索之旅对鲍文的理论意义重大，就像弗洛伊德的自我分析对于精神分析的意义那样。

鲍文出生于一个关系紧密的农村家庭，他是家里5个孩子中的老大。成年后，他与父母以及这个扩展家庭的其他成员之间都保持着距离。和许多人一样，他误把回避当成了解放。但他后来意识到，未解决的情绪问题会一直如影相随，使得家庭中那些未处理的冲突在我们身上重复上演。

鲍文最重要的成就是使自己从父母关系中去三角化，他们曾经习惯性地向鲍文抱怨彼此。大多数人都会为获得父母的这种信任感到高兴，而鲍文认识到这就是三角化的本质。当母亲向他抱怨父亲时，他告诉父亲："你的妻子给我讲了一个关于你的故事。我不知道她为什么告诉我，却不告诉你。"自然地，他的父亲向母亲提起了这件事，而他的母亲因此感到不悦。

鲍文的行为打破了家庭规则，引起了家庭内的情绪动荡，他的举动有效地避免了在父母二人之间选边站的处境，他知道"选边站"会让他们更难讨论彼此之间出现的问题。重复别人对你说的关于别人的话，是一种打破三角关系的方法。

通过在自己家庭中取得的成果，鲍文发现，自我分化最好通过尽量多地与家庭成员建立关系来实现。如果当面沟通比较困难，写信和打电话也有助于重新建立关系，特别是当这种关系非常私密的时候。如果个体与家人共处时不会变得情绪化，也不会卷入三角关系，那么自我与家庭的分化就完成了。

内森·阿克曼

内森·阿克曼是一名儿童精神科医生，他在家庭方面的开创性工作保留了他的精神分析根基。尽管他对内心冲突的兴趣似乎不如帕洛阿尔托小组的沟通理论那么具有革新性，但他对家庭的整体组织却有着敏锐的洞察力。阿克曼说，家庭可能看起来很团结，但家庭在内部却分成了几个相互竞争的小团体。这与个体心理分析的模型相似，在个体心理分析模型中，个体尽管具有明显的人格整体性，实际上内心常常因对抗的驱力与防御而冲突重重。

阿克曼进入门宁格诊所工作，并于 1937 年成为儿童指导诊所（Child Guidance Clinic）的首席精神科医生。最初，他遵循儿童指导模式，让精神科医生治疗儿童，同时请一名社会工作者与母亲面谈。到 20 世纪 40 年代中期，他开始尝试由同一位治疗师同时会见母亲和孩子。与鲍尔比不同，阿克曼所做的不只是将这些共同会谈当作权宜之计。相反，他开始将家庭视为基本的治疗单位。

1955 年，阿克曼在美国行为矫正精神病学学会（American Orthopsychiatric Association）的一次会议中，组织了第一个家庭诊断会谈。在那次会议上，杰克逊、鲍文、韦恩和阿克曼了解了彼此的工作，并达成了共识。两年后，阿克曼在纽约市犹太家庭服务中心开设了家庭心理健康诊所，并开始在哥伦比亚大学任教。1960 年，他创立了家庭研究所（Family Institute），1971 年他去世后，该研究所被更名为阿克曼研究所（Ackerman Institute）。

尽管其他家庭治疗师对个体心理轻描淡写，但阿克曼对个体内心发生的事情及个体与个体之间发生的事情同样关注。他从未放弃对个体的感受、希望以及欲望的洞察。实际上，阿克曼的家庭模型就像放大版的个体心理分析模型。阿克曼谈论家庭如何面对某些问题，同时逃避其他问题，特别是那些涉及性和攻击的问题，而不是关于意识和无意识的问题。作为治疗师，他认为自己的工作就是将家庭秘密"公之于众"。

为了鼓励家庭成员把他们克制的情绪松绑，阿克曼本人表现得无拘无束。他先与一个家庭成员站在一起，然后又与另一个家庭成员站在一起。他认为没有必要永远保持中立，也不可能做到。相反，他认为要通过不停地选边站来实现平衡，先支持这个家庭成员，一会儿再支持另一个家庭成员。有时，他会直言不讳地指出一些问题，丝毫不觉得尴尬。例如，他觉得有人在撒谎，他就会直接说出来。有批评家指出这种直接可能会造成家庭成员过多的焦虑，阿克曼的回应是，比起虚假的礼貌，人们更能因真诚而感到放心。

认识治疗师

内森·阿克曼

内森·阿克曼理解家庭的能力使他能够越过外显的行为互动，从而深入每个家庭成员的内心世界。他用自己坚强的个性探索家庭的防御，让他们的情感、希望和欲望浮出水面。阿克曼对家庭治疗的观点和理论方法很明显受到精神分析训练的影响。阿克曼提出，在家庭表面的团结之下，存在着一层隐性的冲突，将家庭成员分为几个小团体。

阿克曼与唐·杰克逊共同创立了第一本家庭治疗杂志《家庭过程》（*Family Process*），该杂志至今仍然代表着该领域的前沿思想。

卡尔·惠特克

在那些反传统的家庭治疗的创始人中，卡尔·惠特克算是最离经叛道的。惠特克认为受心理困扰的人是被死气沉沉的常规冻住了，于是他燃起了一把火。惠特克的"荒诞心理疗法"融合了温暖的支持与情绪上的激励，帮助人们放松身心，并促使他们以更深入和更个人化的方式与自己的体验取得联系。

惠特克的治疗方法极富创造性，这使他成为首批尝试家庭治疗的实验者之一也不足为奇了。1943年，他和约翰·沃肯汀（John Warkentin）在田纳西州的奥克里奇工作，并开始将夫妻和儿童纳入治疗中。惠特克也是共同治疗的倡导者，他相信支持性的伴侣可以让治疗师更自由地工作，而无须担心反移情的影响。

惠特克似乎从来不使用明显的策略，也没有可预见的技术，他更倾向于让他的潜意识来主导治疗进程。尽管他的工作看起来完全是自发性的，有时甚至有点荒诞，但都具有一致的主题。他的所有干预都有很强的灵活性。当他鼓励家庭变得开放时，他并没有推动家庭朝着某个特定的方向改变，而是使家庭成员成为更完整的自己，变得更加团结。

1946年，惠特克担任埃默里大学的精神病学系主任一职。在那里他继续家庭治疗的试验工作，对精神分裂症及其家庭尤其感兴趣。在此期间，惠特克组织了一系列研讨会，促成了家庭治疗运动中第一个重要会议的产生。从1946年开始，惠特克和他的同事们开始了一年两次的研讨会，观察并讨论彼此的家庭治疗工作。这个团队发现这些研讨会非常有用，而使用单面镜进行相互观察的技术则成为家庭治疗的标志之一。

1955 年，惠特克从埃默里大学辞职，开始个人执业。在亚特兰大精神病诊所，他和同事们发展出一种体验式心理疗法，使用了许多具有挑战性的技术来治疗家庭、个体、团体和夫妻。

20 世纪 70 年代后期，惠特克似乎柔和了一些，在他直来直去的干预措施中加入了对家庭动力的理解。在此过程中，这位家庭治疗界曾经的"野蛮人"成为元老之一。1995 年 4 月，惠特克离世，这无疑是家庭治疗领域的一大憾事。

伊万·鲍斯泽门伊 – 纳吉

伊万·鲍斯泽门伊 – 纳吉从精神分析领域转到家庭治疗领域，是家庭治疗运动中重要的思想家之一。1957 年，他在费城创立了宾夕法尼亚东部精神病学研究所，并吸引了许多才华横溢的同行加入。其中就有家庭治疗运动早期为数不多的心理学家之一詹姆斯·弗拉莫（James Framo），以及与鲍斯泽门伊 – 纳吉担任过协同治疗师的社会工作者杰拉尔丁·斯帕尔克（Geraldine Spark），他和鲍斯泽门伊 – 纳吉还合著了《无形忠诚》（Invisible Loyalties）一书。

鲍斯泽门伊 – 纳吉从一名注重保密性的分析师，转而成为一名崇尚开放性的家庭治疗师。他最重要的贡献是在以往的治疗目标和治疗技术的基础上，加入了道德责任感。鲍斯泽门伊 – 纳吉认为，享乐或私欲都不足以指导人类的行为。相反，他认为家庭成员间的关系应建立在信任和忠诚的基础上，他们也必须平衡权利与义务。鲍斯泽门伊 – 纳吉于 2008 年去世。

萨尔瓦多·米纽庆

当米纽庆最初登上舞台时，他戏剧化的临床访谈引人入胜。这位充满魅力的男性带着优雅的拉丁口音，根据情境的要求对家庭进行诱导、刺激、威胁甚至迷惑，以促成家庭的改变。米纽庆传奇般的天赋影响颇广，而他开创的既实用又简单的结构派模型更是意义非凡。

20 世纪 60 年代初期，米纽庆开始了家庭治疗师的职业生涯，当时他发现陷入困境的家庭有两种常见的模式：一种是**缠结的**（enmeshed）——充满混乱且联系紧密；另一种是**疏离的**（disengaged）——彼此孤立且看似无关。这两种模式都缺乏明确的自主边界。缠结的父母与孩子过于紧密，无法发挥领导作用；疏离的父母与孩子的距离又太远，无法提供有效的支持。

家庭问题十分顽固且不易改变，因为这些问题镶嵌在强大而隐形的结构里。例如，一位母亲教育她任性的孩子可能是徒劳的。母亲可以采取责骂、惩罚或奖励的方式，但只要她与孩子过度纠缠（过分卷入），她的方法就会因为缺乏权威性而失去作用。此外，由于一个家庭成员的行为总是与其他家庭成员的行为有关，因此只要丈夫不参与进来，母亲就很难从缠结的关系中退出来。

一旦一个社会系统（包括家庭在内）结构化，试图改变规则的尝试就构成了家庭治疗师所说的**第一序改变**（first-order change），此时系统本身并没有改变。对刚才提到的那位母亲来说，开始实施更严厉的教育方法是第一序改变的例子。这位缠结的母亲误以为自己有所选择，可以严格也可以宽容，但其实结果是相同的，因为她仍然陷在三角关系中。此时她需要的是**第二序改变**（second-order change），即系统本身的改变。

在纽约威特威克男子学校处理青少年犯罪问题期间，米纽庆逐渐发展了他的思想。城市贫民窟家庭的家庭治疗是一个新的发展，相关文献的发表使米纽庆于1965年受邀成为费城儿童指导诊所的主任。布鲁洛·蒙塔尔沃（Braulio Montalvo）和伯尼斯·罗斯曼（Bernice Rosman）随他一起进入诊所工作。1967年，杰伊·海利也加入了他们，并和他们一起将传统的儿童指导诊所转变为家庭治疗运动的著名中心之一。

1981年，米纽庆迁居纽约，并建立了现在的米纽庆家庭中心（Minuchin Center for the Family）。在那里，米纽庆致力于培训来自世界各地的家庭治疗师，并陆续出版了一系列界内最具影响力的书籍。他于1974年出版的《家庭与家庭治疗》（*Families and Family Therapy*）一书当之无愧地成为家庭治疗史上最受欢迎的书籍。而1993年出版的《回家》（*Family Healing*）一书也囊括了家庭治疗有史以来最生动的一些描述。2017年，米纽庆离世。

其他早期的家庭治疗中心

在纽约，以色列·兹韦林（Israel Zwerling）和玛丽莲·门德尔松（Marilyn Mendelsohn）成立了艾伯特·爱因斯坦医学院（Albert Einstein College of Medicine）的家庭研究部。1964年，安德鲁·费伯（Andrew Ferber）成为负责人，后来默里·鲍文的门生菲利普·盖林（Philip Guerin）加入了该部门。内森·阿克曼担任顾问，整个团队还召集了许多不同取向的家庭治疗师，包括克里斯·比尔斯（Chris Beels）、贝蒂·卡特（Betty Carter）、莫妮卡·麦戈德里克（Monica McGoldrick）、佩姬·帕普（Peggy Papp）和托马斯·弗格蒂（Thomas Fogarty）。1970 年，菲利普·盖林成为培训主管。1973 年，盖林在威彻斯特创立了家庭学习中心，在那里，他和托马斯·弗格蒂共同开发了全美最好的家庭治疗培训项目之一。

在得克萨斯州的加尔维斯顿，罗伯特·麦格雷戈（Robert MacGregor）及其同事发展出了"多重影响疗法"。这是一个很好地诠释"需求是发明之母"的案例。麦格雷戈的诊所为分散在得克萨斯州东南部的民众提供服务，诊所的许多来访者为了治疗不得不奔波数百公里。因此，为了在短期内发挥最大功效，麦格雷戈组建了一个由专业人员组成的团队，与每个家庭展开为期两天的密集工作。尽管很少有家庭治疗师尝试过这种马拉松式的会谈，但这个团队的方法依然成为家庭治疗领域的特色之一。

在波士顿，对家庭治疗的两个早期重要贡献都在这场运动的经验层面。诺曼·保罗（Norman Paul）开发了一种哀伤辅导技术，帮助来访者处理刻骨铭心的悲痛。弗雷德·杜尔（Fred Duhl）和邦妮·杜尔（Bunny Duhl）成立了波士顿家庭研究所，并在那里发展出了"整合家庭疗法"。

在芝加哥，芝加哥家庭研究所和青少年研究所是早期家庭治疗的两个重要的中心。在芝加哥家庭研究所，查尔斯·克莱默（Charles Kramer）和扬·克莱默（Jan Kramer）开发了一个临床培训项目，该项目后来隶属于西北大学医学院。在尔夫·博斯坦（Irv Borstein）的领导下，青少年研究所也开发了一个培训项目，由卡尔·惠特克担任顾问。

在安大略省的汉密尔顿，内森·爱泼斯坦（Nathan Epstein）和他的同事们在麦克马斯特大学的精神病学系发展出一种"以问题为中心"的治疗方法。麦克马斯特模型采用逐步解决问题的方式——阐明问题、收集数据、考虑替代性解决方案以及评估学习过程——帮助家庭了解他们的互动方式，学习新的应对技巧。爱泼斯坦后来被调到罗德岛普罗维登斯市的布朗大学任职。

在美国以外的地区，家庭治疗也有一些重要发展。罗宾·斯金纳在伦敦家庭治疗研究所提出了"心理动力家庭疗法"。英国精神病学家约翰·豪威尔斯（John Howells）开发了家庭诊断体系，作为一种规划治疗性干预的必要步骤。联邦德国的海尔姆·史第尔林（Helm Stierlin）结合了心理动力学和系统论的思想来治疗有问题的青少年。20

世纪 70 年代初，毛里齐奥·安多尔菲（Maurizio Andolfi）在罗马与家庭一起工作，并于 1974 年成立了意大利家庭治疗学会。1967 年，玛拉·塞尔维尼·帕拉佐利（Mara Selvini Palazzoli）和她的同事们在米兰成立了家庭研究所。

表 1.1 总结了家庭治疗史上的重要事件。现在，你已经了解了家庭治疗是如何在各地同时出现的。我们希望你不要忘记一件事：了解人们的行为在家庭中的意义大有裨益。第一次与家人会面，就像黑暗的房间里亮起了灯。

表 1.1　家庭治疗历史上的重要事件

1946 年	鲍文在门宁格诊所工作，惠特克在埃默里大学任职，贝特森在哈佛大学任职
1948 年	惠特克开展关于精神分裂症家庭的研讨会
1949 年	鲍尔比："家庭团体张力的研究与减弱"（The Study and Reduction of Group Tensions in the Family）
1950 年	贝特森开始在弗吉尼亚州的帕洛阿尔托工作
1952 年	贝特森在帕洛阿尔托获得一笔研究沟通本质的经费 莱曼·韦恩在美国国家精神卫生研究所工作
1956 年	贝特森、杰克逊、海利和威克兰德："走向精神分裂症理论"
1957 年	鲍斯泽门伊 – 纳吉在费城开设了一家家庭治疗诊所
1960 年	内森·阿克曼创立家庭研究所（1971 年更名为阿克曼研究所） 米纽庆开始在威特威克做家庭治疗
1965 年	米纽庆成为费城儿童指导诊所的主任
1967 年	亨利·狄克斯：《婚姻的张力》（Marital Tensions）
1973 年	菲利普·盖林在纽约州威彻斯特开设了家庭学习中心
1976 年	杰伊·海利在华盛顿特区成立了家庭治疗研究所
1989 年	南希·博伊德 – 富兰克林（Nancy Boyd-Franklin）：《治疗中的黑人家庭》（Black Families in Therapy）
1992 年	莫妮卡·麦戈德里克开设了新泽西家庭研究院
2003 年	大卫·E. 格林南（David E. Greenan）和吉尔·涂奈尔（Gil Tunnell）：《男同性恋的伴侣治疗》（Couple Therapy with Gay Men）
2006 年	米纽庆、尼克尔斯和李维榕（Wai-Yung Lee）：《家庭与夫妻治疗：案例与分析》（Assessing Families and Couples: From Symptom to System）
2010 年	道格拉斯·斯普伦克尔（Douglas Sprenkle）、戴维斯和杰伊·L. 勒博（Jay L. Lebow）：《伴侣与家庭治疗中的共同因素》（Common Factors in Couple and Family Therapy）

家庭治疗的黄金时代

在家庭治疗发展的第一个 10 年间，家庭治疗师有着初生牛犊不怕虎的勇气。当海利、杰克逊和鲍文发现整个家庭如何与个体的症状牵连在一起时，他们似乎在说："看这里！"当他们争取治疗的合法性时，所有的家庭临床医师都求同存异。他们一致同意，问题来自家庭。但是，如果 20 世纪 60 年代的标语是"看这里"，强调通过同时治疗整个家庭来获得理解的飞跃的话，那么 20 世纪 70 年代的口号就是"看看我能做什么"，就像年轻的孩子炫耀自己的肌肉、开拓各自的地盘一样。

1970 年至 1985 年这段时期的历史见证了经典家庭治疗学派的繁荣发展，家庭治疗的先驱们创立了培训中心并逐渐发展了各自的理论模型。20 世纪 60 年代，家庭治疗的主要方法是帕洛阿尔托小组发展的沟通模型，这个时代的著作是保罗·瓦茨拉维克（Paul Watzlawick）、珍妮特·比温·贝勒斯（Janet Beavin Bavelas）和杰克逊合著的《人类沟通的语用学》（*Pragmatics of Human Communication*），该书介绍了系统式的家庭治疗。20 世纪 80 年代，家庭治疗的模型是策略派治疗，这个时代的经典著作描述了策略派治疗的 3 种最关键的方法，这些著作包括瓦茨拉维克、威克兰德和理查德·菲什（Richard Fisch）合著的《改变：问题形成和解决的原则》（*Change: Principles of Problem formation and Problem Resolution*）[1]，杰伊·海利的《问题解决疗法》（*Problem-Solving Therapy*），以及玛拉·塞尔维尼·帕拉佐利和她的米兰同事所著的《悖论与反悖论》（*Paradox and Counterparadox*）。20 世纪 70 年代是萨尔瓦多·米纽庆的时代，他在《家庭与家庭治疗》一书中所描绘的简单而影响巨大的结构派家庭治疗模型，主导了这个时代。

结构派理论似乎为家庭治疗师提供了他们一直在寻找的东西：一种描述家庭组织的简单方式及一套易于操作的治疗步骤。现在回头再看，我们可能会想，米纽庆方法的巨大影响力究竟是来自方法本身还是个人魅力（答案或许是两者兼而有之）。20 世纪 70 年代，结构派家庭治疗因其简单易学的特性被广为流传，这使得费城儿童指导诊所吸引了世界各地的治疗师前来学习，该诊所也成为那个时代家庭治疗运动的中心。

20 世纪 80 年代蓬勃发展的策略派治疗主要集中在 3 个独特而有创意的团队中：

---

[1]　作者注：尽管实际上《改变：问题形成和解决的原则》是在 1974 年出版的，但该书及其续集《改变的策略：短程治疗》（*The Tactics of Change: Doing Therapy Briefly*）在 20 世纪 80 年代才被广泛阅读和学习。

帕洛阿尔托心智研究所（Mental Research Institute，MRI）的短程治疗小组，包括约翰·威克兰德、保罗·沃兹拉威克和理查德·菲什；华盛顿特区家庭治疗研究所的联合主任杰伊·海利和克洛伊·麦迪尼斯（Cloé Madanes）；玛拉·塞尔维尼·帕拉佐利和她在米兰的同事。但是，对策略派治疗时代影响最大的人物是米尔顿·艾瑞克森，尽管他当时已经去世。

艾瑞克森的天赋受到了人们的钦佩和模仿。像孩子们崇拜惊奇队长一样，家庭治疗师也开始将艾瑞克森偶像化。我们就像刚看完周六的早场电影，兴致勃勃地掏出玩具剑，穿上魔术斗篷，然后，"嘭"的一下变成了超级英雄。但因为我们只是孩子，所以我们也不必费心将英雄的神秘力量化为己有。不幸的是，很多迷恋艾瑞克森传奇治疗故事的"追星族"照搬了他的方法。许多治疗师试图模仿他与众不同的技术，却没有掌握技术所基于的原理。想要成为一名合格的治疗师，你必须与萨尔瓦多·米纽庆、米尔顿·艾瑞克森和迈克尔·怀特（Michael White）这些顶级的艺术家保持一定的心理距离。否则，你最终只能模仿他们超凡的风格，而无法了解他们思想的实质。

案例研究：开发你自己的治疗方法

一名治疗师刚开始接个案的时候非常紧张。他怎么知道什么时候该说些什么话？或许他应该向专家学习，学学他们是怎么做的。因此，他每周都会将自己学到的内容用在自己的来访者身上。但不幸的是，他越是尝试大师们用过的方法，会谈似乎就进行得越糟糕。

他的一位导师似乎总是在治疗中确切地知道自己该说些什么。整整两个学期，他试图发现这位导师成功的秘诀。他总是问"您最喜欢什么理论""您最有效的干预措施是什么"以及"我应该读什么书"。当他问及如何处理某个特定的家庭时，导师会说："我也不知道。我会听听他们怎么讲，然后视情况而定。"但成功的秘诀肯定不止如此。

事实的确如此。在接下来的几个月里，他学到了很多有关家庭如何运作、家庭如何陷入困境以及如何帮助家庭摆脱困境的知识。同时，他也学到了如何在治疗中做自己。他崇拜的大师们知道自己在做什么，但同时也在做他们自己。

反思并回答

1. 治疗是一门艺术还是一门科学？

2. 尝试模仿其他治疗师的风险是什么？

3. 在有效的治疗中，治疗师的个性和理论知识如何相互作用？

4. 在保持自己风格和个性的前提下，如何从观察中学习？

杰伊·海利的策略派指导之所以吸引人，部分原因在于这是一种为了患者的利益而获得对他们控制权的绝妙方法，而且通常不会因强迫患者正确行事而产生挫败感（大多数患者已经知道什么对他们有好处，困难的部分是让他们这么做）。例如，对于一个贪食症患者，治疗师可能会指导她的家人摆一桌炸鸡、薯条、饼干和冰激凌。然后，在家人的注视下，患者用双手将所有食物捣碎，象征消化的过程。把食物弄成一团糟之后，她会把它们都冲到马桶里。如果马桶堵住，那么她会被要求请她最不喜欢的家庭成员来疏通马桶。这项任务不仅象征着贪食症患者对自己的所作所为，而且还象征着她让家庭经历的事情。

策略派治疗为艾瑞克森的创造性的问题解决方案添加了一个简单的框架，用于理解家庭如何陷入困境。根据心智研究所的模型，问题是由于日常生活中的困难处理不善导致并延续的。当人们多次使用相似的不良处理方式时，最初的困难就成了一个问题。这刚好和那句老话相反："如果一开始你没有成功，那就再试一次。"

米兰小组建立于 MRI 的开创性思想，特别是对治疗性双重束缚或所谓的反悖论的使用基础上。以下是一个记录在《悖论与反悖论》一书中的案例。作者对一名 6 岁的小男孩应用了反悖论技术。在会谈快结束的时候，治疗师表扬了小布鲁诺，因为他通过发疯来保护自己的父亲。小布鲁诺通过打架和发脾气来占据母亲的时间，慷慨地送给父亲更多的工作时间和休闲时间。治疗师鼓励小布鲁诺继续这么做，以免打破这种舒适的局面。

策略派的吸引力在于实用主义。利用控制论的隐喻，策略派治疗师开始关注负反馈对家庭系统的调节作用。他们通过打破维持症状的互动来取得成效。最终，治疗师放弃使用这些方法，因为它们太小儿科。他们的干预具有明显的操纵性，结果就像观看一场笨拙的魔术表演一样，人们可以看穿他们的花招。

随着结构派和策略派从兴起到衰落，另外 4 种家庭治疗模型悄然流行起来。尽管它们从来没有走到中心舞台，但体验式、精神分析、行为主义和鲍文模型都得到了发展和繁荣。尽管这些学派从未引领过家庭治疗的最新风尚，但每一个流派都提出了扎实的临床方法，这些将在后面的内容中被详细讨论。

复习题

1. 简要介绍家庭治疗的临床先驱者。

2. 家庭动力学和精神分裂症的研究人员如何找到通往家庭治疗的道路？

3. 谁是家庭治疗的创始人，各位创始人的主要思想是什么？

4. 从黄金时代到如今，家庭治疗经历了哪些变化？

思考题

1. 在约翰·贝尔、帕洛阿尔托小组、默里·鲍文、卡尔·惠特克、伊万·鲍斯泽门伊–纳吉和萨尔瓦多·米纽庆的工作中，哪些方法是当代治疗师可以在实际操作中运用的？

2. 你会如何把约翰·贝尔、帕洛阿尔托小组、默里·鲍文、卡尔·惠特克、伊万·鲍斯泽门伊–纳吉和萨尔瓦多·米纽庆的理论和技术，应用到日常生活中？

3. 把住院的精神病患者与家庭分开，有何利弊？

4. 你参加过的团体中有哪些"基本假设"？

5. 你在家庭成长中扮演了什么角色？哪些潜在的角色未被注意到或未被履行？

第**2**章
家庭治疗的基本技术

阅读时，请思考

- 本章中的哪些原则让你感到意外或有效？
- 你认同和不认同本章中的哪些原则？
- 在你认同的建议中，你认为哪些建议对你来说难以实施？
- 本章中的哪些观点可以应用于日常生活中，如何运用？

开始工作

初次接触

　　初次接触的目的是为了了解当前问题的概况，并为家庭前来咨询做好安排。倾听来电者对问题的描述，并明确家庭的所有成员以及可能涉及的其他人员。虽然首次电话交流应该是简短的，但也要与来电者建立关系，因为关系是家庭成员参与的基础。接着就是商定第一次治疗会谈，确定参加的人员（通常是所有家庭成员）、时间和地点。

　　虽然你可以学一些话术来鼓励整个家庭参与治疗，但最重要的还是你的态度。首先，治疗师要做到理解和尊重。例如，忧虑的母亲希望她的孩子得到单独治疗，或者郁郁寡欢的丈夫希望与你单独谈话，他们的要求是完全合理的，即使这与你的观点不一致。但是，如果你希望与整个家庭会面，那么至少要在初步评估的时候，只要实事求是地说明你的工作方式，大多数家庭都会同意参与咨询。

当来电者把问题归结于一名家庭成员时，扩大来电者关注焦点的有效方法是询问问题是如何影响其他家庭成员的。如果来电者不想让整个家庭参与治疗，或者某个成员不愿意参与，那么治疗师可以说自己需要听到每个人的意见，以便获得尽可能多的信息，至少在第一次会谈时是这样。大多数人都可以接受治疗师希望他们提供自己观点的需要，他们不能接受的是治疗师暗示他们应该受到指责①。

越来越多的来访者通过电子邮件或短信与治疗师联系。上面讨论的原则同样适用于这些媒介，除此之外，还有一些地方值得一提。有些来访者想在面对面会谈之前就开始接受治疗，甚至想用媒介的方式代替面对面会谈。不过，在与来访者见面之前进行长时间的电子邮件交流是不可取的。很少有人能通过电子邮件平等地听取所有家庭成员的意见。在关系问题上只倾听某位家庭成员的看法总是有风险的，在后面的内容中，我们将会讨论更多关于三角关系的问题。下面，请参阅表 2.1 了解初次接触的检查清单。

表 2.1　初次接触的检查清单

1. 目标是对当前问题有一个总体的了解，确定你是否擅长解决这个问题，接着安排整个家庭来参加咨询会谈
2. 尽一切努力与家庭中的所有成员见面，至少在首次会谈中
3. 避免三角化，不要只与关系中的一方有过多接触（通过电话、电子邮件或当面交谈）

最后，由于大多数家庭的成员不愿意坐下来面对他们的冲突，因此治疗师在首次会谈前打电话提醒一下，将有助于降低缺席率。

首次会谈

首次会谈的目的是与家庭建立**治疗联盟**（therapeutic alliance），并就维持当前问题的主要原因提出假设。重点是不要急于下结论，而是进行积极的思考。

治疗师先向来电者介绍自己，再向其他成年人介绍自己。然后，咨询师要请家长

---

① 并非所有的治疗师都会定期与整个家庭会面。有些治疗师发现，首先与个体或家庭的子系统会面，然后再逐渐让其他人参与进来，这样会有更多的操作空间。其他治疗师则试图对"问题决定系统"进行工作，只让那些与问题相关的人参与治疗。如果治疗师怀疑有暴力或虐待行为存在，个体会谈可能会让家庭成员透露他们不会在整个家庭面前讨论的内容。需要记住的一点是，家庭治疗更多的是一种看待事物的方式，而不是一种总是把所有家庭成员包括进来的技术。

介绍他们的孩子，并与每个人握手。接着，治疗师向家庭介绍咨询室（观察镜、录像、儿童玩具）和会谈的形式（时长和目的），然后简要地重复来电者在电话中传达的内容（以免让其他人感到疑惑），并请来电者详细说明情况。一旦治疗师理解了来电者的观点（"那么你说的是……"），就向其他家庭成员询问他们的观点。

新手治疗师担心的事情之一：如果把全家人都叫来，那么这可能会导致一场失控的争吵。面对争吵，通常的解决方法是坚持让家庭成员一次只让一个人说话。在任何情况下，让每个人都有机会说话和被倾听都是一个好主意。特别是面对情绪反应强烈的家庭，应用这个原则是必不可少的。

大多数家庭对治疗感到焦虑和不确定。他们不确定自己该有什么期望，而且他们可能也不愿意在所有家庭成员都在场的情况下讨论他们所关心的事情。出于这些原因，与家庭中的每位成员建立共情和理解的关系十分重要。

有一个有用的问题，那就是询问每个人："你对来做咨询的感觉如何？"这样做有助于帮助治疗师建立一个愿意倾听的良好形象。例如，如果一个孩子说"我不想来"或"我认为这很愚蠢"，那么你可以说"谢谢你的诚实"。

在收集信息时，一些治疗师发现收集家族史很有用处，许多人使用**家谱图**（genogram）来描绘扩展家庭的网络（见第 4 章）。另一些治疗师则认为，任何重要的历史事件都会在治疗过程中自然地浮现，他们更愿意把注意力集中在家庭当下的主诉和与主诉有关的情境上。

家庭治疗师通过询问家庭成员为解决问题所做的尝试并观察他们之间的互动情况，来提出关于家庭成员如何被卷入当前问题的假设。想法和行动一样重要，所以留意家庭对问题的无效解释和家庭中的无效互动同样有用。

以下两类信息特别重要：无效的解决方案和生命周期的过渡阶段。如果家庭为解决他们的问题所做的一切都不奏效，那么这些尝试可能就是问题的一部分。一个典型的例子是过度参与的父母试图通过哄骗和批评来帮助一个害羞的孩子交朋友。有时，家庭成员会说他们"什么都试过了"，但他们可能错在没有坚持下去，而是过早地放弃了尝试。

尽管人们会自然地倾向于关注问题和问题的原因，但在成功的治疗中，最重要的部分是家庭的优势，而不是他们的弱势。因此，治疗师应该寻找家庭的弹性。家庭成员有哪些好的表现？他们在过去是如何成功地处理问题的？即使是最令人沮丧的家庭，也有成功的时刻。

大多数家庭寻求治疗通常是因为他们未能适应不断变化的环境。如果一对夫妻在婴儿出生后几个月内出现问题，可能是因为他们还没有有效地从二人世界转变为三人世界。一位年轻的母亲可能会因为没有得到足够的支持而感到抑郁。一位年轻的父亲也可能会因为妻子对孩子的关注而感到嫉妒。

虽然新生儿所带来的压力可能看起来很明显，但令人惊讶的是，抑郁的年轻母亲经常被认为是出了什么问题，比如未解决的依赖需求、无力应对或没有服用百忧解。同样地，当孩子开始上学、步入青春期或处于任何其他过渡阶段时，家庭都可能会出现问题。仔细想想你就会发现，过渡阶段对家庭的要求是显而易见的。

年轻的治疗师可能对来访者正在面临的一些问题没有切身的体验，这就更需要治疗师对家庭的困境保持好奇心和尊重，而不是急于下结论。例如，很多夫妻在生了孩子之后很少会出门享受二人世界，年轻的治疗师可能很难理解这种状况，他会认为，这些夫妻是在避免单独相处。但当他有了自己的孩子后，他就会完全明白为什么这些夫妻会这样做了。

家庭治疗师通过询问家庭成员之间的关系，或者通过邀请他们在治疗过程中讨论自己的问题来探索家庭互动的过程。第一种策略——过程提问——受到鲍文派治疗师的青睐，而结构派治疗师则更青睐第二种策略——循环提问。在这两种策略中，治疗师都会问同样的问题：是什么让家庭陷入困境？

治疗师和家庭会面时，在了解了导致他们前来寻求治疗的问题和家庭的背景，并就需要做什么来解决问题提出了假设之后，就应该向家庭成员提建议。建议可能包括让家庭咨询另一个专业人员（学习障碍专家、医生、律师），告诉他们不需要进行治疗，或者指出他们似乎还没有准备好开始接受治疗。然而，在大多数情况下，治疗师在后期的会谈中才会提建议。尽管许多治疗师试图在第一次会谈结束时就提建议，但这样做可能是草率的。如果治疗师需要两到三次会谈才能与家庭建立关系，了解他们的情况并确定与他们合作的可行性，那么就不要急着在此之前提建议。

如果你认为可以帮助到这个家庭，就可以向家庭成员提供一份**治疗协议**（treatment contract）。确认他们来这里的原因，并告诉他们你能帮助他们。然后确定会谈的时间、频率、周期、谁将参加、是否有观察员或进行录像、费用以及如何处理保险等问题。记住，阻抗不会在第 1 次（或第 14 次）治疗后神奇地消失，所以要强调遵守设置的重要性。你要说明每位来访者参加的必要性，也要愿意倾听来访者对治疗的不满意之处。最后，不要忘记强调家庭的目标及家庭成员为实现这些目标所展现出来的力量。首次会谈的检查清单请参见表 2.2。

表 2.2　首次会谈的检查清单

1. 与家庭中的每位成员交谈，了解他们对问题的看法及他们参与治疗的感受
2. 通过控制会谈的结构和节奏确立领导地位
3. 通过平衡热情和专业性，与家庭建立治疗联盟
4. 肯定来访者的积极行为和家庭优势
5. 保持共情，尊重家庭的行事方式
6. 关注具体的问题和尝试过的解决方案
7. 对围绕当前问题的无效互动提出假设，并对这些互动为何持续存在保持好奇心，同时也要注意那些可以支持家庭前进的有效互动
8. 不要忽视不在场的但有可能卷入家庭问题的家庭成员、朋友或帮助者
9. 提供治疗协议，确定家庭的目标以及治疗师构建的治疗框架
10. 鼓励家庭成员提问

治疗的早期阶段

治疗的早期阶段致力于完善有关问题为何持续存在的最初假设，并着手解决这个问题。相应地，治疗的策略也要从建立治疗联盟转向挑战家庭的行为和想法。大多数治疗师都能找出需要改变的地方，而优秀的治疗师与众不同的地方在于，他们愿意推动这些改变。

"推动改变"可能意味着一种对抗性的治疗风格。但是，引起改变所需要的并不是某一种特定的工作方式；相反，它是一种不懈的承诺，帮助事情往更好的方向发展。这种承诺在一些大师的工作中可以看到，比如迈克尔·怀特坚持对"充满问题的故事"刨根问底，菲利普·盖林一直冷静地坚持让家庭成员停止相互指责并审视自己的问题，维吉尼亚·戈德纳（Virginia Goldner）坚决要求施暴者为自己的行为负责等。

无论治疗师使用什么技术来推动改变，保持治疗联盟都很重要。虽然"治疗联盟"这个词听起来像专业术语，但它并不抽象。治疗联盟意味着倾听和理解来访者的观点。正是这种感同身受的理解使家庭成员感到倍受尊重，而这也使他们愿意接受挑战。

无论治疗师遵循何种治疗模型，优秀的治疗师都会坚持不懈地追求改变。这并不单单是在强调坚持不懈，也意味着治疗师积极地进行干预的意愿。有些治疗师更倾向于避免面质，认为使用温和的提问或持续的鼓励更有效。但无论他们进行直接工作（偶尔使用面质）还是间接工作（避免面质），优秀的治疗师最终都会完成目标。治疗策略是多种多样的，但杰出的治疗师之所以杰出，就在于他们会想方设法地帮助家庭，直到看到它们成功地解决问题。

有效的家庭治疗会处理家庭成员间的冲突，第一步是将其带入咨询室，并从家庭成员的互动中找到这些冲突。通常这并不困难，发生冲突的夫妻或与孩子争吵的父母一般会直接说出他们的分歧。但如果一个家庭只是因为有人（法院、学校、家庭和儿童保护服务机构）让其来做咨询，那么治疗师首先要解决这个家庭与这些机构的问题。家庭需要如何改变以解决他们与这些机构之间的冲突呢？

当一个人被认为是问题所在时，治疗师会通过询问其他人如何卷入这个问题（或被影响）来挑战**线性视角**（linearity）。他们在制造（或维持）这个问题的过程中起到了什么作用？他们是如何应对这个问题的？

例如，父母可能会说："问题出在马利克身上。他不听话。"治疗师可能会问："马利克是如何逃过管教的？"或"当马利克不听话时，你们是如何应对的？"而一个不那么具有挑战性的治疗师可能会问："马利克不听话对你们有什么影响？"

或者来访者说："问题在我，我很抑郁。"这时，治疗师可能会问："是谁造成了你的抑郁？"如果来访者回答"没有人"，那么这个答案就会引发下一个问题："有谁在帮你解决这个问题吗？"

挑战可以是直接的，也可以是温和的，这取决于治疗师的风格及他对家庭的评估。重点不是从指责一名家庭成员（如不听话的孩子）转变为指责另一名家庭成员（如没有进行有效管教的父母），而是将问题扩大为一个有关互动的问题，将问题看作共享的和共同维持的。也许母亲对马利克太宽松，因为她觉得父亲对马利克过于严格了。此外，由于婚姻中的情感疏离，母亲可能会转而过度关心马利克。

挑战无效互动的最好方法是指出那些似乎使人们陷入困境的模式。一个有用的公式是"你越 X，他越 Y；你越 Y，她就越 X"（对于 X 和 Y，可以尝试用"唠叨和退缩"或"控制和反抗"来替代）。

顺便提一句，当你指出人们正在做的事情不起作用时，不应该告诉他们要怎样做。一旦你从指出某些事情转为提建议，来访者的注意力就会从他们自身的行为转移到你的建议上。下面这段对话可以帮助你思考。

治疗师：当你无视妻子的抱怨时，她会感到受伤和愤怒。你可能难以接纳这种愤怒，但她真的感觉不到支持。

来访者：我应该怎么做？

治疗师：我也不知道。但你可以问问你的妻子。

尽管家庭治疗师有时会挑战家庭成员的想法或行为，但他们依旧会继续倾听来访者的感受。倾听是一项无声的活动，在我们这个时代很少见，甚至有些治疗师也很难做到。家庭成员之间很少可以长时间地倾听对方，而不变得具有防御性。不幸的是，治疗师也不总是在倾听，特别是当他们急于提建议时。但请记住，人们在被倾听和被理解之前，不太可能反思自己的想法。

家庭作业可以用来测试灵活性（通过看家庭是否做家庭作业，来衡量他们改变的意愿），使家庭成员更清楚地意识到自己在问题中的作用（只是让人们注意到一些事情，而不试图改变它们，这种做法往往具有启发性），并向他们提供新的关系模式。典型的家庭作业包括：让过度卷入孩子生活的父母雇一个保姆，然后出门享受二人世界；让争论不休的伴侣轮流谈论他们的感受，在对方表达时只倾听对方而不要说任何话（但要注意自己的情绪反应）；让依赖性强的家庭成员练习独处（或与家庭以外的人相处），并为自己做更多的事情。治疗师应该避免布置可能会产生冲突的家庭作业，如让家长与青少年协商家庭规则。困难的讨论应该留到治疗师可以充当裁判的时候进行。治疗早期阶段的检查清单请参见表 2.3。

表 2.3　治疗早期阶段的检查清单

1. 识别主要冲突，并将其带入咨询室
2. 提出假设，并将其细化为关于为什么当前问题在家庭中持续存在（或未能解决）的**治疗构想**（formulation）。制定方案时应考虑过程和结构、家庭规则、三角关系以及边界
3. 将重点放在主要问题和支持这些问题存在的人际关系状态上。不要忽视鼓励具有建设性的互动行为
4. 布置家庭作业，这些作业有助于解决问题并查明维持这些问题的基本结构和动力
5. 挑战家庭成员，让他们看到自己在问题中所扮演的角色
6. 在会谈中和两次会谈之间都推动改变
7. 寻找督导师来确认治疗假设和干预的有效性

治疗的中期阶段

除短程治疗和问题取向的治疗之外，治疗中期阶段的大部分时间是用来帮助家庭成员在治疗中更具建设性地处理彼此之间的关系的。如果治疗师在这一过程中过于活跃，过多地参与家庭成员之间的谈话，那么家庭成员就无法学会如何处理彼此的关系。

出于这个原因，在治疗的中期阶段，治疗师应该扮演一个不太积极的角色，鼓励家庭成员之间进行更多的交流。在他们交流的时候，治疗师可以退后一步观察。当对话停滞不前时，治疗师可以指出哪里出了问题，或者简单地鼓励家庭成员继续交流，但要减少打断和批评的次数。

当家庭成员直接解决他们的冲突时，他们的情绪往往会变得很激动。焦虑是倾听的敌人。一些治疗师（如鲍文派治疗师）试图通过单独和某位家庭成员交流来控制焦虑。其他治疗师则倾向于让家庭成员自己处理焦虑，帮助他们学会不那么具有防御性地与对方谈话（通过说出自己的感受并认可别人的意见）。然而，即使是倾向于让家庭成员互相对话的治疗师，也需要在家庭成员焦虑升级和对话变得具有破坏性时打断对话。

因此，在治疗的中期阶段，治疗师开始鼓励家庭成员依靠自己的资源。治疗师时而让家庭成员相互交谈，时而让家庭成员与治疗师交谈，以此来调节焦虑的水平。无论在哪种情况下，治疗师都要鼓励家庭成员放下指责，谈论自己的感受和愿望，并学会看到自己在无效互动中的作用。

共情纽带使得治疗师能够在不引起来访者阻抗的情况下推动改变。我们在有关首次会谈的讨论中提到了治疗联盟，这是一个非常重要的主题，需要再次强调一下。虽然与来访者建立良好的关系并没有公式可言，但有四种态度对维持治疗联盟很重要：冷静、好奇、共情和尊重。

治疗师的冷静是一剂灵药，它能使家庭从更广泛的角度看待自己的困境。冷静传达了对问题的信心——无论问题多么困难，都能得到解决。好奇意味着治疗师不知道所有的答案。具有好奇心的治疗师实际上是在说："我不完全了解，但我想了解。"

共情和尊重已经沦为一种陈词滥调，但由于这两个词的确很关键，所以我们想要明确一下它们的含义。面对那些不理解自己的治疗师，来访者会抵制他们试图改变自己的努力。这意味着，如果治疗师不能站在来访者的立场上了解来访者眼中的世界是什么样子的，治疗就很难取得进展。有些治疗师在不理解来访者的情况下就急着说

"我理解"，但是，共情是无法伪造出来的。

与其对一个过度保护的母亲说你理解她的担心，不如诚实地问："是什么让你成为一个忧心忡忡的母亲？"或"我从来没有做过单亲妈妈。请你告诉我，是什么让你感到害怕？"

最后一点是尊重。治疗师的尊重并不总是真诚的。尊重并不意味过分讲究，也不意味着把他们的观点当作看待事物唯一可能的方式。尊重来访者，意味着平等地对待他们，而不是对他们颐指气使，也不是因为害怕让他们生气而对他们敬而远之。尊重意味着相信他们有能力做出改变。治疗中期阶段的检查清单请参见表 2.4。

表 2.4　治疗中期阶段的检查清单

1. 用力量来挑战家庭成员，用智慧来应对阻抗，用共情来降低防御
2. 避免太多指导，让家庭成员自己学会改善关系的方法
3. 培养个体责任感和相互理解的能力
4. 确定为改善关系所做的努力对主诉产生了积极的影响
5. 与子系统会面时，不要忽视整个家庭的情况，不要忽视任何个体或关系——特别是那些因存在争议而使家庭成员想要避开的个体或关系
6. 在选择谈话的内容方面，治疗师是否发挥了过于积极的作用？治疗师和家庭成员是否建立了一种比解决冲突更重要的社会关系？治疗师在家庭中是否承担了一个固定的角色（伴侣的共情性倾听者或孩子的理想父母形象），以弥补家庭中缺失的功能？当治疗师发现自己对家庭成员的需求做出积极的反应时，他们应该问自己，在家庭中谁应该担任这个角色，然后鼓励这个家庭成员担任起这个角色

结案

对短程治疗师来说，一旦当前问题得到解决，治疗就可以终止了。而对精神分析师来说，治疗却是一个长期的学习过程，可能会持续多年的时间。对大多数治疗师来说，结案往往介于这两端之间，当家庭成员觉得他们已经实现了他们的目标，并且治疗师觉得治疗的功效逐渐减少时，治疗师就可以选择结案了。

在个体治疗中，来访者与治疗师的关系往往是改变的主要载体，所以结案时应聚焦于回顾关系和互道再见。在家庭治疗中，治疗的重点在于家庭做出的改变。因此，结案时应回顾他们在治疗中所取得的进展。

　　邀请来访者预测未来可能遇到的挑战会很有帮助。"当情况出现反复时，你会通过何种方式得知，又会怎样做呢？"治疗师可以提醒家庭成员，他们目前的和谐状态不可能无限期地维持下去，因为人们倾向于在情况第一次出现反复时过度反应，这可能会引发恶性循环。就像电影《希腊人佐巴》（*Zorba the Greek*）中阐述的那样，生活就是一团麻烦。活着，就是要面对困难，关键在于你如何处理困难。

　　尽管在心理治疗行业中，没有消息通常就是好消息，但在结案后的几周内与来访者联系（通过信件、电话或简短的随访来完成），看看他们的情况如何，可能是一个好主意。治疗关系虽然在某种程度上是人为的或至少是受限制的，但不能让它缺乏人性，治疗师也不能在与家庭结案后就忘记它们。结案的检查清单请参见表 2.5。

表 2.5　结案的检查清单

1. 当前问题是否有所改善
2. 家庭成员是否对他们已经达到的目标感到满意，或者他们是否有兴趣继续了解自己并改善彼此的关系
3. 家庭成员是否了解他们过去做的事情是无效的，以及未来如何避免类似的问题再次发生
4. 问题的轻微反复是否反映出一些潜在的动力问题没有得到解决，或者仅仅反映出家庭需要重新调整，以便适应治疗师不在的情况
5. 家庭成员是否在家庭范围之内及在家庭范围之外发展和改善了关系

家庭评估

　　我们之所以把评估放在治疗的一般原则之后介绍，是因为评估是一个复杂的问题，应该慎重考虑。

当前问题

　　每一次的首次会谈都会给治疗师带来一些基本的挑战：一群不开心的陌生人走进来，把他们最迫切的问题交到你的手上，并希望你能解决它。

　　我 15 岁的孩子 10 年级时成绩开始越来越差。我该怎么办？

　　我们再没说过话。我们的婚姻出了什么问题？

问题出在我身上，我很抑郁。你能帮助我吗？

这些开场白中都埋有"地雷"。"我们应该做什么？""约翰尼有什么问题？"这些人已经反反复复问自己这些问题有一段时间了，甚至已经几年了。他们通常已经有了一些固有的答案，即使他们并不总是认同这些答案。而且，他们也已经发展出了一些处理问题的策略，即使这些策略并不奏效，他们也坚持重复使用这些策略。在这一点上，他们就像陷在泥里的汽车，车轮在泥潭里转动，汽车却越陷越深。

生活的压力使人焦虑，而焦虑使人思维僵化。因此，前来寻求治疗的家庭往往顽固地坚持自己的主张——"他（或她）多动、抑郁、躁郁、冷漠、自私、叛逆"，或者说出存在于人类的复杂心理机制中的其他一些负面属性。即使抱怨是以"我们缺乏沟通"的形式提出的，通常也会有一个责任所在的假设，而一般都是别人需要承担这个责任。

为了帮助家庭摆脱无助感并意识到合作可以帮助他们解决问题，第一步便是要探讨当前的症状。首先应该考虑的是主诉，这一点似乎显而易见。然而，值得强调的是，对当前问题的问询应该是详细的和富有同情心的。有些治疗师一听到家庭的问题是行为不当或沟通不畅，就准备好要采取行动。训练使他们知道对付行为不当的孩子和解决沟通问题需要做些什么。但是，在治疗师开始工作之前应该意识到，他们不是在解决抽象的行为不当或沟通问题，而是在处理其中一个独特的案例。

在探索当前问题时，系统治疗师的目标是质疑家庭的一些既定想法，包括对谁有问题以及为什么有问题。因此，家庭治疗师的第一个挑战，是将家庭从线性思维模式（"就是强尼有问题"）和医学思维模式（"他有多动症"）转化为互动的思维模式。为了启动这一转变，治疗师首先要询问当前的问题是什么。这些探索并不仅仅是为了了解当前情况的细节，而是要打破家庭对于问题是什么及谁有这个问题的根深蒂固的信念。

有益的提问既表达了对家庭成员的感受的尊重，也表达了对将索引患者视为家庭中唯一问题的看法的怀疑态度。有益的提问会继续探索情况并解开疑惑，同时邀请人们以新的方式来看待问题或整个家庭。而无益的提问只接受事情的描述，将焦点集中在索引患者身上。为了在第一阶段取得成效，治疗师的态度应该是"我不太明白，但我很感兴趣。我对你们组织生活的特殊方式很好奇"。治疗师如果太想通过说"哦，是的，我明白"来让自己心安，就会停止探索。

接下来要探讨的是家庭处理这个问题所做的尝试：他们试过做什么？哪些是有

帮助的？哪些是没有帮助的？除了在场的人之外，是否有其他人试图帮助（或阻碍）他们解决这些困难？这些问题为咨询师打开了一扇新的大门——探索家庭成员如何以维持当前问题的方式做出回应。这既不是在转移问题的责任方，比如从责怪一个行为不当的孩子变成责怪一对纵容的父母[①]；也不是说家庭问题就是由家庭成员如何对待被认定的患者造成的。

事实上，家庭治疗师所说的"循环因果"是一个错误的表达。从线性观点到系统观点的转变，不仅要将重点从个体扩大到互动模式上，而且也要远离因果关系的解释。循环思维不是与家庭一同进入一场无用的寻找问题由谁开始的逻辑游戏，而是为了表明问题是由一系列持续的行为和反应维持的。问题由谁开始？这并不重要。

了解转介途径

对治疗师来说，了解转介者及转介原因很重要。他们的期待是什么？他们向家庭传达过什么期待？此外，了解一个家庭参与治疗是自愿的还是被迫的，家庭中是所有人还是只有一部分人认识到治疗的必要性，以及其他机构是否会参与到治疗中来，这些内容都很重要。

当治疗师转介一个家庭时，他们往往会有一些自己的期待。例如，一名咨询师将一名大学生和他的家人转介给一名家庭治疗师。这名大学生发现了一段被压抑的性虐待记忆，并认为这一定是他的父亲所为。家庭治疗师应该在这名大学生和他的父母之间进行调解，因为这名大学生想不出来还有谁能对这段模糊的记忆负责，而他的父母则坚决否认曾经发生过这种事情。咨询师是否会期待这个家庭出现对峙、忏悔或赎罪？或者达成某种协议？这名大学生自己的期待又是什么？最好弄清楚这些事情。

了解来访者是否曾在其他地方接受过治疗也很重要。如果是的话，当时发生了什么？治疗让他们自己或家庭学到了什么，产生了什么样的期待或担忧？更重要的是，要了解家庭中是否有其他人当前正在接受治疗。如果两个治疗师在不同的方向上开展治疗，可能会极大地阻碍治疗进展。

---

① 需要记住的是，即使是使问题长期存在的行为，通常也是出于善意的。大多数人在尽他们最大的努力。

识别系统背景

无论治疗师选择与谁合作，都必须清楚地了解问题的人际互动背景。这个家庭里都有谁？在这个问题出现的始末，是否有一些重要的人物不在现场？也许是同居的男朋友，或住在隔壁的祖母？是否有其他机构参与？他们参与的性质是怎样的？家庭是否认为他们有所帮助？

请记住，家庭治疗是一种针对"背景中的人"的疗法。最相关的背景可能是直系家庭，但家庭并不存在于真空中。如果孩子在学校遇到麻烦，那么和他或她的老师见面可能很重要。有的时候，家庭并不是最重要的背景。例如，有时一个大学生的抑郁症与班级或宿舍的关系更大，而不一定和家庭有关。

生命周期的阶段

大多数寻求治疗的家庭并不是因为本身有什么问题，而是因为它们被困在了生命周期的过渡阶段（见第 4 章）。例如，一对父母可能会抱怨不知道女儿珍妮怎么了。她以前是个好孩子，现在她 14 岁了，却变得闷闷不乐，喜欢吵架。（父母这个职业一直是一种业余职业，原因之一在于当你认为已经掌握了诀窍的时候，孩子们就会长大，给你带来一个全新的高难度赛道。）青春期是**家庭生命周期**（family life cycle）中的一个阶段，年轻的父母必须成长，减少对孩子的控制。

有时，一个家庭在适应生命周期新阶段时所遇到的困难并不容易被察觉。同居多年后结婚的夫妻，可能不知道婚姻是如何激起他们对家庭的无意识期望的。不止一对夫妻惊讶地发现，他们性生活的频率在结婚后急剧下降了。重大的生命周期的变化也会发生在祖父母那一代，不过除非你开口询问，否则你永远也不会了解这些影响。

在做案例概念化时一定要考虑到生命周期的问题。治疗师可以提的最好的问题之一是："为什么是现在？"

家庭结构

一个问题最简单的系统背景是两个人之间的相互作用。她唠叨，他退缩。父母的控制会激起青少年的叛逆，反之亦然。但是有时候，一个家庭的问题并不只是两个人的事情。

家庭问题通常是被嵌入了强大但不可见的**结构**（structure）中，从而变得根深蒂固。无论治疗师采取何种疗法，了解家庭的结构都是明智的做法。家庭有哪些**子系统**（subsystem）？家庭成员之间的**边界**（boundary）的性质是什么？围绕着夫妻或家庭的边界是什么样子的？家庭中存在哪些三角关系？个体和子系统是否受到边界的保护，使其能够在没有过度干扰的情况下获得支持？

在缠结的家庭中，父母可能会经常介入兄弟姐妹之间的冲突，以至于兄弟姐妹从未学会如何解决分歧。在疏离的家庭中，父母可能不仅不会打断兄弟姐妹之间的争吵，也不会对那些因为兄弟姐妹的所言所行而感到不满的孩子提供安慰和支持。

这里也有一个时间方面的问题。如果妻子在当了多年的家庭主妇之后重新回到工作岗位上，父母子系统就会受到挑战，从互补的形式转变为对称的形式。无论家庭成员是否直接抱怨这些转变所带来的压力，他们都有可能与此相关。

沟通

有些夫妻来治疗时说他们有沟通问题（通常是指一个人不愿意做另一个人想做的事情），但其实"在沟通上下功夫"已经成为家庭治疗的陈词滥调。沟通是关系的载体，所以，所有的治疗师都会处理这个问题。

虽然冲突不会在家庭成员开始倾听对方的时候就神奇地消失，但在他们开始倾听对方之前，冲突不太可能得到解决。如果经过一两次治疗（和治疗师的鼓励），家庭成员仍然无法倾听对方，谈话治疗将是一场艰苦的战斗。

如果家庭成员学会带着理解去倾听对方，他们往往会发现并不需要改变对方。许多问题都可以得到解决，但是，与那些不总是以你的方式看待事物的人生活在一起的问题不在其列。

物质滥用

在物质滥用方面，新手治疗师最常犯的错误就是忽视它。物质滥用不仅在抑郁症或焦虑症患者身上特别常见，也与暴力、虐待和意外事故有关。尽管治疗师可能没有必要询问每个来访者的毒品和酒精使用情况，但如果有任何迹象表明这可能是一个问题，都需要仔细询问。治疗师不必太过客气，提出的问题要直截了当和具体。

可能有助于发现酗酒问题的提问包括如下几个方面。

- 你觉得你的饮酒量正常吗？

- 你一天喝多少酒？

- 你多长时间一次喝六杯酒或更多？

- 你是否曾经在酒后醒来发现自己记不起前一天晚上的部分内容？

- 你的家人中是否有人为你的饮酒而担心或抱怨？

- 在喝了一两杯酒之后放下酒杯，这对你来说容易吗？

- 喝酒是否曾在你和你的伴侣之间引发过问题？

- 你曾经因为喝酒在工作中遇到过麻烦吗？

- 你曾经在中午之前喝过酒吗？

这些问题也可以应用于其他物质的使用情况上。如果在来做家庭治疗或夫妻治疗的来访者中，有一位来访者吸毒或酗酒，谈话治疗就很难帮助家庭解决当前的问题。

家庭暴力和性虐待

如果有任何迹象指向家庭暴力或性虐待，治疗师就应该进行调查。询问可以从在场的家庭成员开始，但当治疗师怀疑有虐待或忽视行为时，与每一位家庭成员单独会面，让他们更坦诚地交谈可能是明智之举。

美国的大多数州都要求专业人员报告任何可疑的儿童虐待事件。报告可疑的虐待行为可能会破坏治疗联盟，但有时安全利益要优先于治疗。任何不报告疑似儿童虐待事件的临床医生都需要考虑到犯这种错误的可能后果。

童年性虐待的施虐者和受害者通常不会主动提供这些信息。这时就需要治疗师依靠间接线索来进行鉴别工作。如果孩子出现以下症状，就需要进一步的调查：睡眠障碍、尿失禁或遗尿、腹痛、夸张的惊跳反应、食欲不振、行为突然发生无法解释的变化、过度性欲化的行为、退行行为、自杀的想法或离家出走。

婚外情

婚外情是许多夫妻在他们关系中的某个时期会遇到的危机。婚外情很常见，但它仍然是一种危机，足以破坏婚姻。

不涉及性行为的婚外情虽然不那么严重，但如果夫妻中的一方或双方经常求助第三方来处理本应双方一起解决的问题，就有可能破坏治疗（婚外关系是三角关系中的一部分，这条线索是没有被提及的）。可能会有帮助的第三方包括家庭成员、朋友和治疗师。例如，一对夫妻来寻求治疗，抱怨他们的关系已经失去了亲密感。这并不是有关冲突的问题，他们只是没有任何待在一起的时间。经过几周会谈的缓慢展开，妻子透露她也一直在做个体治疗。当这对夫妻的治疗师问及原因时，妻子回答她需要找人谈谈。当治疗师问她为什么不告诉自己时，她说："你没有问呀。"

性别

性别不平等的问题以各种方式导致了家庭问题。妻子的不满可能比家庭当前的问题有更深层次的原因。丈夫不愿意更多地参与到家庭中来，这可能是文化的产物，也可能是性格的缺陷。

每个治疗师都必须各自解决如何避免忽视性别不平等的极端情况，避免将自己的个人观点强加给来访者。平等对待来访者的一个方法是提问，但要允许来访者找到自己的答案。你可以提一些有关道德的问题，但不要进行说教。但是，你不能假设伴侣双方在进入婚姻时拥有平等的权利，或配偶之间的互补性是他们关系中的唯一动力。

鉴于近几十年来文化期望的巨大变化，关于性别期望的冲突，无论是否得到过公开讨论，都特别常见。难道现在仍然有人认为女性的责任就是追随丈夫的事业，因他的晋升而到处搬家吗？难道女性应该坚强、自立，并且是婴幼儿的主要照顾者这一说法（这往往是一种委婉的说法）现在仍然正确吗？

不管治疗师的价值观如何，在夫妻间形成的性别角色对他们是有效的吗？未解决的分歧、冲突或困惑是否是压力的来源？也许关于性别平等的一个最有用的问题是："在他们的关系中，伴侣双方是如何体验到付出和收获的公平性的？"

性别社会化的差异导致的夫妻间的冲突并不罕见，下面的案例研究说明了这一点。

案例研究：凯文和考特尼

凯文抱怨说，考特尼总是对他进行"查岗"，这让他觉得考特尼不信任他。考特尼则坚持认为，她询问凯文在做什么，只是为了融入他的生活。考特尼希望凯文对自己的生活也有同样的兴趣。她不是在查岗，只是希望他们能互相分享一些事情。

当考特尼问了凯文太多的问题时，凯文就会生气并退缩，这让考特尼感到被拒之门外。凯文很高兴考特尼没有进一步审问他，但他没有注意到考特尼多么受伤和愤怒，直到最后考特尼在含泪的指责中暴发。面对考特尼的哭诉，凯文感到很无助，于是他尽力安抚考特尼。当凯文向考特尼保证自己爱她，并答应告诉她更多关于自己生活中所发生的事情时，考特尼平静了下来，他们的关系也恢复了和谐，直到陷入下一个循环。

对于像考特尼和凯文这样的夫妻，性别社会化促成了追逐者 – 疏离者的动力系统。一方面，男性通常被社会视为重视独立的形象，并抵制任何被认为是控制他们的努力。因此，凯文把考特尼对他行动的质疑解释为试图限制他的自由。另一方面，考特尼则被社会视为重视关怀和联结的形象。很自然地，她想知道凯文的生活中发生了什么。但她不明白为什么凯文对夫妻双方互相关照的事情如此防备。

虽然忽视性别社会化对家庭动力的影响是错误的，但假设性别社会化不受家庭动力的影响也不准确。在前面的例子中，考特尼的原生家庭强化了这样的观念：家庭成员应该分享所有的活动，有独立的活动是不忠诚的表现。凯文不愿意告诉妻子他所做的一切，部分原因也是来自他的原生家庭，他有一对专横且控制欲极强的父母。

文化

在评估家庭时，治疗师应该考虑家庭独特的亚文化及来自文化的不容置疑的假设是如何影响一个家庭的。对治疗师来说，在与美国少数族裔家庭合作时，培养自身的文化敏感性可能比与来访者分享相同的背景更重要。家庭成员可能会信任一位花时间了解他们特定文化的治疗师，就像信任一个碰巧与他们有相同种族或国籍的人一样。

培养文化敏感性的方法之一是在工作时间之外与一个家庭的特定文化建立联系。例如，白人治疗师可以在来访者所居住的社区参加非裔美国人的教会活动、拉丁裔的舞蹈课程或参观亚洲社区中心。做这些事情不会使你成为专家，但这些行动可以向来访家庭表明，你足够关心和尊重它们。同样重要的是，在有关文化和种族多样性的情境中，治疗师需要采取一种"放下"的立场，即邀请来访者向你传授他们的经验和传统，而不是扮演专家的角色。

对从业者来说，挑战是双重的：在学会尊重多样性的同时，对来自其他文化的成员所面临的问题保持敏感性。描述不同种族和民族群体的特点和价值观的书籍有很多，在第 11 章中我们列举了其中一些有关多元文化的书籍。除了这些学术著作之外，《霍乱时期的爱情》(*Love in the Time of Cholera*)、《宠儿》(*Beloved*)、《青木瓜之味》(*The Scent of Green Papaya*)、《奥斯卡·沃 精彩小传》(*The Brief Wondrous Life of Oscar Wao*)和《喜福会》(*The Joy Luck Club*)等小说也将不同的文化生动地展现在人们面前。

无论你认为自己多么尊重其他文化，都要认识到自己多少有一些盲点和偏见。学会识别盲点和偏见很重要，向一位不怕挑战你的人寻求督导是一个非常有用的纠正措施。

在与来自其他文化的来访者一起工作时，尊重差异及对其他行事方式保持好奇心，比试图成为种族问题的专家更重要。然而，尽管尊重他人的差异性很重要，但不加批判地接受"我们做这些（非建设性的）事情是因为我们的文化"这样的说法也有问题。不幸的是，来自另一种文化的治疗师很难评估这种说法的真实性。最好的建议可能就是要保持好奇心，保持开放的心态，但要学会提问。

伦理问题

大多数治疗师都了解需要承担的职业伦理责任。

● 治疗应该是为了来访者的利益，而不是为了治疗师解决自己未解决的问题。

● 治疗师应告知来访者享有隐私权，并从一开始就要向缓刑监督官、父母和健康管理公司明确告知隐私限制。

● 治疗师应避免利用来访者（和学生）的信任，尽一切努力避免双重关系。

● 治疗师有义务提供最好的治疗；如果在培训或经验方面没有资格满足特定来访者的需求，应该将该来访者转介给有资格的人。

如果治疗师有任何关于伦理问题的疑问，最好向同行或督导师咨询。

尽管大多数治疗师都意识到了自己的责任，但可能较少地考虑来访者行为的伦理问题。的确，这是一个没有硬性规定的领域。然而，对每个家庭的完整和仔细的评估也应该考虑家庭成员的权利和义务。家庭成员有哪些忠诚的义务？无形的忠诚是否限制了他们的行为？如果是的话，这些忠诚是否公正公平？伴侣对彼此承诺的本质是什么？这些承诺是否明确和平均？家庭成员在忠诚度和信任度方面有什么义务？这些义务是否得到履行？

学习职业准则是了解临床实践中的伦理责任的好方法。例如，美国心理学会（American Psychological Association，APA）的伦理原则中列出了如下原则：

- 心理学家只能在其能力范围内，根据教育、培训、督导或专业经验提供服务；
- 如果有证据表明，有关年龄、性别、种族、民族、文化、国籍、宗教、性取向、残疾、语言或社会经济地位的理解对提供有效的治疗服务来说必不可少，那么心理学家需要接受这些方面的培训和督导，或者进行适当的转介；
- 当心理学家意识到自己的个人问题可能干扰到专业责任时，应采取适当的措施，如获得专业援助，并确定是否应该限制、暂停或终止自己的工作。

美国社会工作者协会（National Association of Social Workers，NASW）的伦理原则中则列出了如下内容：

- 社会工作者不应与来访者或前来访者发生双重关系；
- 社会工作者不应向来访者索取私人信息，除非这些信息对提供服务至关重要；
- 未经来访者授权，社会工作者不应将来访者的信息向第三方披露；
- 当来访者不再需要此类服务时，社会工作者应终止对来访者的服务。

美国咨询协会（American Counseling Association，ACA）的伦理原则涵盖了许多与 APA 和 NASW 的伦理原则相同的内容，但也提出了与社交媒体有关的另外一些要求，比如：

- 咨询师不应通过社交媒体与现有来访者保持关系；
- 在结案后的 5 年时间内，咨询师不应与前来访者或其家庭成员发生性关系或恋爱关系。本条款同时适用于线上和线下的关系。

虽然上述原则中的一些内容似乎是不言而喻的，但它们确实提供了很严格的指导方针，治疗师应在此范围内操作。然而，当与来访的夫妻或家庭一起工作时，情况会更加复杂，进而产生一系列独特的道德两难问题。例如，家庭治疗师在何种情况下应该与父母分享和孩子谈话时所了解的信息？如果一个 12 岁的孩子开始喝酒，治疗师应该告诉其父母吗？

最近，执业行为准则增加了一些内容，以解决治疗夫妻和家庭时出现的问题。例如，APA 规定，当心理学家为关系中的几个人（如夫妻或父母和子女）提供服务时，必须在开始时澄清哪些人是来访者及来访者与每个人的关系。此外，如果心理学家有可能被要求履行潜在的冲突角色（如家庭治疗师在离婚诉讼中为夫妻中的一方作证），必须尝试澄清酌情更改或退出这些角色。

NASW 指出，当社会工作者向一对夫妻或家庭成员提供服务时，应与各方澄清自己对接受服务的每个个体有哪些专业义务。此外，当社会工作者为某家庭提供咨询时，应要求每位参与者对于个人的隐私权达成共识。

美国婚姻与家庭治疗协会（American Association for Marriage and Family Therapy，AAMFT）出版了自己的伦理规范，其中涵盖了许多与 APA 和 NASW 的伦理原则相同的内容。此外，AAMFT 直接处理了一个复杂问题，即当治疗师治疗一个家庭中的多个成员时所出现的保密问题。在没有书面授权的情况下，家庭治疗师不应该透露从任何家庭成员那里得到的信息，即使是透露给家庭中的其他成员也不行。然而，就像许多事情一样，在课堂上阐述伦理原则可能比在临床实践中应用它们更加容易。例如，我们都知道治疗师必须保护来访者的隐私权。但是，如果有一位女士透露她有婚外情，并且不确定是否要结束婚外情时，治疗师该怎么做？当她继续说自己的婚姻已经激情不再时，治疗师建议她进行夫妻治疗，看看婚姻是否可以得到改善。这位女士同意了。但是，当治疗师建议她要么断绝婚外情，要么告诉她丈夫时，却遭到了她坚决的拒绝。这时治疗师应该怎么做？

解决含混不清的道德两难问题的方法之一，是使用你自己最佳的判断力。就那位想在婚姻上下功夫但又不愿意结束婚外情或告知丈夫的女士而言，治疗师或许可以拒绝在明知治疗不可能有效的情况下提供治疗。在这种情况下，治疗师将有义务把来访者介绍给另一位治疗师。

AAMFT 伦理道德原则第 1.6 子原则规定如下：

如果婚姻与家庭治疗师由于适当的原因不能或不愿意接待需要专业帮助的人，应协助来访者获得其他治疗服务。

而 AAMFT 伦理道德原则第 1.7 子原则则做出如下声明：

婚姻与家庭治疗师不应在没有对后续治疗做出合理安排之前放弃或忽视正在接受治疗的来访者。

同样的案例，另一位治疗师可能会决定对这对夫妻进行治疗，因为即使女方拒绝结束婚外情，治疗也可能会使女方日后断绝婚外情，或与丈夫谈及此事。在这种情况下，治疗师将受到保密原则的约束，不透露与女方私下讨论的内容。

虽然职业伦理的纲要是明确的，但从业者的压力往往是巨大而微妙的。在处理有婚外情或考虑离婚（或结婚）的来访者时，治疗师可能会受到自己的无意识态度及来访者预期的影响。例如，如果一个治疗师的所有抑郁的已婚来访者在接受个体治疗后都倾向于离婚，你会怎么想？你会如何推测这位治疗师自己的婚姻满意度？

在模棱两可的伦理情境中固执己见，有可能把自己的价值观强加在本应由专业人员定夺的事情上。健全的伦理原则比大多数人的个人道德规范和善意更加广泛，可能也更加严格。当出现疑问时，临床医生应该问自己两个问题。首先，"如果来访者或其他重要他人发现我的行为，会发生什么？"例如，在单独的谈话中策略性地分别告诉两个兄弟姐妹，只要他或她足够成熟，就可以结束他们之间的争斗，这违反了"如果"原则，因为他们完全有可能互相夸大治疗师说过的话。（相信我们！）

其次，"你能和一位你尊敬的人谈你正在做的事情（或考虑的事情）吗？"如果你不敢与督导师或同行讨论你正在治疗两对已婚夫妻，其中一对的妻子与另一对的丈夫有染，或者你正在考虑借钱给来访者，那么你可能犯了傲慢之罪，认为自己凌驾于管理你的职业规范之上。如果你感到需要被迫对某件事情保密，那么这可能表明这件事情是错误的。认为这个情况是特殊的，这个来访者是特殊的，或者你是特殊的，这种假设是非常具有毁灭性的。

以下是出现潜在的不符合伦理实践的信号：

- 特殊性——相信关于这些情境的某些东西是特殊的，普通的原则并不适用；
- 吸引力——感觉到任何形式的强烈吸引力，不仅包含来自来访者浪漫的吸引力，也包括来自来访者地位的吸引力；
- 改变治疗框架——延长单次的会谈时间或增加疗程，进行过度的自我暴露，不能对来访者说"不"，以及其他可能表明违反专业界限的事情；
- 违反临床规范——没有把婚姻有问题的来访者转介去做夫妻治疗，没有接受个人督导等；
- 职业隔离——不愿意与专业同行讨论你的决定。

案例研究：保罗和妮可

起初，玛丽亚对待保罗和妮可就像对待其他治疗中的夫妻一样。然而，随着治疗的展开，玛丽亚开始越来越同情保罗。为什么妮可如此挑剔？难道她不庆幸自己有一个工作如此努力、对她忠诚和具有吸引力的丈夫吗？玛丽亚自己最近结束了一段长期的亲密关系，在这段关系中玛丽亚似乎付出了很多。玛丽亚认为妮可对保罗的冷漠的抱怨是不公平的、没有理由的。当然，保罗确实有时会逃避，但面对各种批评，谁不会逃避呢？

反思并回答

1. 玛丽亚怎么了？

2. 如果不加以审视，玛丽亚的情绪会造成什么风险？

3. 站在玛丽亚的立场上考虑问题，这个案例中有没有提到其他需要警惕的信号？这些信号可以提醒玛丽亚注意到一些不对劲的地方吗？

4. 你认为被来访者吸引是正常的还是可耻的？

5. 如果你发现自己被来访者吸引，你会怎么做？

针对具体问题的家庭治疗

大多数家庭治疗师曾认为他们的疗法几乎可以适用于任何问题。而如今，为特定的人群和问题开发特定的技术已变得越来越普遍。

下面的内容涉及临床中经常遇到的两个特殊治疗方案：婚姻暴力和儿童性虐待。虽然我们希望这些建议能够为处理上述困难的情况提供一些思路，但请记住，负责任的治疗师要认识到他们经验的局限性，并将他们没有能力处理的个案转介给更有经验的治疗师。

婚姻暴力

如何处理婚姻暴力的问题使这个领域出现了前所未有的两极分化。普遍的范式是将夫妻分开，让犯罪者参加愤怒管理项目，并让伴侣加入受虐女性团体中接受治疗。应用传统的夫妻治疗被认为是有危险的，因为把一个有暴力倾向的男性和他的受虐伴侣放在一起，邀请他们一起解决有争议的问题，会使伴侣处于危险之中，并为犯罪者提供自我辩护的平台。让夫妻双方一起接受治疗也暗示着让他们共同承担暴力的责任，并且似乎是在合法化一段可能的恶性关系。

也有观点认为，有家暴行为的夫妻应该一起接受治疗，因为暴力行为是相互刺激的结果。尽管暴力行为不可接受，但这是许多关系中都有的情感上的破坏性行为的升级。当夫妻双方一起接受治疗时，有暴力倾向的男人可以学会认识到引发他们情绪的原因，并为控制他们的行为负责。他们的伴侣同样可以学会识别危险信号，并负责确保自己的安全。

由于很少有系统派的治疗师主张在暴力行为的程度超出推搡的情况下对夫妻进行治疗，因此，是进行系统治疗还是将罪犯和受害者分开治疗这种辩论毫无意义。迈克尔·约翰逊（Michael Johnson）认为，家庭中存在两种类型的夫妻暴力。第一种是父权恐怖主义，在这种模式中，暴力被用来控制伴侣。父权恐怖主义是频繁和严重的，并随着时间的推移逐渐升级。第二种是普通的夫妻暴力，它不涉及权力和控制的模式。这种暴力是对某一特定冲突的反应，更可能是相互影响的，不经常发生，往往也不会升级。然而，许多女权主义思想家仍然反对在任何形式的暴力存在时进行夫妻治疗。

在缺乏实证证明特定性别的团体治疗比夫妻治疗更安全或更有效的情况下，临床医生在治疗婚姻暴力时仍然分成两个阵营。与其在试图解决导致暴力的关系问题和为受害者提供安全和保护之间做选择，不如将两种方法的要素结合起来——不过，不是采用传统的夫妻治疗[①]。

在处理夫妻暴力的问题时，治疗师在安全问题上不能有任何妥协。然而，这并不意味着要在治疗的中立性（和着眼于关系问题）或代表受害者（和着眼于安全）之间做选择，同时达到这两个目的是有可能的。关系问题可以被理解为是相互影响的，但施虐者必须对暴力的犯罪事实负责。正如帕米拉·安德森（Pamela Anderson）在她的丈夫汤米·李（Tommy Lee）因家庭暴力被捕时所说的那样："吵架需要两个人，但打破对方的鼻子只需要一个人。"

---

① 以下原则借鉴了阿克曼研究所性别与暴力项目下维吉尼亚·戈德纳和吉利安·沃克（Gillian Walker）的工作。

在对有暴力嫌疑的夫妻进行初始访谈时，最好先与夫妻二人一起会面，然后再和他们分别会面。与夫妻一起会面可以让你看到他们的互动，而与女性单独交谈可以让你询问她是否遗漏了一些信息，如家暴的程度或其他形式的恐吓。

家暴的男性和被殴打的女性会引起任何试图帮助他们的人的强烈反应。当这样的夫妻来寻求治疗时，他们往往在爱与恨之间徘徊，互相指责并感到羞耻，既想要逃避又被对方吸引。因此，专业的助人者倾向于做出极端的反应并不奇怪。他们往往和一方站在一起对付另外一方，并且拒绝改变阵营。他们可能会夸大或缩小危险，把夫妻中的一方当成孩子或怪物。换句话说，治疗师眼中的夫妻被分裂成好的一方和坏的一方，就像夫妻本身的动力系统一样。为了与夫妻双方都形成治疗联盟，重要的是要传达对他们人格的尊重，即使你不能接受他们所有的行为。

为了评估家暴的程度，治疗师需要询问一些直接的问题，如"你们两个人之间的冲突多久会以某种形式的暴力行为结束？最近一次是什么时候？发生过的最糟糕的事情是什么？"重要的是了解是否有任何事件导致女性受伤，是否使用过武器，以及该女性目前是否害怕。

除了评估暴力的程度之外，治疗师还必须评估夫妻在治疗中做出建设性工作的能力。男性是否愿意为自己的行为负责？他是否对伴侣有怨言或有所戒备？对治疗师呢？女性是否愿意承担保护自己的责任，将自己的人身安全作为首要任务？夫妻双方是否能够一起交谈，轮流发言，或者他们的情绪反应是否异常强烈，以至于治疗师必须经常打断他们来控制局面？

如果治疗师决定对这对夫妻进行治疗，就必须对暴力保持零容忍的态度。做到这一点的一个方法是，将"治疗期间不得发生身体攻击"作为治疗的前提条件。维吉尼亚·戈德纳和吉利安·沃克将最初的几次治疗定义为商讨会，目的是为了讨论是否有可能建立一个"安全的治疗空间"，在那里他们可以正视问题而女性也不会陷入危险之中。他们利用这些最初的会谈来关注暴力风险和安全问题，保留终止咨询的权利。如果他们觉得对这个个案进行夫妻治疗过于危险，就会提出其他的治疗方案。

对大多数夫妻来说，鼓励对话是有用的，因为它是探索夫妻之间如何沟通的一种方式。但是，有暴力倾向的夫妻往往在情绪上反应激烈，当这种情况出现时，最好让他们轮流与治疗师交谈。

处理情绪化问题最好的方法之一是询问具体的细节。从最近的暴力事件开始询问是一个很好的起点。治疗师会要求夫妻双方详细描述所发生的事情，并警惕他们言辞间的闪躲。一名有暴力倾向的男性可能会把他的行为描述为伴侣"挑衅"或自己"压力积累"的结果。因此，不是他打了他的妻子，压力才是罪魁祸首。一个更微妙的掩饰方式是，出现家暴行为的夫妻将问题描述为男性的冲动性。当冲突升级时，他就开始"失控了"。在这种说法中，男性的冲动行为并不是他的选择，而是他内心情绪高涨时一种不可避免的结果。对于这种掩饰，治疗师可能会回答："当你说你开始'失控'时，让我们来思考一下这意味着什么。在那一刻，你的内心发生了什么，让你觉得有理由打破不会再打她的承诺？"治疗的任务是让这名男性对他的暴力行为负责，同时试图以复杂和同情的方式来理解他。这种双重任务不仅与羞辱的方法形成了对比，因为后者只会加剧男人的愤怒，也不只是试图了解夫妻间的动力，而不要求男性对其行为负责。

一旦双方都开始为自己的行为负责，男方选择控制自己的暴力冲动，女方采取措施确保自己的安全，就有可能探讨导致情绪反应升级的关系问题。然而，这并不意味着对待出现家暴行为的夫妻在某种程度上可以像对待其他夫妻一样。探索夫妻双方参与的互动过程，绝不代表双方对暴力行为负有同等的责任。

当夫妻双方准备好探讨关系问题时，治疗师应该鼓励他们进行对话，这样治疗师和夫妻双方就可以理解当夫妻中的一方试图与对方交谈时发生了什么。这样，二人的关系就被带入了咨询室中。治疗师不仅要告诉一名男性应该在他太生气之前离开，也要在实际情况中观察他情绪反应升级的迹象，并询问他是否意识到自己已经生气并开始打断他的伴侣。然后治疗师就可以说"现在是你应该离开的时候了"，同时询问他的伴侣是否已经开始感到紧张和恐惧。

计时暂停（time-out）是婚姻暴力项目中几乎会普遍采用的一种策略。为了帮助夫妻避免自己做出日后会后悔的破坏性行为，治疗师会鼓励他们做以下行为：识别愤怒升级的线索（心跳加速、情绪越来越激动、站起来、踱步），并在暴力行为发生之前将自己与这种情况隔离开。说"我感到愤怒（或害怕），我要去休息一下"这样的话，有助于与简单的拒绝交谈区分开来。每个人都必须对自己的暂停行为负责。伴侣不应该要求对方进行计时暂停，也不应该试图阻止对方离开。

尽管婚姻暴力项目的首要任务是消除不断升级的攻击性互动，但夫妻双方也应该学习更多的建设性方法来解决他们的分歧。这里存在一个悖论：有暴力倾向的男性必须学会控制自己的行为，但扼杀他们的不满情绪往往会适得其反。事实上，正是这种压抑导致了情绪的积聚，从而导致了暴力行为的爆发。此外，对伴侣使用暴力的男性通常很软弱——不知道如何以伴侣能够接受的方式表达自己的感受。从这种意义上来说，他们的确是软弱的。

因此，在帮助夫妻学习如何解决他们的分歧时，治疗师必须确保夫妻双方都学会把所感所想表达出来，并学会倾听对方的意见。

儿童性虐待

当治疗一个遭受过儿童性虐待的家庭时，治疗师的主要目标是：（1）确保虐待不再发生；（2）减少创伤的长期影响。与婚姻暴力一样，关于性虐待的治疗往往涉及两种类型：一种是儿童保护取向，这种方法可能会破坏家庭的完整性；另一种是家庭系统取向，这种方法可能无法保护儿童。我们建议在保护儿童的同时支持家庭。当这些目标似乎不相容时，比如一个父亲侵犯了他的女儿，应该优先考虑儿童保护的原则。

对发生过的事情持不同的说法，往往使性虐待的评估变得更加复杂。父亲可能会说触摸女儿的下体是偶然的，而女儿可能会说这已经发生过很多次了。祖父可能会声称他对孙子的爱抚是完全正常的，而孙子却认为这是虐待。儿童保护工作者可能认为母亲是在默许丈夫虐待她的孩子，而家庭治疗师则看到一个女人正在尽力挽救她的婚姻。这些分歧必须由社会机构和法律机构来解决。

治疗师首先需要做的事情是制止犯罪者在不受监督的情况下接触孩子，然后进行仔细的评估，以发现其他可能的虐待事件或不适当的性表达模式。犯罪者必须为自己的行为负责，并接受适当的治疗（可能包括法律的惩罚）。通常情况下，在家庭被转介到心理治疗之前，儿童保护机构已经采取了这些措施。

治疗的目标之一应该是建立支持系统，以打破助长虐待和压制曝光的孤立状态。出于这个原因，许多项目倾向于采用多模式方法，包括个体治疗、团体治疗和家庭治疗。家庭会谈应着眼于增加对受害儿童的支持，这可能需要强化父母作为一个整体的力量。

当一个孩子成为性虐待的受害者时，社会管理机构必须介入以保护孩子，这可能涉及接管父母的责任。然而，从长远来看，还是要由家庭对孩子负责。因此，支持父母制定适当的方案来履行他们的责任而不是代替他们，通常更加符合孩子的最佳利益。

在父亲或继父因对孩子的性犯罪而被送进监狱的情况下，治疗师的部分工作是帮助家庭划定边界，将犯罪者排除在外。同样地，如果孩子被带出家门并被送到亲戚或养父母那里生活，也要如此。然而，如果后面计划重新见面，治疗将通过探访和电话访谈重新打破这一界限，使得家庭和治疗师有机会共同改善家庭的功能。

帮助解决性虐待创伤的关键之一是给儿童提供一个安全的场所，以探索他或她复杂而矛盾的感觉。除了感到被侵犯和愤怒之外，儿童还可能因为让成年人陷入困境而感到内疚。儿童往往会暗自责备另一位家长（通常是母亲）没有阻止性虐待的发生。最后，儿童可能会担心，母亲因对施虐者的依赖导致施虐者再度回家，使他们再次遭受性虐待。

个体会谈和家庭会谈的结合有助于孩子安全地谈及自己的感受。治疗师首先与未施虐的父母一方会面，让其描述所发生的事情，并表达对性虐待的感受，而不必因为孩子在场而斟酌自己要说的话（为了简单起见，下文将假设继父是施虐者，母亲和她受虐的女儿是当事人）。但是，即使施虐者被监禁，母亲的一部分可能仍然爱着他，并且想念他。母亲也可能会因为没有保护好自己的孩子而感到内疚。所以治疗师让母亲可以安全地分享这些感受是十分重要的。

在与母亲和受虐孩子的第一次会谈中，治疗师要保证，即使她们想要谈论的是性虐待问题，她们仍然可以自己选择从何谈起，这样的保证会让她们感到宽心。让家长和孩子自己选择谈论多少受虐经历，以及是先在个体会谈还是家庭会谈中谈论这件事，也同样很有帮助。如果儿童选择在个体会谈中讨论他们的感受，那么治疗师应该向他们保证，之后由他们自己决定要与父母分享什么内容。

在与受虐儿童会面时，向他们作如下解释很有帮助：对于所发生的事情谈得越多，痛苦的感受可能就越少。然而，必须让他们自己决定何时及在多大程度上敞开心扉。受虐儿童需要恢复对生活的掌控感。

当家庭成员谈论他们的感受时，明智的做法是牢记感受并不是非此即彼的。帮助他们安全地谈论复杂甚至矛盾的情绪的一个方法是使用自我的不同部分的隐喻。因此，一个受虐的孩子可能会被问道："你的自我的某个部分是否认为你的母亲应该已经知道发生了什么？"同样地，一位母亲可能会被问道："你的自我的某个部分是否想念他？"

与儿童单独会谈的一个问题是，这样做会产生秘密。在会谈结束时，询问孩子想与家人分享些什么及他想怎么做，会很有帮助。有些儿童要求治疗师带头公开一些希望母亲理解但又觉得难以启齿的事情。最后，虽然帮助儿童说出"自己对所发生的事情感到内疚"的想法很重要，但在探索了这些感受之后，受虐儿童需要反复听到的是"这不是他们的错"。

复习题

1. 在最初的电话交流中需要完成哪些工作?

2. 临床医生应该如何发展治疗联盟?

3. 治疗师应该如何将家庭从线性视角（将问题完全归咎于某个家庭成员）转向系统视角（意识到他们的行为是相互关联的）?

4. 家庭治疗师应该遵循的重要伦理原则有哪些?

思考题

1. 如果治疗师在最初的电话交流中过于被动和忍耐，可能会有什么后果? 在首次治疗中呢? 在整个治疗过程中呢?

2. 如果治疗师在最初的电话交流中具有强烈的对抗性，可能会有什么后果? 在首次治疗中呢? 在整个治疗过程中呢?

3. 你能想到哪些可能给你带来难题的伦理困境?

4. 有哪些家庭问题或有问题的家庭成员可能使你难以保持客观和专业性?

5. 你预计自己在处理敏感问题，如婚外情、儿童性虐待和婚姻暴力时，会遇到哪些挑战?

第 **3** 章
家庭治疗的基本观念

阅读时，请思考

- 在什么样的情况下治疗师如果不把家庭系统作为一个整体来考虑，家庭可能就无法实现重大的改变？
- 系统论和社会建构主义的观点在哪些方面存在潜在冲突？在哪些方面可能是互补的？
- 治疗师如何能有效地运用系统论和社会建构主义？
- 家庭治疗中的哪些工作概念在日常生活中最容易被忽视？
- 家庭如何才能改变其运作方式？
- 系统论中是否有任何理念会导致治疗师忽视性别和文化的影响？

在家庭治疗出现之前，个体被认为是心理问题的根源和治疗的目标。如果一位母亲打电话抱怨她 15 岁的儿子情绪低落，临床医生就会和这个男孩会面，找出问题所在。罗杰斯学派的治疗师可能会看到男孩的低自尊，弗洛伊德学派的治疗师会探索他被压抑的愤怒，行为主义学派的治疗师会寻找他缺乏强化的行为。但所有人都会认为，塑造男孩情绪的力量就存在于他的体内，因此，治疗只需要患者和治疗师在场即可。

家庭治疗改变了这一切。如今，如果一位母亲要为抑郁的青少年寻求帮助，大多数治疗师会与男孩和他的父母一同会面。如果一个 15 岁的孩子有抑郁症，我们有理由认为他的家庭可能出了问题。也许男孩的父母关系不和，而他担心他们会离婚。也许他很难在一个成功的姐姐的阴影下达到父母对他的期待。

假设你是治疗师，你与男孩和他的家人一同会面后发现男孩并不担心他的父母或嫉妒他的姐姐。看上去，家里的一切都"很好"。他只是情绪低落。现在该怎么办？

当你开始接触家庭时，这种"现在该怎么办"的感觉是所有治疗师都会经历的。即使有一些明显的问题，比如男孩担心他的父母，或者每个人都在大喊大叫却没有人在听，治疗师往往也很难知道应该从哪里开始治疗。你可以从试图为他们解决家庭问题开始，但那样的话，你就不能帮助他们解答他们为什么会有问题。

要想弄清楚一个家庭难以应对问题的原因，你必须知道从哪里着手。为此，你需要某种方法来理解是什么导致家庭出现问题。此时，你需要一套理论。

当治疗师第一次观察家庭成员讨论他们的问题时，可以立即看到每位家庭成员如何参与其中。在嘈杂的争吵声中，治疗师很容易看到每位家庭成员的性格，比如闷闷不乐的青少年、控制欲强的母亲和疏离的父亲，但是很难看到把家庭成员连接在一起的模式。家庭治疗师不会把注意力集中在个体及其性格上，而是考虑他们的关系如何催生出——至少是部分地催生出——他们的问题。如何理解这些关系是本章的主题。

控制论

控制论（cybernetics）是首个可能也是最有影响力的解释"家庭如何运作"的模型，主要研究自我调节系统中的反馈机制。家庭与其他控制系统的共同点是倾向于通过使用有关其性能的信息来保持系统的稳定性。

控制论的核心是**反馈回路**（feedback loop），即一个系统获得必要的信息以维持其稳定性的过程。这种反馈包括系统外部环境对其性能的影响信息和系统各部分之间的关系。

反馈回路可以是负向的，也可以是正向的。区别在于它们对维持平衡的作用，而非它们是否有益。**负反馈**（negative feedback）表明，一个系统正在偏离目标，需要进行修正使其回到正轨。它向系统发出信号，使其修复现状。因此，负反馈并不是消极的。它的纠错信息为个体的无意识、身体、大脑和日常生活提供了秩序和自我控制。**正反馈**（positive feedback）使系统朝着当前的方向前进。

家庭供暖系统是一个大家都很熟悉的负反馈的示例。当温度降到某个数值以下时，自动调温器会触发炉子，将室内的温度通过加热提升到预先设定的范围内。正是这种自我纠正的反馈回路使系统具有控制性，也正是系统在接受了"恢复到之前的状态"的信号后做出改变的回应，说明了这是一个负反馈的过程。

图 3.1 展示了反馈回路中涉及的基本循环。循环中的每一个元素都会对下一个元素产生影响，直到最后一个元素将累积的影响反馈到循环的第一部分。因此，A 影响 B，B 又影响 C，C 反馈到 A，如此往复。

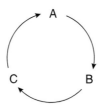

图 3.1　反馈回路的循环因果

在家庭供暖系统的示例中，A 可能是室内的温度，B 是恒温器，C 是炉子。图 3.2 展示了一对夫妻的控制论反馈回路。在这个情境中，简的家庭清洁工作（输出）影响多少家务被完成，这又影响比利要做多少家务，然后反馈（输入）到简认为还需要做多少家务，如此循环往复。

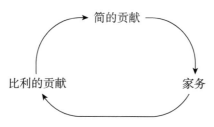

图 3.2　夫妻家务工作中的反馈回路

事实证明，控制论系统是描述家庭如何保持稳定的一个恰当的隐喻。有时，稳定是一件好事，比如，当一个家庭在受到冲突或压力的威胁时，仍然能作为一个有凝聚力的单元继续运作。然而，拒绝变化有时并不是一件好事，比如，当一个家庭不能适应其中一位成员成长的时候。后文中会有更多关于这方面的内容。

与负反馈一样，正反馈可以产生理想的或不理想的结果。如果不加控制，正反馈的强化作用往往会加重系统的错误，导致**失控**（runaway）的局面。在有冰雪的路面上驾车的倒霉司机通过踩下油门向汽车发动机发出正反馈，但是这可能会导致汽车失控。司机没有踩刹车，也无法提供负反馈来停车。同样地，恶性忧虑、恐惧性回避和其他形式的神经症行为最初可能是从一个相对微不足道的忧思开始的，逐渐发展成失控的过程。

　　试想一下，一个惊恐发作的来访者最初可能只是处于一个相对无害的呼吸困难状态，但对呼吸困难的惊恐反应可能会演变成一个可怕的症状。还有一个更加复杂的关于美国联邦政府运作的例子。美国总统的身边通常都有与他们观点相同的顾问，而这些顾问为了和总统保持联结，往往会支持总统的任何立场。他们的正反馈可能会导致总统出台一个糟糕的政策并加以实施。然而幸运的是，立法部门和司法部门的检查通常会提供负反馈，使行政部门不会在一个方向上走得太远。为了生存和适应周围的世界，所有的沟通系统（包括家庭）都需要一个正、负反馈的健康平衡机制。然而，正如我们将要看到的那样，早期的家庭治疗师倾向于过度强调负反馈和家庭，强调对改变的阻抗。

　　在应用于家庭时，控制论将注意力集中在如下几个方面：（1）家庭规则，它规定了一个家庭系统可以容忍的行为范围（家庭的平衡范围）；（2）家庭用来执行这些规则的**负反馈机制**（negative feedback mechanism，如内疚、惩罚、症状）；（3）围绕一个问题的**家庭互动序列**（sequences of family interaction），它描述了一个系统对它（反馈回路）的反应；（4）当一个系统所习惯的负反馈无效而触发正反馈回路时，会发生什么事情。

　　那些令人讨厌的恶性循环便是正反馈回路的示例。在恶性循环中所采取的行动只会使事情变得更糟。众所周知的自我实现预言就是这样一个正反馈回路。忧虑所导致的行为催生了可怕的情况，而可怕的情况又反过来证明了个体的恐惧，以此类推。正反馈的另一个例子是波段效应——一项事业获得支持仅仅是因为其追随者数量的不断增加。你可能会联想到一些短暂的流行趋势和流行音乐团体，它们的受欢迎程度在很大程度上归功于波段效应。

　　下面是一个自我实现预言的示例：在一位年轻的治疗师的预期中，男性很少参与家庭生活。尽管她认为父亲应该在孩子的生活中发挥积极作用，但她自己的经验告诉她不要期望太多。假设这位治疗师正准备安排一次家庭咨询会谈，而母亲说自己的丈夫参加不了。那么这位治疗师会如何回应呢？她可能会表面上接受这位母亲的说法，从而证实她的预期；或者她可能会竭力挑战母亲的说法，从而将她对男人的态度转移到她与母亲的关系中或将母亲推到与丈夫对立的立场上去。

　　下面是另一个家庭的例子。在一个极易暴发愤怒的家庭里，处于青春期的马库斯因为父母坚持要让他午夜前回家而对父母大发雷霆。母亲因儿子的暴发而感到震惊并开始哭泣。父亲的反应是要将马库斯禁足一个月。但是，这种反馈不但没有减少马库斯的偏差行为——使他的愤怒回到正常的范围内，反而产生了相反的效果。马库斯暴发了并不断地挑战父母的权威。父母的反应更多的是哭泣和惩罚，而这进一步加深了马库斯的愤怒，如此反复。这样一来，原本的负反馈（哭泣和惩罚）变成了正反馈。它放大而不是缩小了马库斯的偏差行为。这个家庭陷入了一个正反馈的失控状态，也就是所谓的恶性循环，这种循环不断升级，直到马库斯选择离家出走。

后来，像沃尔特·巴克利（Walter Buckley）和罗斯·阿什比（Ross Ashby）这样的控制论学者认识到，正反馈回路并不总是坏事：如果它们不失控，就可以帮助系统适应变化的环境。马库斯的家庭可能需要重新调整家庭规则，以适应青少年越来越强硬的态度。如果这个家庭能够跳出现有的循环并获得一些外部视角，那么这种因正反馈回路造成的危机可能会引起他们对家庭规则的重新审视。在这个过程中，他们可以使用元沟通，对他们的沟通方式进行交流，而这个过程可以引起家庭规则的改变。

家庭控制论学者专注于家庭内部的反馈回路，也就是所谓的沟通模式。他们认为这是家庭功能障碍的根源。因此，受控制论影响最大的家庭理论家们被称为沟通学派（见第 5 章）。错误的沟通导致不准确的反馈，所以系统不能自我纠正（改变其规则），结果就造成对变化反应过度或反应不足。关于控制论起源的更多信息，请参见下面的内容。

控制论的起源

控制论是麻省理工学院数学家诺伯特·维纳（Norbert Wiener）的杰作，它是在一个不可能的环境中开发出的第一个家庭动力学模型。在第二次世界大战期间，维纳被要求设计一种更好的方法来控制防空炮的击中率。盘旋在欧洲上空的德国轰炸机的飞行速度超过每小时 483 千米，高度高达 9144 米。一枚炮弹到达这个高度可能需要 20 秒，而在接近 3 千米的射程内准确地发射炮弹不是一项简单的任务。维纳的解决方案是引入一个内部反馈系统，使防空炮能够自动调节自己的操作。用来控制炮弹的信号是一种自动调节装置——这是第一批自动化机械的技术术语。

为了抓住这门新科学的本质，维纳将其命名为控制论，源自希腊语中的"舵手"。因为控制论是从机器的研究中产生的，而机器的正反馈回路会导致破坏性的失控状态，使机器崩溃，所以控制论强调的是负反馈和维持内稳态，即平衡的稳定状态。系统的环境会发生变化——温度会上升或下降，触发负反馈机制，使系统回到内稳态——热空气会被打开或关闭。负反馈回路控制着从内分泌系统到生态系统的一切。动物在过度繁殖时通过饥饿和捕食来达到平衡，在数量减少时通过提高出生率来达到平衡；血糖水平过高时由胰岛素分泌增加输出来达到平衡，过低时由增加食欲来达到平衡。

系统论

经验告诉我们，个体的行为表现可能是关系的产物。同一个个体在一种关系中可能是顺从的，而在另一种关系中则占据主导地位。就像我们赋予个体许多品质一样，顺从性只是一个方程中的一半。实际上，家庭治疗师使用一系列概念来描述关系中的两个人是如何对他们之间发生的事情做出"贡献"的，包括追逐者－疏离者、功能过度－功能不足，以及控制－叛逆循环。这些概念的好处是，任何一方都可以改变自己在模式中的角色。但是，尽管在两个人的关系中发现他们的主题相对容易，但在像家庭这样的大群体中看到互动的模式就比较困难了。所以，这就是家庭治疗师发现**系统论**（system theory）如此有用的原因。

系统论起源于 20 世纪 40 年代，当时理论家们开始构建机械和生物学科的结构与功能模型。这些理论家发现，像喷气式发动机、变形虫和人脑这些事物都具有系统属性，也就是说，许多不同的部分有组织地结合起来形成一个复杂的整体。

根据系统论，生命系统的基本属性是在各部分之间的关系中产生的。当系统被简化为孤立的元素时，这些属性就会消失。因此，从系统的角度来看，在没有其他家庭成员在场的情况下，试图通过与孩子会谈来理解孩子的行为是毫无意义的。

从关注个体到将家庭视为一个系统的转变，意味着将重点转移到关系模式上。

让我们来举一个简单的例子。如果一个父亲责骂他的儿子，妻子告诉他不应该那么严厉，而男孩还在继续捣蛋，那么系统派的分析将集中在这个行为序列上，因为正是互动的序列揭示了系统是如何运作的。为了聚焦于输入和输出，系统论的分析会刻意避免推测或询问个体这样做的原因。

这种系统性观点最激进的表达是**黑匣子隐喻**（black box metaphor）：

近年来，由于人们不可能看到大脑是如何"工作"的，这一观点使黑匣子的概念被广泛采用……黑匣子适用于这样一个事实，即电子硬件非常复杂，有时不考虑设备的内部结构而集中研究其具体的输入 – 输出关系是比较合适的……

把人看成黑匣子似乎是机械主义思维的终极体现，但这种隐喻的好处是通过消除对人类内心的猜测来简化研究的范围，以便集中研究人类的输入和输出，即沟通和行为。

在早期家庭治疗师所关注的系统的特征中，很少有比内稳态更具影响力的特征。内稳态是指允许系统在动态平衡状态下维持自身的自我调节系统。唐·杰克逊的家庭内稳态概念强调，功能失调的家庭有抵制变化的倾向，这在很大程度上解释了为什么尽管家庭为了改善情况付出了巨大的努力，但仍有如此多的患者没有改变。如今，我们回过头来看，这种对内稳态的强调夸大了家庭的保守性质。

因此，尽管许多描述机器的控制论概念可以通过类比扩展到像家庭这样的人类系统中，但事实证明，机械系统的原则不能充分地描述生命系统。

一般系统论

20 世纪 40 年代，奥地利生物学家路德维希·冯·贝塔朗菲（Ludwig von Bertalanffy）试图将系统思维和生物学的概念结合起来，形成一个从人类心理到全球生态圈的有关生命系统的普遍理论。从对内分泌系统的研究开始，他根据更复杂的社会系统做出推断并建立了一个模型，这个模型后来被称为**一般系统论**（general system theory）。

马克·戴维森（Mark Davidson）在其著作《无意识》（*Uncommon Sense*）中，将贝塔朗菲的系统定义概括为：

任何由其各部分的相互作用所维持的实体，从原子、宇宙，到电话、邮政和快速交通系统，这些系统可以由更小的系统组成，也可以是一个更大系统的一部分。就像美国的一个州是由较小的管辖区组成的，同时也是美国的一部分。

最后一点很重要，即每个系统都是更大系统下的一个子系统。但家庭治疗师经常忘记这个有影响力的扩展网络。他们将家庭视为一个系统，而忽略了家庭所处的社区、文化和政治等更大的系统。

贝塔朗菲用有机体来比喻社会群体，但有机体是一个**开放系统**（open system），不断地与环境互动。与**封闭系统**（closed system，如机器）相反，开放系统通过与周围环境交换资源来维持自身，比如吸收氧气和排出二氧化碳。

生物体是积极的且具有创造性的。它们努力维持自己的组织，但它们的动机并不只是为了维持现状。在一个开放的系统中，反馈机制处理来自环境的信息，这有助于系统做出调整。例如，外在温度下降导致的血液冷却会刺激中枢神经系统激活产热机制，从而使温度保持在一个稳定的水平上。家庭治疗师接受了"内稳态"的概念，但贝塔朗菲认为，过分强调有机体的保守性，会使其沦为"机器"。如果这个维持内稳态的原则被当作行为的规则，所谓适应良好的个体将被定义为"一个运转良好的机器人"。

与机械系统只会努力维持一个固定的结构不同的是，家庭系统不仅寻求稳定，也在必要时努力改变以适应新环境。巴克利创造了一个术语**形态形成**（morphogenesis）来描述适应性系统的这种弹性特征。

总结来看，贝塔朗菲提出了许多影响家庭治疗的议题。

- 整体大于部分之和。
- 强调系统内部和系统之间的相互作用而不是还原主义。
- 人类系统是一个生态有机体而非机器。
- 等效性的概念。
- 内稳态的反应性与自发性活动。

社会建构主义

系统论告诉我们，人们的生活是如何被他们与周围人的互动塑造的。然而，在关注行为时，系统论却遗漏了两件事情：家庭成员的信念如何影响他们的行为，以及文化力量如何塑造这些信念。

建构主义

关于大脑功能的研究表明，我们永远无法真正地了解外面的世界，我们所能了解的只是我们对世界的主观体验。于是，**建构主义**（constructivism）激发了家庭治疗师们的想象力。对神经网络和青蛙视觉的研究表明，大脑并不像照相机那样逐字处理图像，而是通过神经系统组织的模式来记录经验[①]。没有任何东西能够被直接感知，所有的东西都需要经由观察者的头脑过滤。

当保罗·瓦茨拉维克在家庭治疗领域引入这个认知的新观点时，其效果相当于一记警钟，提醒我们注意认知在家庭生活中的重要性。

建构主义是一种哲学传统的现代表达，这种传统最早可以追溯到 18 世纪。伊曼纽尔·康德（Immanuel Kan）认为，知识是我们的想象被组织起来的产物。外部世界并不像英国经验主义者约翰·洛克（John Locke）所认为的那样，简单地把自己印在头脑的白板上。康德认为，我们的大脑其实并不是空白的。它们是活跃的过滤器，我们通过它们来处理和解释世界。

乔治·凯利（George Kelly）提出"个人建构论"，由此，建构主义首次进入心理治疗的领域。根据凯利的观点，我们通过创造自己的环境结构来理解这个世界。我们解释和组织事件，并在这些建构的基础上进行预测，进而指导我们的行动。你可以把这种解释经验的方式比作透过一副眼镜来看世界。因为我们可能需要调整自己的建构方式，所以治疗就成了一个有关修改旧有的建构方式和发展新的建构方式的问题——戴上不同的镜片，看看哪种镜片能让人以更满意的方式驾驭世界。

建构主义在家庭治疗中的第一个应用是**重构**（reframing）技术。重构技术用于改变家庭成员对行为的反应。家长对一个被视为"多动"的孩子和一个被视为"行为不当"的孩子的反应会非常不同。同样地，一个叛逆的 10 岁孩子的父母如果确信他们不是"无效的规则树立者"，而是有一个"叛逆的孩子"，他们会对自己有更好的感觉。第一种诊断表明，父母应该采取强硬的态度，但他们不一定能成功。而第二种诊断表明，应对一个叛逆的孩子需要采取一些特定的策略。这并不是说一种描述比另一种更有效，问题的关键在于——如果一个家庭对其问题的标签会导致无效的应对策略，那么也许换一个新的标签会改变他们的观点，从而引起更有效的反应。

20 世纪 80 年代，家庭治疗完全接受了建构主义的观点，由此引发了工作重点的根本性转变。系统隐喻的重点是行为和互动，建构主义将重点转移到人们对其问题的假设上。治疗目标从中断有问题的行为模式，转变为帮助来访者找到生活中的新视角。

[①]　例如，青蛙的眼睛除了能横向移动外，并不会记录什么内容——如果你生活中的主要兴趣是用舌头抓苍蝇，这可能是你需要了解的全部技能了。

建构主义指导我们要超越行为本身，看清我们解释自己经验的方式。此外，在一个所有的真理都是相对的世界里，治疗师的观点并不比来访者的观点更具有客观性。因此，建构主义打破了治疗师客观权威的地位，治疗师不再拥有有关病因和治疗的权威性知识。也许我们应该记住，即使我们最珍视的家庭生活的隐喻——"系统""缠结""三角关系"等——也只是隐喻。它们并不存在于某种客观现实中，它们也是一种建构，只是有些概念比其他概念更有用。

在强调个体的差异性视角时，一些人指责建构主义者忽视了社会背景。当这种唯我论的倾向被指出时，建构主义者就会澄清他们的立场：当他们说现实是被建构的时候，其实他们指的是社会建构。

现实的社会建构

社会建构主义（social constructionism）扩展了建构主义，就像家庭治疗扩展了个体心理学一样。建构主义认为，我们是在自己解释的基础上与世界相连接的。社会建构主义指出，这些解释是由我们自己的背景决定的。假设一个 14 岁的孩子一直忤逆他的父母，建构主义者可能会指出，这个男孩认为父母不值得他尊重。换句话说，这个男孩的行为不仅仅是父母惩戒措施的产物，也受到他对父母权威的建构的影响。社会建构主义者会补充说，青少年对父母权威的态度不仅由家庭中的事情决定，还受到整个文化所传递的信息的影响。

在学校里、工作中、午餐时、电话交谈中以及电影和电视里，我们吸收了一些态度和观点，并将其带入家庭。举一个对普通的 14 岁孩子影响极大的例子，电视使今天的孩子更加成熟，也更加愤世嫉俗。正如沟通学者约书亚·梅罗威茨（Joshua Meyrowitz）在《消失的地域》（*No Sense of Place*）一书中所说的那样，儿童暴露于成人世界的"后台"中，暴露于他们在影视剧中看到的那些隐藏了怀疑与冲突、愚昧与失败的成年人的角色中。这种去神秘化破坏了青少年对传统权威结构的信任。当你对父母的印象是荷马·辛普森（Homer Simpson，《辛普森一家》中的人物之一）时，就很难尊重成年人的智慧。

建构主义和社会建构主义都注重对经验的解释，因为它们是行为的中介。建构主义者强调个体的主观意识，而社会建构主义者则更强调语言和文化的主体间性影响。建构主义认为，人们出现问题不仅仅是因为他们生活的客观条件，还因为他们对这些条件的解释。社会建构主义所补充的是，要认识到这些意义是如何在与他人交谈的过程中产生的。

然后，治疗就变成了一个解构的过程——将来访者从根深蒂固的专制信念系统中解放出来。最近，两个最具影响力的家庭疗法可以说明这个概念如何在实践中发挥作用，即**焦点解决治疗**（solution-focused therapy）和**叙事治疗**（narrative therapy）。

大多数疗法都有这样的理念：在解决一个问题之前，你必须弄清楚什么是错的。这个概念似乎是不言自明的，但其实它是一种建构，一种看待事物的方式。焦点解决治疗将这一假设颠倒过来，使用了一种完全不同的建构，即解决一个问题的最好方法是探索人们在没有问题的时候做了什么。例如，假设一位女士说她的丈夫从不和她说话，焦点解决治疗师可能会问这位女士，她是否记得有例外情况，而不是试图找出问题所在。也许，她和丈夫在散步或出去吃饭的时候确实有很好的对话。在这种情况下，治疗师可能只会建议他们做更多这样的事情。在第 11 章中，我们将看到焦点解决治疗是如何建立在建构主义的理论之上的。

像焦点解决治疗取向的同事那样，叙事治疗师通过帮助来访者重新审视自己对事物的看法来改变他们的经验。尽管焦点解决治疗将注意力从当前的失败经验转移到过去的成功经验上来调动来访者行动的积极性，但叙事治疗的目标更多是态度方面的，其决定性技术——外化——涉及真正彻底的重构。外化将问题定义为一个外来侵略者，而不是来访者自身的属性。例如，当一个男孩难以完成家庭作业时，父母会将他定义为懒孩子或拖延的孩子，而叙事治疗师则会讨论男孩被"拖延"打败的时刻，以及其没有被"拖延"打败的时刻。

请注意，前者的建构——男孩是一个拖延者——是比较绝对的，而后者——男孩有时是被拖延打败了——将他从消极的自我身份认同中解放出来，并将治疗变成一场争取解放的斗争。我们将在第 13 章中进一步讨论叙事治疗和外化的过程。

依恋理论

随着家庭治疗领域的成熟，家庭治疗师重新对构成家庭的个体的内心生活表现出了兴趣。如今，除了描述家庭成员行为的广泛而系统性影响的理论外，**依恋理论**（attachment theory）已经成为描述亲密关系的更深层原因的主要工具。

依恋理论在夫妻治疗中也取得了丰硕的成果，它有助于解释即使是健康的成年人也需要依赖对方的原因。在家庭治疗的早期，夫妻治疗是没有理论基础的。除了少数的例外情况，治疗师通常使用为家庭设计的模型来治疗夫妻。行为主义者属于这些例外情况之一，他们认为亲密关系是强化的产物，没有人谈及爱或渴望。对儿童来说，依赖可能是一件可以被接受的事情；但是作为成年人，依赖则被视为缠结的表现。

在**情绪聚焦伴侣治疗**（emotionally focused couples therapy）中，苏珊·约翰逊（Susan Johnson）使用依恋理论来解构家庭动力——夫妻中的一方指责和抱怨，另一方则变得防御和退缩。依恋理论认为，夫妻之间的指责和抱怨，是在对依恋联结的断裂进行抗议。换句话说，伴侣可能不是因为愤怒才唠叨，而是因为缺少安全感。

夫妻之间如何相处反映了他们的依恋史，这一观念可以追溯到约翰·鲍尔比和玛丽·安斯沃思（Mary Ainsworth）的依恋研究。20 世纪 40 年代，鲍尔比从剑桥大学毕业。当时，人们认为婴儿对母亲的依恋是被喂养的结果。但康拉德·洛伦兹（Konrad Lorenz）的研究证明，小鹅会依恋没有给它们喂食的父母。哈利·哈洛（Harry Harlow）发现，在压力情境下，幼年猴子更喜欢用布覆盖的、可以提供温暖的"母亲"，而不是用铁丝网覆盖但能提供食物的"母亲"。人类的婴儿也会对不给他们食物的人产生依恋。

20 世纪 40 年代和 50 年代，一些研究发现与母亲分离的幼儿会经历一系列的反应，这些反应可以被描述为抗议、绝望和冷漠。在试图理解这些反应时，鲍尔比得出结论，婴儿和父母之间的联系基于一种"趋近性"的生物驱动力，这是通过自然选择过程进化形成的。当危险来临时，靠近父母的婴儿不太可能被捕食者杀死。

依恋（attachment）意味着在面对压力时寻求亲近。依偎在母亲温暖的身体里和被母亲依偎，看着母亲的眼睛和被母亲深情地凝视，以及紧抱着母亲和被母亲紧抱，这些都是依恋的体现，具有深层的安慰作用。

有安全依恋体验的儿童会发展出基本的安全感，不容易感受到病态的恐惧或担心自己在这个世界上无助且孤独。但是，不安全依恋的体验会破坏儿童的自信心。当威胁出现时，处于安全关系中的婴儿能够将依恋行为（接近、哭泣、伸出手）指向他们的照料者，并从他们的安抚中获得安慰。这样的儿童能够自如地探索外界环境，并随着年龄的增长变得越来越自信。一个具有安全依恋的成年人能够自如地表达自己的需求，并对其伙伴的需求做出回应。

如果儿童的照料者通常不在身边，或对儿童的需求没有回应，那么儿童就会因自己有这些需求而产生羞耻感，他们会怀疑自己需求的有效性，并为自己的需求感到难过。渐渐地，他们开始相信别人是不能依靠的，进而发展出不安全的依恋类型——焦虑型或回避型。

焦虑型依恋的儿童往往有一对过度保护和侵入性的父母。照料者所传递的信息是：世界是危险的，你需要我帮你去管理它。成年后，焦虑型依恋的人经常感到抑郁和焦虑，因为他们习惯性地屈服于别人的要求，努力工作以取悦别人。当他们的情绪安全在成年后的恋爱关系中受到威胁时，焦虑型依恋的人会试图通过拼命拉近与伴侣之间的距离来恢复舒适的情感亲近程度，因为他们害怕失去。对于被抛弃的恐惧（或者用"恐怖"一词来形容更为恰当，因为它是那么耗费精力），深深地困扰着这些人。

回避型依恋儿童的父母在情感上往往是无法靠近的。儿童最初会尝试从照料者那里寻求安慰，但当照顾者明显没有回应时，他们最终会放弃尝试。儿童习惯了别人不会对他们的需要做出反应，为了避免被拒绝的痛苦，他们会试图隔离自己的感受或以其他方式不去感受那些未被满足的需要。当在亲密关系中出现不安全的感觉时，回避型依恋的成年人往往会变得疏远和冷漠，努力推开他们的伴侣以免受被拒绝的伤害。

依恋理论如今已经得到了广泛的研究。显而易见的是，依恋是整个童年时期一个稳定且具有影响力的特征。1 岁时的关系质量对 5 岁以前的关系质量有很好的预测作用，安全型依恋的婴幼儿具有优势。

目前还没有研究明确证实，童年时期的依恋类型与成年关系中的依恋风格相关。尽管如此，"浪漫爱情的概念是一个依恋过程"的理论仍然引人注目。当前研究已经证实的是，对关系感到焦虑的人报告了更多的关系冲突，这表明一些冲突是由对爱、丧失和抛弃的基本不安全感驱动的。那些对关系感到焦虑的人，经常以胁迫和不信任的方式来处理冲突，但这往往会带来他们最害怕的结果。

因此，对于我们熟悉的互动性问题的动力机制，依恋理论提供了更为深入的理解。例如，当焦虑型依恋的伴侣寻求亲近，而回避型依恋的伴侣在感情上退缩时，就会出现一种常见的追逐者 - 疏离者模式。尽管每个伴侣的基本动机都是建立情感安全和亲密关系，但他们对于拒绝或抛弃的恐惧会导致他们将伴侣推开，从而使双方渴望的东西减少。他们的解决方法反而变成了问题。

一个人追逐和疏远行为的背后，埋藏着对联结和安全的内在渴望。看到这一点可能是治疗师最有用的洞察之一。治疗师要帮助夫妻双方看到他们的渴求是对失去伴侣的恐惧，或者看到他们的回避是对失败的恐惧，并帮助他们把所看到的表达出来。由此，夫妻的互动过程就会软化并发生改变。类似的改变也可以发生在父母和孩子的互动中，因为治疗师会帮助父母理解，当孩子对父母是否足够支持和关心他感到怀疑时，可能会做出一些破坏性行为。

在阅读了家庭治疗理论的历史演变过程后，读者可能会对这个领域中范式转变的次数感到不知所措。在这种明显的不连续性中，提出一种共同的模式可能会有所帮助。心理治疗的重点已经扩大到更广泛的层面上，这个过程始于治疗师将目光从个体转向他们的家庭的时候。突然间，无法解释的行为开始变得有意义了。早期的家庭治疗师以评估和改变围绕问题的行为互动为中心。接着，人们认识到这些互动是家庭内部结构的外在表现，所以结构成为改变的目标。然后，家庭结构又被认为是受信念系统支配的跨代的产物，于是治疗师将干预措施放在这些内在信念上。最近，治疗师意识到，这些信念系统并不是在真空中产生的，因此目前家庭治疗师专注于探索文化带来的影响。

家庭治疗师——人类舞台上的自然主义者——发现行为被一些我们并不总是能够看到的互动塑造。系统概念（反馈、循环等）有助于使复杂的互动变得可以预测。为了与我们所强调的理念保持一致，展现理论可以在临床实践中得到应用，下面将介绍家庭治疗的基本工作概念。

家庭治疗的工作概念

人际关系的背景

家庭治疗的基本前提是，人是其**背景**（context）的产物。因为我们的父母和伴侣几乎是我们最亲近的人，所以这个概念可以转化为：个体的行为会受到与其他家庭成员互动的强烈影响。因此，背景的重要性可以被简化为家庭的重要性。

尽管家庭往往是理解个体行为的最相关的背景，但也并不总是如此。例如，对一个抑郁的大学生来说，宿舍里发生的事情可能比家里发生的事情更具影响力。

背景的临床意义在于，试图通过每周进行一次 50 分钟的会谈来治疗个体，可能比他们在一周中剩下的 167 个小时内与其他人的互动所产生的影响要小。或者从积极的一面来看，帮助人们解决问题最有效的方法，往往是与他们及他们生活中的重要他人会面。

互补性

互补性（complementarity）指的是互惠性，是每段关系的决定性特征。在任何关系中，一个人的行为都与另外一个人的行为相互联系。还记得太极图（见图 3.3）中"阳"和"阴"的符号吗？它们分别代表了宇宙中的阳性和阴性的力量。

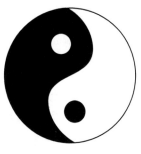

图 3.3　太极图

请注意这两部分是如何互补并占据一个空间的。关系也是如此。如果一个人改变了，关系就会发生改变。如果托尼开始更多地去杂货店购物，安妮则可能去得更少。

每当听到一个人抱怨另一个人时，家庭治疗师就应该想到互补性。例如，丈夫约翰总说他的妻子玛丽唠叨，"她总是在抱怨"。从互补性的角度来看，家庭治疗师会认为玛丽的抱怨只是相互影响的模式中的一半。当一个人总是被认为在唠叨时，这可能意味着他们的关切没有得到应有的倾听。约翰没有倾听玛丽的心里话，这让她感到愤怒和不被支持。如果约翰不是只等着听她抱怨，而是开始询问她的感受，玛丽会觉得他在关心她，或者至少她会有这种感觉。互补性并不意味着关系中的人互相控制，它意味着他们互相影响。治疗师可以通过指出他们行为的互补性来帮助他们摆脱指责和随之而来的无力感。"你越唠叨，他就越不理睬你。而你越忽视她，她就越唠叨。"

循环因果

在家庭治疗出现之前，心理病理学对问题的解释基于线性模型：医学的、心理动力学的或行为学的。病因是根据先前的事件——疾病、情感冲突或学习史来构想的。通过循环的概念，贝特森帮助我们改变了对心理病理学的思考方式。之前，我们认为是过去的事件导致了现在的问题；现在，我们认为问题是持续循环的反馈回路的一部分。

线性因果（linear causality）的概念基于牛顿的模型。在这个模型中，宇宙就像一个台球桌，台球之间的相互作用是单向的。贝特森认为，尽管线性因果可以描述物体世界，但对于生物世界来说却是一个糟糕的模型，因为它忽略了对沟通和关系的解释。

为了说明这种差异，贝特森举了一个人踢石头的例子。踢石头的效果可以通过测量踢的力量和角度以及石头的重量来预测。但是，如果这个人踢的是一条狗，其效果就不太容易预测。狗可能会以各种方式做出反应，比如狂吠、逃跑、咬人或试图玩耍。这取决于狗的性情及它如何对待踢它的行为。面对狗的反应，这个人可能会改变他的行为。由此可见，可能结果的数量是无限的。

狗的行为（如咬人）影响人的下一步行动（如徒劳地祈祷），这反过来又会影响狗，如此循环往复。最初的行动引发了一个循环序列，在这个序列中，每一个后续行动都会相继影响其他行动。线性的因果关系在相互影响的循环中消失了。

这个**循环因果**（circular causality）的概念对治疗师来说非常有用，因为太多家庭来到咨询室寻求他们问题的"原因"，并试图确定谁应该对问题负责。循环因果表明，问题是由一系列持续的行动和反应维持的，与家庭一起寻找"问题该谁负责"看似符合逻辑，实则毫无用处。问题是由谁开始的并不重要。

三角关系

大多数来访者以线性方式表达他们的担忧。可能是一个"不服管教"的 4 岁孩子，或者一个在探视权方面"拒绝合作"的前妻。尽管这样的抱怨表明问题出在一个人身上，但大多数治疗师会想到在关系中寻找问题。4 岁的孩子"不服管教"往往是由于父母管教无方，而前妻的"无理取闹"也可能另有隐情。因此家庭治疗师可能会想和这个 4 岁的孩子及她的父母，或者和这位前妻及愤怒的父亲一起会面。假设治疗师与这个 4 岁的孩子及她的父母会面后发现，他们家庭的真正问题是缺乏纪律性。母亲抱怨孩子从来不听话，父亲点头同意。孩子在治疗室里跑来跑去，无视母亲让她坐好的要求。也许，父母可以接受一些关于设定限制的建议。但这只是一种可能性，因为经验告诉我们，一个行为不当的孩子往往站在父母一方的肩膀上。一个孩子不听话，通常意味着他的父母在制定规则或如何执行规则上存在冲突。如果父亲是一个严格的管教者，那么他的妻子可能觉得自己需要保护女儿免受丈夫的严厉管教，于是她更多地成为孩子的朋友和盟友，而不是一位负责任的母亲。

有些父母对彼此非常生气，他们的分歧是显而易见的。但有些父母的分歧则不那么明显，他们的冲突是令人痛苦的，所以要把它们藏起来。也许他们认为他们的关系与治疗师无关，或者也许父亲已经决定，如果他的妻子不喜欢他做的事情，那么"她完全可以自己做"。但是问题在于，关系问题经常被证明是三角化的，尽管它可能并不总是那么明显。

一个不太明显的三角关系的例子是离异的父母因为探视权而争吵。在大多数情况下，离婚事件会导致很多受伤和愤怒的情绪产生，对对方的敌意也会不可避免地出现。再加上父母的内疚感（感受到的和被投射的），你就能猜到，在孩子的问题上父母之间会出现的一系列公式化的争吵：谁和孩子一起度假、谁来买新运动鞋，以及上周末谁接送孩子迟到了。与卷入战争的前夫和前妻一起会面，你可能很难反驳问题出在他们两人之间这个假设。然而，即使两个人对彼此都非常愤怒，最终也会找到解决问题的方法——除非有第三方介入。

你认为当一位离婚的父亲向他的女友抱怨前妻"不靠谱"时会发生什么？与一个人向另一个人抱怨时通常会发生的情况一样，女友对他表示同情，并时常敦促他对前妻采取强硬的态度。同时，孩子的母亲可能也有一个朋友鼓励她变得更具有攻击性。因此，不是两个人之间的问题无法得到解决，而是其中一方或双方被怂恿着将冲突升级。

过程 / 内容

注重沟通的过程（他们如何交谈）而不是内容（他们谈论什么），可能是家庭治疗师可以做出的最有成效的转变。例如，治疗师鼓励一个喜怒无常的大学一年级新生尝试与她的父母沟通。想象一下，这位年轻女性很少用语言而是习惯性地用消极的抗议来表达自己，她的父母却非常擅长表达他们的想法。假设这位年轻女性最终开始表达自己的感受，觉得上大学是浪费时间，而她的父母则反驳她并强调上大学的重要性。如果治疗师因为这位年轻女性可能真的会辍学而感到焦虑，并站在父母的立场上进行干预，就会错过一个重要的机会——支持这位年轻女性学会将自己的感受转化为语言，而不是采取自我毁灭的行动。

前来寻求治疗的家庭通常都很关注内容：丈夫想离婚、孩子拒绝上学、妻子情绪低落等。家庭治疗师与家庭谈论的是他们的问题内容，但思考的是他们试图解决这些问题的过程。当家庭讨论如何处理孩子拒绝上学的问题时，治疗师会注意到父母是否是负责任的、相互支持的。如果治疗师告诉父母如何解决问题（让孩子去上学），就是在处理内容而不是过程。孩子可能会开始上学，但父母并不会改善他们的决策过程。

当然，有时候内容很重要。如果妻子借酒消愁，或者丈夫侵犯他的继女，那么治疗师就需要采取一些措施。但是，如果治疗师只关注内容，那么他或她可能无法帮助家庭建立功能更完善的系统。

家庭结构

家庭互动是可以预测的——有些人可能会说是顽固的，因为他们被嵌入了强大但不可见的结构中。一些动态模式如追逐者 – 疏离者模式，描述了互动的过程。**家庭结构**（family structure）则定义了这些互动发生的组织形式。最初，互动塑造了结构，而结构一旦建立，它就开始塑造互动。

家庭和其他群体一样，有很多可以选择的互动方式。然而，最初自由变化的互动很快就会变得有规律和可预测。一旦这些模式建立起来，家庭成员就只会使用其中可用的一小部分。家庭的结构是由代际、性别、共同利益和功能共同决定的子系统组成的，这些子系统由人际间的边界间隔开来，边界是一个无形的、用于调节个体与他人接触多少的屏障。

像细胞膜一样，边界保护着家庭及其子系统的安全与自主性。如果一对夫妻经常花时间单独相处，把朋友和家人排除在一些活动之外，他们便建立起了一个边界，保护他们的关系不受侵扰。如果后来他们结婚并有了孩子，边界就可以通过抽时间在没有孩子的情况下单独相处来保持。如果这对夫妻在所有的活动中都把孩子卷入进来，两代人之间的边界就会消失，夫妻的关系就会因为养育孩子的事业而牺牲。更糟糕的是，如果父母参与了孩子所有的活动，孩子就难以发展出自主性或主动性。

精神分析理论也强调了边界的必要性。从"人类婴儿的心理诞生"开始，精神分析学家们就描述了分离和个体化的过程。这个过程会在俄狄浦斯期达到顶峰，并最终帮助孩子解决俄狄浦斯情结，让孩子顺利"离开"家庭。实际上，这是对定义不清的边界的片面强调。对因边界僵化导致的情感隔离，精神分析学家们不甚重视。将分离作为一种成熟的模式和衡量标准，这样的信念可能是男性心理学过度泛化且长期未受质疑的一个范例。人们在关系中失去自我的危险，与他们失去亲密关系的危险一样真实。

当边界过于僵化或过于模糊时，问题就会出现。僵化的边界不允许家庭成员与外部系统接触，最终导致**疏离**（disengagement）。疏离使人们独立却又孤独，它促进了自主性，却限制了情感和养育。**缠结**（enmeshment）的子系统具有模糊的边界。缠结让家庭成员获得了支持的机会，却以牺牲独立为代价。缠结的父母充满爱和关注，他们的孩子往往具有依赖性，难以与家庭以外的人相处。缠结的父母对孩子的反应过快，疏离的父母对孩子的反应又太慢。

关于边界的另一个重要观点是，边界与边界之间具有互动性。母亲和孩子之间的纠缠与她和丈夫之间的情感疏离有关。她从丈夫那里得到的越少，需要从孩子那里得到的就越多；而她越专注于孩子，就越没有时间专注于丈夫。

不容忽视的是，上述情况存在性别差异，但这并不意味着谁对谁错。相反，它应该使我们谨慎地对待指责母亲的文化期待，这些期待使她们作为孩子的主要照顾者的角色延续下去。如果一个治疗师认识到"母亲缠结/父亲疏离"综合征的文化属性，却把责任推给母亲，那么他或她应该思考为什么自己没有想到要挑战父亲的权威。

家庭生命周期

当我们提到生命周期的时候，往往会想到个体正在成长，克服一个年龄阶段的挑战，然后进入下一个阶段。人类的生命周期可能是有序的，但它并不是一个稳定、连续的过程。

我们的进步是阶段性的，在遇到停滞期和发展性障碍的时候，我们就需要做出改变。成长和变化的阶段过后会迎来稳定的阶段，在此期间，变化会得到巩固。

家庭生命周期的概念加深了我们对个体发展的理解。当孩子上幼儿园或进入青春期时，不仅必须学会应对一系列新环境，而且整个家庭也必须重新调整。此外，影响儿童的那些发展过渡阶段不仅仅是他们自己的，还有他们的父母的——在某些情况下，甚至是他们的祖父母的。一个 14 岁的孩子与父母关系紧张，可能不是因为这个孩子自己正在经历的事情，而是由于父亲正面临中年危机，或者母亲正在为自己父亲的退休担忧。

一代人的变化使另一代人的适应变得复杂。一位中年父亲可能会对他的事业感到失望，并决定更多地参与到家庭生活中，而此时他的孩子们正在长大，并逐渐脱离家庭。他想更亲近孩子的愿望可能会挫败孩子的自主性需求。

再举一个大家更熟悉的例子，一对夫妻在孩子离家后开始为自己做更多的事情，但此时他们的孩子又回到了家里（辍学、买不起房或处于离婚的恢复期），因此他们不得不面临第二次当父母的尴尬情境。

家庭与其他复杂系统的一个共同属性是，它们不是以平稳的、渐进的而是以不连续的、跳跃的方式发生变化。坠入爱河和政治改革就是这种跳跃式变化的有效示例。生育小孩就像在坠入爱河的同时又经历了一场改革。

20世纪40年代，社会学家伊夫林·杜瓦尔（Evelyn Duvall）和鲁本·希尔（Reuben Hill）提出了一个家庭的发展框架，将家庭生命划分为几个不连续的阶段，每个阶段都有相应的任务要完成。家庭治疗师贝蒂·卡特和莫妮卡·麦戈德里克丰富了这个框架，她们引入了多代际的观点，意识到了不同文化的模式，并增加了离婚和再婚的阶段（见表3.1）。

家庭生命周期没有一个通用的版本。不仅家庭有各种形式（单亲家庭、同性伴侣、再婚家庭），而且各种宗教、文化和种族群体也可能对不同的阶段有不同的规范。生命周期概念的真正价值并不在于定义什么在特定阶段下是正常的或可预期的，而在于认识到家庭经常在生命周期的过渡阶段出现问题。

当一个家庭遇到挑战（无论是环境方面还是发展方面的挑战），并且无法适应变化的状况时，问题就会出现。因此，通常来看，问题并不是功能失调的家庭的标志，只是意味着这个家庭正在经历难以适应的转折。

表 3.1　家庭生命周期阶段

家庭生命周期阶段	过渡期间的情感过程：关键原则	家庭发展所需的二级改变
离家：单身的年轻人	学会对自己的情绪和经济负责任	• 自我与原生家庭的分化 • 发展亲密的同伴关系 • 在工作和经济独立方面建立自我
通过婚姻组建家庭：新婚夫妻	对新系统的承诺	• 婚姻系统的形成 • 重新调整与大家庭和朋友的关系，将配偶纳入其中

（续表）

家庭生命周期阶段	过渡期间的情感过程：关键原则	家庭发展所需的二级改变
有年幼子女的家庭	接纳新成员进入系统	• 调整婚姻系统，为子女腾出空间 • 参与抚养子女、财务和家务的工作 • 重新调整与大家庭的关系，使父母和祖父母的角色成为新家庭的一部分
有青少年子女的家庭	提高家庭边界的灵活性，以应对青少年的独立和祖父母的衰老	• 转变父母与子女的关系，允许青少年进入和离开系统 • 重新关注中年婚姻和职业问题 • 开始照顾老一辈
孩子离家后继续生活	接受多种家庭成员离开和进入家庭系统的情况	• 重新协商作为二元关系的婚姻系统 • 发展子女和父母之间的成年人与成年人的关系 • 重新调整关系，将姻亲、孙子和孙女纳入系统 • 处理父母（祖父母）的疾病和死亡问题
步入晚年生活的家庭	接受代际角色的转变	• 面对生理上的衰老，维持自己和／或伴侣的功能和兴趣：探索新的可能的家庭角色和社会角色 • 支持中年人发挥更多的核心作用 • 在系统中为老年人的智慧和经验留出空间，支持老一辈，但不为他们包办代替 • 处理失去伴侣、兄弟姐妹和其他同龄人的问题，并为死亡做准备

家庭叙事

第一批家庭治疗师将目光从个体转向个体间的关系，以此来解释问题是如何延续的。事实证明，行为是被嵌入互动中的。当然，最明显的互动就是行为上的互动。双重束缚、问题维持的序列、厌恶控制、三角关系，这些概念都集中在行为上。但是，除了作为彼此生活的参与者之外，家庭成员也是讲故事的人。

通过在连贯的叙述中重构事件，家庭成员能够给他们的经验赋予意义。因此，塑造家庭生活的不仅是行为和互动，还有他们所构建的故事。一个 2 岁孩子的父母认为孩子"不听话"，与认为自己的孩子"很活泼"的父母的反应是非常不同的。

家庭叙事者把经验组织起来，并赋予经验以意义。他们强调增加可以强化情节主线的事件，同时过滤掉不适合的事件。那些认为他们 2 岁的孩子不听话的父母，更有可能注意并记住孩子说"不"的次数，而不是她说"好"的次数。一个家庭的互动和家庭成员对于事件的叙事是以循环方式进行的：行为事件以叙事的形式被感知和组织，这种叙事反过来又塑造了影响未来行为的预期，如此循环往复。

人们对家庭叙事的关注已经使它被确定为一个特定的流派，即迈克尔·怀特的叙事治疗。叙事治疗强调，有问题的家庭往往带着使他们无法有效行动的失败主义叙事来寻求治疗。但是，敏感地感知个体叙事的重要性对任何一个治疗师的工作来说都会很有用。无论家庭治疗师对家庭关系的过程或结构有多大兴趣，他或她都必须学会尊重家庭成员对事情的体验（包括对治疗师输入的信息的体验）所带来的影响。

性别

当家庭治疗师首次应用系统隐喻（一个由各部分组成的组织及它们共同运作的方式）时，他们更关注组织而不是部分。家庭被理解为边界、三角关系和父母子系统等抽象概念，而家庭成员往往被视为机器中的齿轮。家庭系统的各个部分一直都是作为个体的人，但家庭治疗师对于家庭组织方式的偏爱使其倾向于忽视构成家庭的个体所具有的个人特质，包括心理动力、心理病理、个人责任和性别。

常识告诉我们，性别是生命的一个客观事实（尽管应该没有人会低估社会科学家超越常识的能力）。如果在社会期待中，主要的养育工作由母亲完成，那么女孩就会根据这种期待来塑造自己的身份认同，而男孩则会将自己与母亲的差异作为分离的动机。其结果就是南希·乔多罗（Nancy Chodorow）所说的"母职的再生产"。

从传统意义上看，社会将女性的心理边界培养为具有更多的渗透性，女性在联结中发展身份认同，培养共情的能力。所以，她们在关系中也面临更大的失去自我的风险。相反，社会将男性的心理边界培养得更为坚固，不承认他们的依赖需求。男性害怕被吞噬，并且往往更难与他人产生共鸣。虽然我们可能也认识一些善解人意的男性和一些不太会照顾人的女性，但这都是规则之处的特殊情况。

对性别和性别不平等的认识早已渗透到家庭治疗中，甚至渗透到了整个文化中。然而，将这种意识转化为临床实践是困难的。

一些治疗师努力保持中立，而另一些治疗师认为在有关金钱、权力、儿童养育、公平性等问题的治疗中不提及性别问题会有强化传统角色和社会规条的风险。这两类治疗师之间存在分歧。然而，如果不对性别问题如何渗透到家庭生活中保持敏感，就不可能成为一个公正而优秀的治疗师。忽视性别问题的治疗师可能会在无意中对女性职业表现出较少的兴趣，认为孩子的问题主要是母亲的责任，对婚外情有双重标准，并且期待或至少容忍父亲不参与家庭治疗。

如果父权制始于家庭，那么对性别问题敏感的治疗师必须认识到早期经验和无意识幻想的持久性影响。孩子如何回应父母，不仅对他们如何与他人相处有意义，而且对他们将来成为什么样的男人或女人有意义。当一个女孩嘲笑她那不自爱的母亲时，可能也在无意中贬低了自己身上的女性特质。除了对同性父母的认同之外，孩子与异性父母的关系也会影响其未来与异性交往的经历。

对性别敏感的治疗师还需要避免家庭治疗的一些基本假设中隐含的不平等性。例如，循环因果的概念指出了相互强化的行为模式，但是当治疗师将它应用于诸如殴打、乱伦或酗酒等问题时，往往会绕过责任的问题，并且难以考虑外部互动的影响，比如关于适当的性别行为的文化信仰。中立的概念表明，一个系统的所有部分对其问题的贡献都是相同的，因此掩盖了权力和影响力的差异性。互补性也是如此，它表明在传统的男女关系中，尽管角色不同，但角色的作用是相同的。协调这些矛盾不是一件易事，但忽视它们也绝非解决方案。

文化

在塑造家庭行为的影响因素中，很少有比文化背景更强大的因素。例如，一个来自波多黎各的家庭与一个来自明尼苏达州的白人中产阶级家庭，对成年子女的忠诚和义务的期望可能会非常不同。

治疗师需要对文化多样性保持敏感的一个原因是，要避免将多数人的价值观和假设强加给少数群体。许多优秀的书籍和文章旨在让治疗师熟悉来自不同背景的家庭，包括非裔美国人、拉丁裔、海地裔、亚裔美国人和城市贫困人口等。这些内容可以为即将进入相对未知领域的治疗师提供指导。然而，了解另外一种文化背景群体的最好方式是花时间与他们相处。

虽然**文化**（culture）和**民族性**（ethnicity）经常被交替使用，但二者是有区别的。

文化是指从人们生活的环境中产生的共同行为和经验模式。民族性指的是共同的祖先，通过共同的祖先，一个群体逐渐形成了共同的价值观和习俗。与之相比，文化是一个更通用的术语，我们在这里选择使用这个词是为了强调文化背景始终是与问题相关的，即使来访者是来自与治疗师的背景相似的家庭。

虽然文化的影响在有国外背景的家庭中可能是最明显的，但假设同一文化的成员一定拥有同样的价值观和期待就错了。例如，如果一对中年犹太夫妻对他们的孩子准备收养一个非裔美国婴儿的决定持冷漠的反对态度，那么一位年轻的犹太治疗师可能会对此感到惊讶。

理解一个家庭的文化背景是很复杂的事情，因为大多数家庭都受到多种文化背景的影响，这使治疗师对此做出归纳总结非常困难。正如南希·博伊德·弗兰克林所指出的那样，中产阶级的非裔美国家庭站在三种文化的交叉点上。对他们来说，一部分文化因素可以追溯到非洲，另一部分文化因素是美国主流文化，还有一部分文化因素来自有色人种对美国主流文化中种族主义的适应。

此外，家庭成员之间的文化背景可能也有所不同。例如，在移民家庭中，我们经常可以看到保留了强烈的民族特质的父母和急于融入所在国家的生活的孩子之间的冲突。作为第一代移民的父母可能会指责孩子放弃了旧的生活方式使家庭蒙羞，而孩子则可能会指责父母停留在过去。此后，这些孩子的后代可能会对他们的文化根基产生新的理解。

治疗师在与来自不同背景的来访者合作时，可能犯的第一个错误是把文化差异当作异常行为。尽管在美国中产阶级白人治疗师看来，一个家庭与邻居及其亲属之间缺乏边界的现象可能是有问题的，但这种更具包容性的家庭网络对非裔美国家庭来说并不是一件反常的事情。

第二个错误是治疗师认为自己的工作是成为通晓来访者所处的各种文化背景的专家。虽然对治疗师来说，熟悉自己服务范围内的主要群体的习俗和价值观可能是有用的，但对他人的文化采取尊重和好奇的态度，可能比持有种族刻板印象或假装自己很了解他们的文化更有效。承认你不知道的知识是很重要的。

治疗师在与来自其他文化的家庭一起工作时犯的第三个错误是，认为一切文化规范都具有功能性。一位优秀的治疗师必须尊重他人的做事方式，同时不放弃质疑那些看上去具有副作用的行为。尽管在城市贫困家庭中，不稳定的边界可能是一种典型现象，但这并不意味着贫困家庭不可避免地要依赖各种社会服务机构，也不意味着机构的工作人员认为自己有权利不事先提醒或不请自来地进入贫困家庭的空间，无论是物理上的还是心理上的空间。

在这一章中，我们已经讨论了很多内容，从控制论到社会建构主义，从互补性到文化。你可能对其中一些理论很熟悉，对另一些理论感到比较新奇。

复习题

1. 控制论的基本原则如何应用于家庭？

2. 比起简单地将家庭视为一个团体，将家庭视为一个系统的方法在哪些方面更加重要？

3. 社会建构主义对建构主义的一般理念有何补充？

4. 依恋理论中描述的三种依恋类型是什么？

5. 互补性、循环、三角关系、过程/内容、家庭结构、家庭生命周期和家庭叙事对家庭治疗实践有何影响？

思考题

1. 在本章所描述的理论概念中，哪些可以有效地用于了解日常生活中的人际关系？

2. 你在自己的家庭或其他关系中看到了哪些本章中所讨论的概念？你认为你对其中一些概念的体验会如何影响你作为治疗师的工作？

3. 本章中的哪些概念最能引起你的共鸣，为什么？哪一个概念引起你的共鸣较少？

4. 如果治疗师忘记了一般系统论中关于"生命系统是一个开放系统"的观点，那么他或她可能会犯什么错误？

5. 依恋理论在深入理解夫妻间的争吵问题上有什么作用？

6. 治疗师可能会遇到哪些情况，导致他或她忘记互补性原则，只关注夫妻或家庭中的一个成员？

7. 在倾听朋友对某段关系的抱怨时，你可以怎样介绍互补性的概念而不显得不近人情？

第二部分

家庭治疗的经典流派

第**4**章
鲍文家庭系统治疗

阅读时，请思考

- 鲍文的哪些理论对你生活中的关系有所启发？

- 你认为鲍文"降低焦虑水平"这个首要目标，对于在治疗或日常生活中获得理解有多重要？

- 如果治疗师一次只和一位家庭成员进行会谈，有何利弊？

- 如果你要练习改善与自己家庭的关系，你会怎么做？

- 如果你同意指导一位动机水平很高的家庭成员，会有何得失？

- 如果你的分化水平变得更高，你和家庭的关系会有什么不同？

家庭治疗的先驱们认识到，人是其背景的产物，但他们的焦点却局限在核心家庭上。的确，家庭中发生的事情会影响个体的行为。但是，从过去到现在，又是什么力量造成了这些影响呢？是什么让一个丈夫远离家庭？是什么让一个妻子忽视自身发展而全心扑在孩子身上？默里·鲍文试图在扩展家庭这个更广阔的关系网络中寻找这些问题的答案。

鲍文认为，人际关系是由两种相互抗衡的生命力量驱使的：即一体化与个体化。我们既需要陪伴，也需要独立。这种使一对伴侣两极分化的倾向让他们的生活既有趣又充满烦恼。当一方渴求联结时，另一方感到压迫并想推开对方。随着时间的推移，一方的追逐与另一方的退缩使这对伴侣经历多次亲密与疏离的轮回。

人们怎样可以成功地平衡人性的这截然对立的两极取决于他们的情绪管理能力，或者使用鲍文的术语——他们自我分化的能力。

尽管没有人怀疑家庭会对个体产生重大的影响，但很多人理所当然地认为自己离开家之后就长大了，变成了独立的成年人，终于摆脱了父母的控制。有些人把与父母分居当作成熟的标志。还有一些人希望可以和父母亲近一些，但他们发现每次去看望父母后都令他们大失所望，因而只有通过保持距离来避免这种失望。一旦超出了可能产生直接冲突的范围，他们就会忘记并否认这种不和谐。但是无论我们走到哪里，家庭总是如影随形。正如我们将看到的那样，对父母的未解决的情感反应性是我们生命中最重要的未竟之事。

案例研究：罗伯特与贝基（第一部分）

罗伯特和贝基是一对三十多岁的双职工夫妻，他们前来寻求帮助的原因是解决罗伯特的酗酒问题。每晚罗伯特下班后，都会喝一瓶酒，夫妻俩每个月参加聚会时他会喝得更多。罗伯特从事计算机行业的工作，经济萧条期间，他丢了工作，然后他一直努力地寻找下一份工作。尽管讨厌失业，但他已经习惯了整天都有空闲时间的生活。不过，在失业的几个月中，他的自信心还是受到了很大的打击，他试图用酒精来麻痹自己的挫败感，而这只会让他感到更糟。

贝基试图通过增加工作时长和减少支出来维持生活平衡。但没过多久，她就对罗伯特的"轻言放弃"和酗酒问题感到烦躁。每次贝基看到罗伯特喝酒，就会让他自觉一点，赶快振作起来。罗伯特感到很羞愧，特别是当贝基说他半途而废或一事无成的时候。后来类似的情况越来越多，然后罗伯特会保证不再喝酒，直到下次再被贝基抓到。随着罗伯特喝酒的行为变得越来越隐蔽，欺骗成了新的常态。他甚至在冰箱里放了一瓶"蔓越莓果汁"（贝基不喜欢喝），里面装的却是伏特加。

贝基感觉非常恼火和沮丧，以至于在罗伯特找到新工作后，她在他的汽车上安装了一个呼气式酒精检测器，如果他喝了酒，就无法启动汽车。她不再信任他，而且事实也证明他并不值得信任。当他们最终决定前来寻求帮助时，他们的婚姻已接近尾声。

反思并回答

1. 鲍文理论的哪些原理可能适用于这对夫妻？如何适用？

2. 当你创建他们的家谱图时，你会问这对夫妻哪些问题？

3. 你期待从他们的原生家庭中看到何种模式？罗伯特和贝基之间是怎样出现这些

问题的?

　　4. 根据鲍文的理论,酗酒对罗伯特来说起了什么作用?

　　5. 你认为罗伯特和贝基各自的分化水平如何?

模型演变

　　默里·鲍文对家庭的兴趣始于 20 世纪 40 年代末期,那时他还在门宁格诊所担任精神科医生。当鲍文开始关注精神分裂症时,他对患者及其母亲之间微妙的情绪敏感性感到震惊。有人称其为"共生",就像它是某种变异。而鲍文将其简化为一种情绪反应倾向的强烈形式,他认为,情绪反应倾向存在于所有关系中。

　　1954 年,鲍文转到美国国家精神卫生研究所工作,在那里他发起了一个项目,邀请患有精神分裂症的成员的整个家庭一起参与住院治疗。他发现,母亲与情绪失常的子女之间不稳定的联结使整个家庭无所适从。问题的核心是焦虑型依恋,这是一种由焦虑驱动的病理性亲密。在这些陷入困境的家庭中,个体是他人行为的情绪囚徒。这些情感纠缠或关系融合意味着个体自主性的缺失。

　　鲍文最杰出的学生是菲利普·盖林和托马斯·弗格蒂,他们于 1973 年协助鲍文成立了位于纽约新罗谢尔的家庭学习中心。盖林是一位悠闲淡然且技艺精湛的治疗师和老师,他所著的《婚姻冲突的评估和治疗》(*The Evaluation and Treatment of Marital Conflict*)和《处理关系三角》(*Working with Relationship Triangles*)都是对我们大有裨益的家庭治疗类书籍。

认识治疗师

默里·鲍文

默里·鲍文是家庭治疗的先驱之一,强调理论而非技术,其治疗方法与偏行为导向的家庭治疗不尽相同。鲍文的扩展家庭系统模型是家庭治疗领域最综合、最全面的理论。

鲍文模型的目标是促进个体实现自我分化,即在外界的影响下保持自我的能力,尤其是在家庭的影响下。

菲利普·盖林

　　菲利普·盖林是默里·鲍文的学生。他的创新思想促使他开发出一种先进的临床方法来治疗儿童、青少年、夫妻和成年人的问题。在应用鲍文理论的过程中，他撰写了一些家庭治疗领域最经典的临床书籍。盖林的高度清晰的模型描绘出几个治疗目标，包括关注家庭的多代背景、稳定家庭成员的情感水平，以及定义家庭内部关系的特定模式。

基本模型

　　家庭治疗的先驱们是一批实践者，他们对行动而非内部洞察更加关注，对技术而非理论更感兴趣。但鲍文是个例外，他始终致力于发展系统论，并将其作为一种思考方式而不是一系列干预措施。

　　根据鲍文的理论，我们在情感生活中的自主权比我们想象的要少。大多数人对彼此的反应比我们自己意识到的要多。鲍文的理论描述了家庭作为一个多代关系网络，是如何通过 5 个相互联系的概念展现一体化和个体化的相互作用的：自我分化、三角关系、多代情感过程、**情感阻断**（emotional cutoff）和社会情感过程。

自我分化

　　鲍文理论的基石包括内在心理和人际关系两方面概念。自我分化类似于自我力量，是一种思考和反思的能力，个体不会自动地对情绪压力做出反应。在面对焦虑时，这是一种具有灵活性和能做出明智行动的能力。

　　未分化的人很容易情绪化。他们的生活受到自己对他人的情绪化反应的支配。一个分化的人能够平衡理智和感受：他们能容许自己有强烈的情绪和自发行为，但也具有自我约束的能力，不会被情绪淹没。

　　相反，未分化的人倾向于鲁莽地对他人做出反应（顺从或挑衅）。他们发现很难维持自己的自主性，尤其在令人焦虑的问题上。当询问他们的想法时，他们却道出自己的感受；当询问他们相信什么时，他们却重复自己听到的话。他们同意你所说的一切，或与你所说的一切进行争论。与之相比，分化的人能够在这些问题上保持自己的立场，因为他们能够对问题进行思考，确定自己的信念，然后根据这些信念采取行动。

情绪三角

现在，请花一分钟思考一下你人生中最棘手的关系。这种关系几乎一定会涉及一个或多个第三方。基本上，所有的关系都会受到第三方（亲戚、朋友，甚至回忆）的影响。

焦虑驱动三角关系的形成。随着焦虑的加剧，人们对情感亲密性的需求会越来越大，或者为了避免压力而对距离的需求越来越大。人们越是被焦虑驱使，宽容度就越低，越容易因一些分歧而变得极端。

当两个人遇到无法解决的问题时，他们会发现谈论某些事情变得很困难。为什么一定要经历这些麻烦的事呢？最终，伴侣中的一方或双方会向他人寻求安慰与支持。如果第三方只是暂时介入或迫使两个人找出分歧，三角关系就不会固定下来。但是，如果第三方经常参与，那么三角关系将成为关系的一部分。

第三方的介入将焦虑分散到三对关系中，从而降低了原来两个人之间的焦虑。例如，当妻子对丈夫的疏离感到不满时，可能会增加对孩子的投入。这样的行为转移了原本可能会投入夫妻关系的能量，使其成为一段三角关系。妻子与女儿共度时光可能会减轻丈夫的压力，但也降低了夫妻双方发展共同兴趣的可能性，损害了女儿的独立性。

三个人的团体不一定是三角关系。在一个健康的三人组合中，每一对关系的双方都可以独立沟通与交往。每个人都有选择权和自己的立场，无须尝试改变另外两个人。然而，在三角关系中，每一对关系的互动都与第三方的行为有关；每个人都受到自己情绪反应的驱使；每个人都感觉需要改变另外两人才能坚持自己的立场；每个人都在与另外两个人的关系中纠缠。你可以想象一个橡皮圈，三个人站在圈里，绷着橡皮圈不让它掉下来。这个橡皮圈限制了他们的活动，如果其中两个人靠近，第三个人就必须站得更远。

有些三角关系看起来是无害的，以至于我们几乎都没有注意到它们。许多父母偶尔忍不住向孩子抱怨。"你妈总是迟到！""你爸从不让别人开车！"这些沟通看似无伤大雅，但三角关系之所以会成为问题，就是因为抱怨已经变成了一种习惯。

三角化（triangulation）宣泄了情绪，但把冲突冻结在了原处。抱怨或寻求安慰并没有问题，但是当三角关系变成长期转移矛盾的方式时，就会对关系造成损害。

多代情感过程

家庭中的情绪能量多年来以一定的模式运作着。鲍文最初使用术语未分化的家庭自我组块来描述家庭中过度的情绪反应或**融合**（fusion）。如果你身边有人很容易情绪激动，经常对你说反应过度的话，那么你就知道和情绪激动的人打交道有多么麻烦了。

缺乏分化的家庭会培养出反应过度的孩子，这可能表现为对父母的情感过度投入或情感阻断，这种情况反过来又导致了新的人际关系的融合——因为情感资源有限的人往往会把自己所有的需求投射在彼此身上。由于这种新的融合是不稳定的，因此很可能产生以下一种或多种情况：（1）情感疏离；（2）伴侣中一方的身体或情感功能障碍；（3）公开的冲突；（4）将这种不和谐投射到孩子身上。这些问题的严重程度与未分化的程度、原生家庭中情感阻断的程度，以及系统中的压力水平有关。

一个未分化家庭的常见情况是，当丈夫对家庭有情绪化的反应时，他会与妻子保持距离。这使妻子倾向于把注意力集中在孩子身上。丈夫的疏远使她焦虑地依恋自己的孩子们，尤其会对其中一个孩子产生很强的依恋。这个孩子可能是年龄最大的或最小的，或者是最像父母的。这不是关爱，而是焦虑，是一种卷入式的关注。丈夫通常会接受妻子对孩子的过度卷入，因为这可以缓解他的焦虑。但它加深了母子或母女之间的纠缠，也拉开了夫妻之间的距离。母亲对孩子的焦虑感越强，孩子的功能就越难得到充分的发展。孩子的不成熟又会促使母亲继续在孩子身边盘旋，虽然她因此从自己的焦虑中解脱出来，但这样做也破坏了孩子的情感功能。无论在哪一代人中，一个家庭中融合度最高的孩子往往都会发展出最低水平的自我分化（和慢性焦虑），而卷入度最低的孩子则会朝着更高水平的自我分化（和更少的焦虑）发展。

情感阻断

情感阻断描述了一些人处理人际关系中的焦虑的方式。父母与子女之间的情感融合程度越高，情感阻断的可能性就越大。一些人会通过空间上的远离来保持距离感，另一些人则通过回避亲密或在第三方在场的情况下自我隔离来保持情感上的距离。

迈克尔·尼克尔斯描述了一些人误将情感阻断视作成熟：

我们将其视为与父母分离的成长标志，并且通过在家庭纽带中的独立性来衡量我们的成熟度。然而，许多人对家人的反应都避之不及，好像他们具有放射性一样。只有一样东西可以使超人失去超能力：那就是氪石，一种来自他家乡星球的碎片。同样地，很多成年男女也会仅仅因为父母的一次短暂拜访而变得束手无策。

社会情感过程

鲍文预料到现代人会更关注社会对家庭功能的影响。科尔和鲍文引用了一个例子，即环境压力大的社区犯罪率更高。鲍文认为性别歧视以及阶级与种族偏见属于有害的社会情感过程，但分化水平较高的家庭能更好地抵御这些破坏性的社会影响。

莫妮卡·麦戈德里克和贝蒂·卡特为鲍文派治疗师理论的关注点增加了性别和种族因素。这些鲍文派的女性治疗师认为，忽略性别不平等会导致男性和女性长期陷于僵化的角色中。她们还指出，以往的一些暗示男性和女性都是性别偏见的受害者的言论是不对的。女性生活在受限制的社会条件下，而男性却从中获益——男性可能不会对妻子和母亲表现得很强势，但他们会理所当然地接受自己的社会优势，这些社会优势让他们在这个世界上过得更加容易。

麦戈德里克还是一位呼吁人们关注家庭之间种族差异的领袖。她的著作《种族与家庭治疗》（*Ethnicity and Family Therapy*）标志着家庭治疗对这一议题的认知发展的里程碑。如果不理会文化价值观的差异，治疗师就很有可能将自己的看法强加给观点不同但非功能失调的家庭。

正常的家庭发展

当家庭成员都实现分化、焦虑水平低且伴侣与其自己的家庭保持情感联结时，家庭就可以实现最佳发展。但是最佳发展一般不会发生，人们通常会通过减少与父母及兄弟姐妹的接触来避免与他们交往所产生的焦虑。人们一旦走出家门，便会以为自己已经摆脱了旧的困境。但是，无论我们走到哪里，未处理的困境都会以未解决的敏感的形式在任何情感强烈的关系中暴发。多数人已经学会了忽略自己在家庭冲突中的作用，因此也无法阻止这种情况在新关系中的复发。

莫妮卡·麦戈德里克及其同事将家庭生命周期描述为关系系统正常的扩展、收缩和重新调整的过程，以支持家庭成员的加入、离开和发展。

在离家阶段，个体的首要任务是与家人分离，而不切断与他们的关系。这时个体需要在组建新家庭之前发展具有自主性的自我。

在通过婚姻组建家庭阶段，个体的首要任务是建立新婚夫妻之间的承诺。亲密夫妻关系的形成要求夫妻双方将他们的主要情感依恋从父母和朋友身上转移到伴侣身上。制订婚礼计划、选择居住的地方、买车、生孩子和为孩子挑选学校是这一时期凸显的矛盾。

有年幼子女的家庭必须进行调整，为新成员腾出空间，参与育儿，防止婚姻关系被父母角色淹没，还要重新调整与扩展家庭的关系。

对在上述阶段中"幸存"的父母来说，孩子成长为青少年是他们得到的奖励。青春期的孩子不再想变得和母亲或父亲一样，他们想成为他们自己。他们努力成为独立自主的人，突破家庭边界，无论这场斗争多么艰辛。仍然把青少年当作小孩并坚持要控制他们的父母，可能会激发这个时期常见的叛逆行为，甚至导致这些行为升级。

在孩子离家后继续生活的阶段，父母必须让孩子离开家庭并掌控他们自己的生活。这可能是一种解放，也可能是一场中年危机。父母不仅必须应对孩子和自身生活的变化，还必须应对与年迈父母之间关系的变化。他们可能需要更多的支持，或者至少不想再扮演父母的角色。

步入晚年生活的家庭必须适应退休生活，这不仅意味着职业生涯的结束，也意味着家庭亲密感的增加。夫妻俩整天都待在家里，房子似乎小了很多。在生命的后期，家庭必须应对身体的日益衰弱、大小疾病以及终将来临的死亡。

行为障碍的发展

当压力超过一个人的可承受范围时，症状就会产生。承受压力的能力属于自我分化的功能：一个人的分化水平越高，他们就越具有韧性，其人际关系就越灵活和持久。对自我分化水平较低的人而言，较少的压力就会导致症状出现。

如果分化渐渐变为成熟，那么这个准则就不太适用于我们所熟悉的"个体过于脆弱会产生症状"的概念了。但是，分化水平不仅仅是个体的一种特质，也是关系的一种特质。一个人的基本分化水平可能取决于其在家庭中获得的自主性，但分化的功能水平却受到当前关系质量的影响。因此，与单身或处于不健康的关系中的未成熟个体相比，设法建立健康的关系的个体承担的风险会更小。当焦虑程度超出系统所能处理的范围时，症状就出现了。

鲍文认为，造成心理问题的根本因素是情感融合，它会从一代人传给下一代人。情感融合基于焦虑型依恋，通过依赖或隔离的形式呈现。过度依赖和情感隔离的人都会对压力有情绪化的反应。随之而来的是婚姻冲突、夫妻一方的机能障碍、对一个孩子的过度关注或三者的结合。但是，无论存在什么问题，其动力都是相似的：原生家庭的未分化问题会转移到婚姻问题上，而婚姻问题又会投射在伴侣或孩子的症状上。因此，过去的问题迁移到了未来。

治疗机制

鲍文派治疗师不会试图改变来访者。他们将治疗视为个体了解自己及其关系的机会，以便对自己的问题负责。鲍文家庭治疗是一个积极探索的过程，在该过程中，治疗师将以最全面的家庭治疗理论为指导，帮助家庭成员摆脱责难并探索自己在家庭问题中的作用。追踪家庭问题的模式意味着要注意过程（情绪反应的模式）和结构（连锁三角）。

治疗的载体在于理解而非行动。因此，对重视治疗技术的人来说，鲍文家庭治疗最重要的两个因素可能并不明显。会谈的氛围旨在最大限度地减少情绪性。治疗师会问一些问题以促进来访者的自我反省。治疗师一次只和一位家庭成员对话而不鼓励家庭间对话，因为家庭间的对话容易使氛围激化。由于并非只有来访者会对家庭的"戏码"产生情绪化的反应，因此，鲍文派治疗师要努力控制他们自己的反应，避免三角化。这说起来容易，但做起来难。避免三角化的关键是避免选边站，并促使各方为使事情变好而承担更多的责任。

治疗

鲍文家庭治疗的指导原则是，提高对思维和感受的区分能力，并学会使用这种能力解决人际关系问题。改变的主要机制是降低焦虑水平和增强自我聚焦（一种在人际交往过程中看到自身角色的能力）。

评估

评估伴随问题呈现的整个过程。治疗师要记录评估的确切日期，并查明它们与扩展家庭中事件的关系。接下来，治疗师要询问核心家庭的历史，包括父母何时相遇、恋爱、结婚和有孩子。特别要注意家庭的住址和搬迁时间，尤其是与扩展家庭有关的方面。评估的下一步是考察夫妻双方的成长史、兄弟姐妹的排行、童年时期的重要事件，以及父母的功能。所有这些信息都记录在至少覆盖三代人的家谱图里。

家谱图是展现家庭成员及其关系的示意图，内容包括年龄、结婚日期、死亡日期和地理位置。正方形代表男性，圆形代表女性，年龄要标注在正方形或圆形之内。水平线代表结婚，结婚日期写在水平线上；垂直线连接父母与子女（见图4.1）。

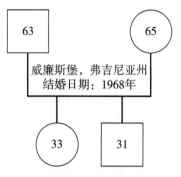

图 4.1　家谱图的基本符号

与对家庭历史的静态描绘相比，家谱图能展现关系冲突、阻断和三角关系。如果缺乏对世代相传的情感过程模式的理解，那么像弗雷德叔叔是一个酒鬼或曾祖母苏菲是俄罗斯移民这样的事实就毫无意义了。

家庭在不同的发展阶段中会出现特定的三角关系。在婚姻早期，姻亲三角关系很常见，因为它引发了亲子依恋关系和亲密关系谁优先的问题。当孩子出生和进入青春期时，亲子三角关系几乎是不可避免的。

案例研究：珍妮特和沃伦

珍妮特·兰登在儿子马丁的内衣抽屉里发现了一个装着大麻的塑料袋，于是她决定和丈夫沃伦·兰登为马丁寻求帮助。当治疗师说想与他们三个人会面时，兰登夫妇并不反对。结果证明，发现大麻只是珍妮特和儿子一系列战斗中的最新事件。

在与整个家庭会面，并与男孩及他的父母分别会谈后，治疗师得出结论：马丁并没有严重的物质滥用问题。然而，更令人担忧的是他与母亲喊叫的激烈程度和他在学校的不良适应。治疗师告诉整个家庭，她不仅担心大麻的问题，也担心其他的适应不良的迹象，她想通过与马丁及其父母分别进行几次会谈来扩大评估的范围。尽管兰登夫妇的积极性不高，但还是勉强同意了。

在兰登先生的父亲去世后，他和姐姐由母亲抚养长大。母亲的生活里就只剩下他们了，所以她不遗余力地培养并控制他们。母亲对儿女想在家庭之外做的任何事情都很苛刻、挑剔和不满。到青春期后期时，沃伦再也不能容忍母亲的霸道，但他的姐姐一直无法挣脱。姐姐现在仍然单身，和母亲一起生活。但沃伦决心要独立。最终，在他 20 多岁的时候，他离开家，不再理会母亲。

珍妮特来自一个关系紧密的家庭。她和她的 4 个姐妹之间的关系非常紧密，到现在也是最好的朋友。珍妮特的家规是女儿们在高中毕业后要待在家里，做好成为妻子和母亲的准备。而珍妮特在高中毕业后宣布自己想上大学，这种违反家规的宣言引发了她和父母之间的一场激战。父母努力控制她，而她则努力挣脱父母的控制。后来，珍妮特终于上了大学，但从此以后就和父母疏远了。珍妮特和沃伦一拍即合，他们两个人都很孤独，与家人隔绝。经过短暂而热烈的恋爱后，他们结婚了，但蜜月期并没有持续多久。

沃伦从来没有真正地与独裁的母亲分开，他对任何批评或控制的暗示都非常敏感。他对珍妮特尝试改变他已经习惯的任何行为都感到很愤怒。而珍妮特试图重建自己原生家庭中的那种亲密关系。为了保持亲密，她和沃伦必须有共同的爱好，一起参加活动。但当她靠近沃伦，建议他们一起做什么事情的时候，沃伦就会感到愤怒和不满，感到自己的个体性受到了侵犯。经过几个月的斗争，两人进入了一个相对平衡的时期。沃伦将大部分精力投入到工作中，让珍妮特去适应他们之间的距离。一年后，马丁出生了。

他们俩对孩子的出生都很高兴，但是对沃伦来说，这意味着一种额外的喜悦，因为儿子满足了珍妮特对亲密的强烈渴求。孩子对她来说意味着一切。当马丁还是婴儿的时候，她是完美的母亲，她非常爱他，照顾着他的一切需求。当沃伦试图与他的小儿子建立关系时，珍妮特寸步不离地确保沃伦不会犯错。这让沃伦很生气，在经历了几次痛苦的暴发之后，沃伦把马丁全权交给妻子照顾。

就像普通的孩子一样，马丁在开始学习走路和说话时变得淘气。他抓东西，拒绝留在游戏围栏里，不顺心时会发脾气。珍妮特无法忍受他的哭喊，她发现自己无法为宝贝儿子设定规矩。

在一位溺爱的母亲的教育下，马丁长大了，并认为自己是宇宙的中心。每当他没有得到想要的东西时，都会发脾气。尽管情况越来越糟糕，但家庭还算处于一种平衡状态。沃伦情感隔离了妻子和儿子，但他有一份工作。珍妮特与丈夫关系疏远，但她有一个孩子。

马丁开始上学时，问题出现了。由于过去习惯做事总按照自己的方式，他发现与其他孩子相处很困难。他的脾气并没有使他受到同学们的喜爱。其他孩子都避开他，长大后他也几乎没有朋友。在与老师的相处中，他表现得像他的父亲，抵制任何试图控制他的行为。当珍妮特听到有关马丁行为的控诉时，她支持儿子并说道："那些人不知道如何与一个有创造力的孩子打交道！"

马丁长大了，与学校和朋友相处的模式十分糟糕，但是仍然保持着与母亲的紧密关系。随着青春期的到来，危机发生了。像之前他的父亲一样，马丁试图发展独立于家庭之外的兴趣。但是，马丁与家庭分离的能力远不及父亲，并且他的母亲无法放手。于是，马丁和他的母亲之间开始了长期的冲突。即使他们争吵和斗争，但仍然彼此关注。马丁花在与母亲争斗的时间，远远超过花在自己生活中的时间。

图 4.2 展现了描述家庭成员间关系动力的符号。三条水平线代表过度亲密（或融合）的；折线代表冲突的；圆点虚线代表情感疏远的；断了的线条代表隔离或阻断的。当使用这些符号的时候，三代人之间的三角关系模式会变得清晰而明显——就像在西格蒙德·弗洛伊德一家的简化家谱图中展现的那样（见图 4.3）。表 4.1 提供了创建家谱图的内容和问题示例。

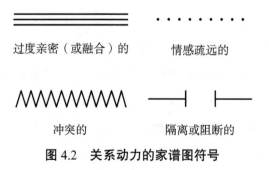

图 4.2　关系动力的家谱图符号

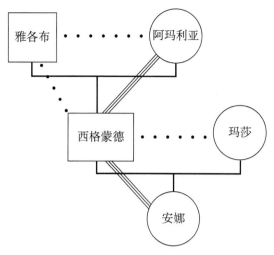

图 4.3　西格蒙德·弗洛伊德一家的家谱图

表 4.1　创建家谱图

内容

- 确定三代家庭成员的姓名和职业。如有必要，可以加入家庭之外的重要的成员
- 年龄、死亡日期（标记 ×）、结婚日期、严重疾病、分居和离婚
- 地理位置，包括当前谁和谁住在一起
- 家庭成员之间往来的频率和方式
- 最密切和最疏远的关系，以及它们是如何形成的
- 冲突最多的关系
- 三角关系：谁在关系里面，谁在关系外面
- 堕胎和流产
- 家庭秘密
- 严重问题，如身体或性虐待、物质滥用、自杀等
- 精神疾病
- 婚外情
- 宗教信仰和虔诚程度
- 主导文化
- 社会经济水平

问题示例

- 如何表达情绪？是否有不能表达的情绪
- 是什么让夫妻之间彼此吸引

（续表）

- 他们的关系在早期是什么样的
- 在那段时期出现了什么问题
- 孩子什么时候出生的，父母是如何适应新生儿的
- 家庭承受了哪些重大压力？他们是如何适应的
- 在收集扩展家庭的信息时，治疗师应确定扩展家庭中的哪个成员与被评估家庭的关系最密切，因为与扩展家庭保持长期联系对于父母双方及其在核心家庭中的角色都有很大影响
- 你现在几岁了？你在哪里出生的？你与家庭保持联系吗？你多久回家一次
- 同样重要的是找出谁没有参与其中，因为与保持联系的家庭成员相比，断开联系的人可能会产生更大的焦虑

　　如果治疗师没有仔细考察过去，可能会忽略一些能帮助人们了解自身问题的联系。如果治疗师没有询问，来访者不一定会提及诸如搬家和其他的一些重要事件。例如，一位之前做过个体治疗的女性不会提及丈夫在两年前做过癌症手术，她可能认为这些信息不值一提，或许还会问"我做心理治疗与我女儿的问题有什么关系"。如图4.4所示，家谱图为基本事实的呈现提供了一个框架，使兰登家族的有关信息变得充实。

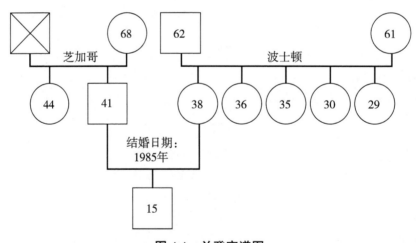

图 4.4　兰登家谱图

　　马丁的故事说明了鲍文的行为障碍理论。当世代相传的"有毒"的家庭问题（垂直方向）与生命周期的过渡阶段出现的压力（水平方向）相交时，症状就会暴发。因此，马丁的首要风险是，他从母亲那里"继承"的未解决的融合关系与他在青春期时渴望独立的压力相交了。

治疗技术

鲍文派治疗师认为，与改变家庭系统相比，理解家庭系统的运作方式更为重要。如果在鲍文家庭治疗中有"一颗神奇的子弹"或一种必不可少的技术，那一定是**过程问题**（process question）。过程问题的目的是探究个体及人与人之间正在发生的事情："当男朋友忽视你时，你会如何反应？""妻子的何种指责最让你不高兴？""当你的女儿出去约会时，你会担心什么？"过程问题的目的是使人们放慢速度，减轻焦虑并开始思考——其他人如何使他们感到不悦，以及他们是如何卷入人际关系问题中的。

案例研究：使用过程问题

在访谈一对夫妻（丈夫正处于戒酒康复期）时，治疗师问："针对酗酒对妻子和孩子造成的伤害，你有什么想法？"当丈夫承认自己对酗酒行为负有责任，并表现出真正的懊悔之情时，治疗师开始询问他在康复方面取得的进步，并使用过程问题来聚焦于理性的规划和个人的责任上。

治疗师："是什么让那一步如此困难？"

丈夫："自尊心。"

治疗师："它是如何体现的呢？"

丈夫："（喝酒让）我觉得自己很令人讨厌。"

请注意，这种提问方式不仅探索了他个人的进步，还探索了他的问题是如何影响他人的。关系是在系统的联结网络中进行的，但是个体应该对自己的行为负责。

接着，治疗师开始讨论妻子在夫妻困境中的角色。"所以，你要为饮酒及其相关行为承担更多的责任吗？你认为妻子欣赏你的工作和所取得的进步吗？"几分钟后，治疗师又问道："你的妻子是否曾经与你谈论过她做过什么使这段感情恶化了？"

当治疗师询问妻子的想法时，妻子重申了所有丈夫做的烦人的事情：强迫她原谅他，并要求和好。尽管治疗师希望这位妻子能考虑自己在此过程中所起的作用，但还是尝试共情她的烦恼。"所以，他只是想让你改变主意吗？"几分钟后，治疗师试图让妻子多思考一点，少感受一点。"你能总结一下你的想法吗？你是如何得出这个结论的？"当妻子再次生气并指责丈夫时，治疗师只是倾听。片刻之后，治疗师问道："对于他的酒瘾，你是怎么做的？"

妻子："我感觉很难过。"

> 治疗师："你知道你做了什么让他想喝酒吗？"
>
> 妻子："不知道。"
>
> 治疗师："他之前告诉过你吗？"

鲍文家庭治疗的第二项主要技术是**关系实验**（relationship experiment）。过程问题的目的是帮助家庭成员认识到，解决问题的根源在于自己的应对方式，而非别人的所作所为。关系实验旨在帮助来访者尝试新的反应方式，一种与他们通常的受情绪驱动的反应不同的方式。其中一些实验还可能有助于解决问题，但其主要目的是帮助来访者发展出对抗受情绪驱动的反应的能力。

案例研究：肯尼迪夫妇

肯尼迪夫妇之所以前来寻求治疗，是因为16岁的儿子戴维在学校的表现很糟糕。戴维即将从一所私立贵族学校退学，部分原因是他的学习成绩很差，而且他晚上经常与朋友一起酗酒和抽大麻。有天晚上，他放学回家后喝得醉醺醺的，父亲敦促他努力学习，并不许他再开车出门。遗憾的是，这些敦促并没有取得成效，因为戴维并不尊重他的父亲。父亲是个酒鬼，经常醉倒在家里。戴维的继母才与他们一起生活了2年，几乎没法管教他，而且她也清楚自己无能为力。

我告诉肯尼迪夫妇不会给他们做家庭治疗，因为戴维并不尊重每晚醉酒的父亲，而且肯尼迪先生也没有表现出任何想要戒酒的意愿。但是，我同意单独与戴维会谈，并设法帮助他在这个学年的成绩达到及格水平。

戴维通过了11年级的考核，此后的第二年我也继续以"别扭的替代父亲"的角色和他会面。当家庭成员中有一名酗酒者时，我坚持不对这个家庭进行治疗。但在3、4次危机的情况下，我还是与这个家庭进行了会面。前3次危机发生在肯尼迪先生饮酒失控的时候（后来证明是滥用可卡因），他的父亲和妻子坚持要求他重新接受治疗。

这时，最突出的三角关系是肯尼迪的妻子和父亲聚在一起迫使他戒酒。他已经参加过几次康复治疗，但还是很快就复饮了。他寻求帮助的唯一原因是妻子和父亲给他下了最后通牒。妻子扬言要离开他，父亲威胁不给他分家族财产。如果不对这个三角关系进行调整，做什么都无济于事。

于是，我鼓励肯尼迪的妻子和父亲在处理肯尼迪的饮酒问题时，彼此保持距离并努力减少反应。肯尼迪需要有自己的立场，而不是服从妻子和父亲的意愿。此外，我也询问了肯尼迪，诚实地面对家人是否意味着要告诉他们自己并不打算戒酒。肯尼迪决定告诉他们，虽然他愿意控制酒精和可卡因的摄入量，但他并不打算完全戒断。

我鼓励肯尼迪的父亲往后退一步，让另外两个人自己解决问题，他勉强同意了。然后，我请肯尼迪的妻子讲明自己对丈夫酗酒的感受，但停止徒劳无功地让他戒酒的努力。我鼓励她与公公保持联系，但不要总是谈论丈夫的事情。两个月后，肯尼迪决定戒酒并停止使用可卡因。

这次，肯尼迪成功地完成了为期 28 天的康复治疗，并进入了匿名戒酒会（AA）和匿名毒瘾者互助会（NA）。6 周后，他再次复发。在接下来的 8 个月中，肯尼迪的饮酒问题和药物滥用问题变得越来越严重。后来，肯尼迪在与一个毒贩发生严重争执后，做出了一个严肃的决定：戒毒戒酒，保持清醒。这次，他没有去父亲推荐的当地备受推崇的康复中心，而是自己做了些调查，进入了加利福尼亚的一家著名的戒毒所。在我们撰写本书时，肯尼迪已经成功戒瘾 8 年了。

鲍文伴侣治疗

伴侣治疗的秘诀在于与配偶双方都保持联结，而不让自己卷入三角关系。鲍文一次只同一个人交谈，通常是从动机更高的伴侣开始。他会提出非对抗性的问题，听听他们的故事。但是他提出的每个问题都是为了鼓励来访者思考，而不是为了表达感受。他的目标是探索每个伴侣的看法和观点，而不必在情感上与任何一个伴侣站在一起。选边站会让个体无法学习如何与彼此相处。鲍文伴侣治疗旨在减少焦虑并促进自我聚焦。自我聚焦之所以重要，原因如下。

- 成年人要为自己的情绪和情绪所驱动的行为负责，自我聚焦强化了这一点。
- 自我聚焦并不会让他人免于承担责任；它只是一种让人更好地控制自己生活的方式。
- 与无助的受害者角色相比，自我聚焦给人们提供了更多改变的选择。例如，自我聚焦可能试图探索以下问题：
  "你认为他（她）所做的贡献占比是多少，那你呢？"
  "你扮演了什么角色？"

当大家都冷静下来，可以更客观地处理自己的情绪时，夫妻双方就可以理性地交谈了。但是，当感性超过理性时，治疗师最好提一些问题，让双方多思考一点，少感受一点，并直接与治疗师交谈而不是彼此沟通。如果其他所有方法都无法使事态变得平静，那么可能有必要暂时选择与夫妻双方分别进行会谈。

当夫妻沟通时，治疗师要注意他们的互动过程，而不是纠结互动的细节。纠结内容是治疗师情感卷入的标志。治疗师可能很难不被金钱、性和孩子的教育等热门话题吸引。但是，治疗师的工作并不是为了解决争端，而是为了帮助夫妻自己解决问题。这样做的目的，是让来访者在其伴侣在场的情况下向治疗师表达想法和意见。如果一方哭了，治疗师会保持镇定，并询问是什么想法让他或她流泪。如果一对夫妻开始争论，治疗师会更主动一些，冷静地向一个人提问，然后再向另一个人提问，并关注他们各自的想法。询问事件的细节可以冷却过热的情绪，并为理性思考腾出空间。

互补性的隐喻有助于强调互动过程。例如，弗格蒂描述了追逐者－疏离者的动力模型。一方越是要求沟通与亲密，另一方就越要逃离，通过看电视、加班工作或跟孩子在一起的方式。通常，夫妻双方会在不同的领域追逐和疏离。男性通常会在情感上疏离，对性有所追逐。弗格蒂认为，诀窍在于"永远不要追逐一个疏离者"，所以我们要帮助追逐者探索自己内在的空虚——"除了伴侣之外，你的生活中还有什么？"

为了帮助伴侣定义分化的身份，治疗师可以采用**自我立场**（I-position）技术，即进行非反应性的观察和观点陈述。通过拒绝选边站或接管问题，治疗师在家庭中保持一种自主的立场，帮助家庭成员清楚彼此的定位。渐渐地，家庭成员就能学会陈述自己的信念并按自己的信念行事，不会攻击他人或因他人的回应过分沮丧。

在逐渐实现自我分化并获得一定的和谐后，鲍文会告诉夫妻情感系统如何运作，并鼓励他们探索自己家庭的关系网络。例如，鲍文可能会要求一名扮演情感追逐者角色的女性描述她与父亲的关系，然后将其与当前的关系进行比较。如果她可以不那么全身心地扑在丈夫和孩子的身上，那么治疗师可能会鼓励她与家庭中情感上最疏离的成员（通常是父亲）建立联系。此举并不是要她把自己的依恋对象从一种关系转移到另一种关系上，而是帮助她了解自己的高情感需求部分来自未处理的情结。

迈克尔·科尔（Michael Kerr）建议，在讨论核心家庭关系时，治疗师应偶尔询问有关**原生家庭**（family of origin）的问题。如果家庭成员发现自己正在重复以前的模式，那么他们更有可能认识到自己的情绪反应性。最近，科尔和一对夫妻会面，他们的女儿正处于青春期，患有精神障碍。这对夫妻无法决定女儿应该何去何从。尽管女儿完全无法自控，但母亲并不考虑让她接受住院治疗。当这位母亲被问及自己的母亲会做什么时，她毫不犹豫地回答，她长期受苦的母亲甚至会因有过送孩子进行住院治疗的念头而羞愧难当——"不管母亲和家庭中的其他成员可能遭受多少痛苦"。

鲍文个体治疗

鲍文自己成功地实现了与家庭的分化，这使他相信，一名高动机者可以成为改变整个**家庭系统**（family system）的关键。与个体工作的目标和与多人工作的目标是一致的：发展人与人之间的关系；将家庭成员视为人而非情绪指控的对象；学会识别三角关系，最后使自己去三角化。

改变的过程始于对扩展家庭更多的了解。这个家庭由谁组成，他们住在哪里、做什么工作，以及他们是什么样的人。有时候，"良好的关系"是一种通过保持距离来应对紧张的关系：不频繁的接触、肤浅的交谈及谈论其他家庭成员的八卦。因此，描述类问题比结论类问题更有用，比如可以问"你多久见一次父母？当你和母亲两个人单独待在一起的时候，你们会谈论些什么？你和你父亲单独出去吃过午餐吗"，而不是问"你是否与父母有良好的关系"。

收集家庭的相关信息是通往下一步分化的绝佳工具，因为它可以使治疗师与尽可能多的家庭成员建立关系。这意味着治疗师要单独与他们取得联系和交谈，而且不谈论其他人或其他无关的话题。如果这听上去很简单，那么你可以尝试一下。很少有人能做到与家庭成员就个人议题聊几分钟而不感到焦虑。每当这种时候，我们就想撤退，或者让另外一个人加入并形成三角关系。逐渐延长个人议题的谈话时间可以改善人际关系，并有助于自我分化。

最后，实现自我分化需要停止卷入新的三角关系。该目的是在既不与人闲聊也不选边站、既不反击别人也不为自己辩护的情况下与他人建立关系。

例如，假设母亲每次与你交谈时，都会抱怨你的父亲。也许你感觉不错，因为母亲在向你吐露心声。也许你还对拯救父母（或至少是母亲）抱有幻想。实际上，三角关系对以下三种关系都具有破坏性：你和父亲、父亲和母亲，以及你和母亲的关系。在三角关系中，一对关系变得亲密，另外两对关系则变得相对疏远（见图 4.5）。你对母亲的同情使你疏远了父亲，也使母亲不太可能与父亲一起去解决她抱怨的内容。

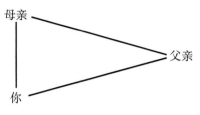

图 4.5　跨代三角关系

一旦识别出三角关系，就可以停止参与其中。这样做的目的是为了使其他两个人建立关系。最简单的方法是直接建议他们这样做。在刚刚给出的案例中，你可以建议母亲和父亲讨论她的担忧，并拒绝倾听更多的抱怨。比较委婉但更有力的方法是，告诉父亲他的妻子一直在抱怨他，而你不知道为什么她不直接告诉他。她会很生气，但不会一直生气。更加迂回的策略是对妈妈的抱怨点头称赞。当她说他很邋遢的时候，你就说他是条懒虫。当她说他不是很体贴时，你就说他是个恶魔。很快，她就会开始为他辩护。她可能会决定与他一起解决问题，也可能不会。但无论通过哪种方式，你都将从三角关系中脱身。

只要留心观察，你可以在任何地方找到三角关系的踪影。常见的例子包括与同事抱怨老板、告诉别人你的伴侣不了解你、跟子女诋毁你的伴侣，以及通过看电视来避免与某人说话。打破三角关系并非易事，但回报却是巨大的：不仅丰富了这些关系，还增强了你与他人建立关系的能力，无论是朋友、同事、来访者还是伴侣和子女。此外，如果你可以在与家庭保持情感联结的同时改变你在家庭中扮演的角色——在压力之下也坚持改变——那么家庭也将不得不去适应你的改变。

E. 卡特（E. Carter）和 M. M. 奥凡尼迪斯（M. M. Orfanidis）、盖林和弗格蒂，以及约瑟夫·赫尔佐格（Joseph Herzog）列举了一些有用的指导方针，以防止家庭试图让你回到无用但又熟悉的模式里。你还可以通过阅读哈丽特·勒纳（Harriet Lerner）的两本上乘之作来了解如何通过处理自己的情绪敏感性来调节家庭的紧张氛围，这两本书分别是《愤怒之舞》（*The Dance of Anger*）和《关系之舞》（*The Dance of Intimacy*）。

案例研究：罗伯特与贝基（第二部分）

在与罗伯特和贝基的第一次会谈中，治疗师注意到贝基帮罗伯特回答了所有问题。贝基看起来气势汹汹，而罗伯特则无精打采，避免目光接触，垂着头小声地说话。治疗师打断道："我想听罗伯特自己说。"贝基同意了，停止帮他回答，而罗伯特明显变得不自在了。看来他已经习惯让贝基替他说话，并且避免自己发言。起初，罗伯特仍是低着头，说话犹犹豫豫，但是在接下来的几次会谈中，随着贝基的退后（治疗师有时需要提醒她），他开始与治疗师进行眼神交流，说话也更有自信。最后，他开始谈论自己的感受，尤其是他多么怀念贝基的爱和尊重。

为自己辩护对贝基来说从来不是问题。但是允许伴侣表达需要而使其变得脆弱，这对她来说是一件难事。她一直以为人们会让她失望，而且如果要完成什么事情，她一定是完成这件事情的人。因此，在罗伯特的酗酒问题开始之前，她和丈夫相处时就有一种优越感。

当治疗师创建家谱图时，他了解到贝基和罗伯特的婚姻反映出了双方父母的婚姻——一个霸气十足的妻子嫁给了一个虚弱无能的丈夫。贝基和罗伯特都潜移默化地学会了用情感融合来取代真正的联结和自主感。罗伯特失去工作后，很快就沦为了无能的丈夫，这一角色使他越来越沮丧。

贝基和罗伯特还没有做好进行夫妻治疗的准备，这一点变得越来越明显。罗伯特关于酒精的欺骗行为，以及夫妻二人和酒精的三角关系使得他们无法进行夫妻治疗。尽管很不情愿，罗伯特最终同意参加一个酒精治疗项目。当罗伯特开始戒酒时，贝基也在与罗伯特参与的治疗项目相关的个体治疗师那里了解到自己在动力系统中的作用。在罗伯特完成治疗项目后，他们恢复了夫妻治疗，贝基逐渐学会了支持丈夫，罗伯特也学会了更直接地解决问题。

反思并回答

1. 治疗师使用了哪些鲍文派的技术？这些技术是否具有增强自我分化能力的效果？

2. 如果你是治疗师，你将如何使用家谱图中所包含的信息？

3. 在何种程度上，你的恋爱关系反映了父母的关系？你如何做才能保留自己喜欢的方面，并改变你不喜欢的方面？

4. 贝基和罗伯特的融合是怎样在婚姻中展现出来的？

模型现状

鲍文理论之所以如此有用，是因为它对情绪能量进行了描述，而情绪能量左右着我们与他人的关系。理解对方的最大障碍是我们倾向于产生情绪化的反应。就像关系中的所有事情一样，情绪化是一条双行道：有些人在表达自我时变得非常情绪化，以至于其他人只会对这种压力做出反应，而不是倾听他到底在表达什么。鲍文理论将这种反应性的原因归结为缺乏自我分化，并解释了个体如何遏制情绪化并走向自我控制——通过在家庭中广泛发展人际关系，并学会在不为自己辩护或违背自己信念的前提下倾听。

在鲍文理论中，焦虑是根本性的解释，即人们为什么变得依赖或回避，以及他们为什么会变得情绪化。这使人联想到弗洛伊德的冲突理论，该理论解释了所有因性驱力和攻击驱力的冲突而产生的症状。当然，鲍文理论中的第二个关键概念是分化。因为分化与成熟的意思大致相同，所以学生可能会问，在多大程度上"分化水平更高的人功能更好"这个命题是一个循环论证？在鲍文派的传统中，治疗师会提出问题而非强加观点，为了遵循这一传统，我们也将其作为一个开放式问题供你思考。

鲍文家庭治疗可能存在的缺点是，在专注于个体及其扩展家庭的关系时可能会忽略直接与核心家庭开展工作的力量。在许多情况下，解决家庭问题的最直接方法是将家庭中的每位成员召集在一起，并鼓励他们面对面地解决冲突。这些讨论可能会变得激烈而充满争议，但是治疗师可以帮助家庭成员意识到自己在做什么，并引导他们增进对彼此的理解。

当家庭成员充满敌意时，就应该中断对话，以帮助个体越过防御看到隐藏在下面的受伤的感觉。在这种时候，阻止家庭成员间的争论是行之有效的，甚至是很有必要的。但是，鲍文家庭治疗鼓励治疗师一次只与单个家庭成员会面，这样的疗法可能会忽略与整个家庭一起工作的力量。

菲利普·盖林和托马斯·弗格蒂在传播鲍文理论和改进治疗技术方面都做出了杰出贡献，二者都是大师级的治疗师。贝蒂·卡特和莫妮卡·麦戈德里克则更多地在研究家庭的工作方式方面做出了贡献，包括正常家庭的生命周期、种族多样性，以及性别不平等的破坏性影响。因为她们既是家庭中的"学生"也是治疗师，她们的一些干预具有明显的教育意义。例如，与再婚家庭一起工作时，贝蒂·卡特教导继父母不要假装自己与亲生父母拥有同样的地位。继父母必须通过努力来赢得道德权威，同时最有效的方法就是支持亲生父母的角色。和鲍文一样，卡特和麦戈德里克的疗法也受到了她们个人经历的影响，把自己作为职业女性的经验和对不公平待遇的思考融入了家庭治疗的工作中。

最近，在有关临床效果的文献综述中仍没有找到鲍文家庭治疗有效性的对照研究。考虑到研究通常是由学者进行的，而比起传统方法（如精神分析和鲍文家庭系统治疗），大多数学者对行为模型更感兴趣。

但是，现在已经有一些检验鲍文理论中某些论点的实证效度的尝试。已经发展出的可靠的关于自我分化的心理测量学方法有三个。第一个是哈珀的自我分化水平量表（Level of Differentiation of Self Scale，LDSS），其中包含 24 道有关情感成熟度的题目，如"我能够根据自己的一套价值观和信念做出决定"和"当一个问题让我不高兴的时候，我仍然能够考虑不同的解决问题的选择"。该量表与慢性焦虑和心理困扰呈显著（负）相关，这与鲍文的理论一致。第二个是斯科隆的自我分化量表（Differentiation of Self Inventory，DSI），它包含 4 个分量表：（1）情感阻断（"当人们离我太近时，我需要一些距离""我绝不会考虑求助于我的任何一个家庭成员以获得情感支持"）；（2）自我立场（"我不会仅仅为了取悦他人而改变自己的行为"）；（3）情绪反应性（"有时候，我的情绪会淹没我，使我很难清晰地思考"）；（4）与他人融合（"有人说我仍然非常依赖父母"）。正如鲍文理论所预测的那样，DSI 与慢性焦虑、心理困扰和婚姻满意度都有显著相关。第三个是夏博特情绪分化量表（Chabot's Emotional Differentiation，CED），该量表旨在测量分化水平的内部心理层面——在情绪饱和的情况下进行理性思考的能力。CED 要求受测者回答 17 个问题，这些问题评估的是理性和感觉的整合情况，无论是在无压力的时期还是压力长期存在的时期，在关系进展顺利的时期还是遇到困难的时期。

研究已经证明了鲍文关于分化水平的一些观点，如分化水平与特质性焦虑呈负相关，与心理和身体健康问题呈负相关，与婚姻满意度呈正相关。多项研究表明，三角关系与婚姻紧张和亲密关系中的问题存在显著关系。最后，与鲍文对**跨代传递过程**（multigenerational transmission process）的理念一致，研究者发现父母和孩子的信念高度相关，而暴力、离婚、婚姻质量、饮食失调、抑郁及酗酒会从一代传递到下一代。

归根结底，扩展家庭系统治疗的地位不在于实证研究，而在于鲍文理论的精妙，在于采用该疗法的临床经验以及那些努力使自己与原生家庭进行分化的个体经验。鲍文本人对实证研究不太感兴趣，他更愿意完善和整合理论与实践。像对待精神分析一样，我们最好不要评判鲍文系统论的真假，而是评判它是否有效果。总体来说，它似乎非常有效。

复习题

1. 简述鲍文家庭系统治疗的发展。
2. 阐述鲍文理论中的五个主要概念。
3. 鲍文家庭治疗的目标是什么？
4. 鲍文派治疗师如何进行初步评估？
5. 鲍文家庭治疗的两种主要的治疗技术是什么？

思考题

1. 为了更好地了解家庭的工作方式，请为你的家庭创建一个家谱图。在分别与父母进行访谈的过程中，询问他们之间关系的历史。巧妙地询问他们的冲突、三角关系和阻断。然后询问他们各自的父母和兄弟姐妹，记下日期和地点，并稍微探究一下关系的动力。

2. 你的扩展家庭对你产生了什么影响？如果你成家并有了孩子，你认为可能会出现什么问题？

3. 你最希望和最不希望拥有哪种性格类型的家庭成员成为你的来访者？为什么？如果有来访者让你想起某位家庭成员，你认为你会如何回应？

4. 在你的人生中，焦虑何时使你难以理性地思考和明智地行事？在这些情况下，你计划怎样做出不同的反应？

5. 你认为鲍文理论的主要贡献是什么？

6. 如果女性更多的是追逐者，而男性通常是疏离者，那么你认为追逐者－疏离者的动力关系如何在同性情侣的关系中发挥作用？

7. 与鼓励家庭成员之间进行直接交谈相比，通过每次单独对一名家庭成员使用过程问题会带来什么样的损失和收获？

8. "关系实验"与直接给建议是否不同？哪里不同？

9. 鲍文认为治疗过程中来访者的分化水平不会高于治疗师的水平，你是否认同这个观点？为什么认同或为什么不认同？

第**5**章
策略派家庭治疗

阅读时，请思考

- 控制论的隐喻是指重复失败的解决方案往往导致问题长期存在。这是否揭示了你自己或周围人生活中的什么问题？
- 策略派治疗师开创了团体治疗的方法，观察小组的成员与治疗师一起制订治疗计划和治疗方向。团队治疗的优缺点是什么？
- 在你看来，本章所介绍的 3 种模型有哪些方面可以有效地融入其他形式的家庭治疗？
- 你认为家庭在多大程度上会自发地抵制改变？
- 悖论干预是否一定是有距离感和操纵性的？

凭借对控制论和系统论的大量应用，策略派治疗一度登上了家庭治疗的顶峰。它的吸引力一部分在于强调务实和问题解决，另一部分在于使用策略，即无论家庭是否合作，**策略派治疗师**（strategic therpaist）都能采取策略绕开阻抗并促使家庭做出改变。但最终，策略派治疗也正是由于这种操纵性遭到人们的反对。

21 世纪的主流方法强调了对行为的认知，并鼓励治疗师展开合作而不是进行操纵。治疗师不再试图通过解决问题来激发改变，而是开始强化解决方案。因此，曾经著名的策略派治疗师们——杰伊·海利、约翰·威克兰德、玛拉·赛尔维尼·帕拉佐利——几乎被遗忘了。这十分令人惋惜，因为他们所开创的策略派治疗引入了家庭治疗中最有力的两个观点：家庭经常通过自己的行为而使问题长期存在，以及针对特定家庭的需求量身定制的指令有时会带来突然的和决定性的改变。

模型演变

策略派家庭治疗起源于从贝特森精神分裂症项目中发展出来的沟通理论，该理论演变成了三种不同的模型：MRI 小组的短程治疗、海利和麦迪尼斯的策略派治疗以及米兰的系统模型。这三者的发源地都是心智研究所。正是在那里，受人类学家格雷戈里·贝特森和精神病学家米尔顿·艾瑞克森的启发，策略派治疗诞生了。

鉴于贝特森对于操纵别人不感兴趣，于是他将项目成员介绍给了米尔顿·艾瑞克森，这个举动颇具讽刺意味。在那个时代，治疗被认为是一项费力的长期任务，而艾瑞克森相信人们可能会突然改变，于是他使治疗变得尽可能地简短。他是策略派疗法背后的指导天才。

许多被称为**悖论干预**（paradoxical intervention）的技术都源自艾瑞克森的催眠疗法。他利用催眠疗法的原理将阻抗转化为可以利用的优势。例如，为了催眠来访者，催眠师会告诉他睁大眼睛，"直到它们变得很重很重"，而不是指出他的内心深处充满阻抗。

1959 年，唐·杰克逊创立了心智研究所，并组建了一支极富创意的团队，包括理查德·菲什、杰伊·海利、保罗·瓦茨拉维克和约翰·威克兰德。他们发展出一种优雅而简短的疗法，当尝试解决问题只会使问题变得更糟时，该疗法可以中断这个正在发生的恶性循环。这种疗法被称为 MRI 模型，瓦茨拉维克、威克兰德和菲什在《改变：问题形成和解决的原则》一书和后续卷《改变的策略：短程治疗》中对其进行了描述，该描述至今仍是对 MRI 模型最全面的描述。

杰伊·海利总是一个外来者。他在没有临床资质的情况下进入这个领域，却以"牛虻"和评论家的身份建立了自己的声誉。他最初的影响源自他的写作风格，把讽刺和精辟的分析很好地结合在了一起。在《精神分析的艺术》（*The Art of Psychoanalysis*）一书中，海利将精神分析重新定义为一种高人一等的游戏。

通过让病人躺在躺椅上，分析师让病人感觉到自己的脚是悬空的，但知道分析师的双脚放在地面上。当病人谈话时，不仅会因为自己必须躺下而感到不安，而且会意识到自己的位置实际上是低于分析师的，因此他占下风的位置在空间上也再次被强调。分析师坐在躺椅后面，他可以看到病人，但病人却看不到他。这会使病人产生一种不安的感觉，就像蒙着眼睛与对手吵架一样。病人看不到自己的言谈举止会引起对方什么样的反应，他不确定自己什么时候占上风，什么时候占下风。一些病人试图通过说"昨晚我与姐姐发生了关系"之类的话来解决这个问题，然后转过身来看看分析师是如何回应的。不过，这些"令人震惊"的伎俩通常会失效。分析师可能会颤动一下，但在患者完全转过头来看他的时候就已经恢复到原来的状态了。大多数分析师已经开发出了处理"扭头病人"的方法。当病人转过头来时，会发现分析师正在凝视某处，或用铅笔涂鸦，或编织腰带，又或盯着热带鱼。重要的是，这些少数有机会观察分析师的病人只能看到分析师冷漠的举动。

1967 年，海利在费城儿童指导诊所加入了萨尔瓦多·米纽庆的团队。正是在那里，他对培训和督导产生了兴趣，并在这些领域做出了突出的贡献。1976 年，海利搬到华盛顿特区，与克洛伊·麦迪尼斯一起创立了家庭治疗研究所。杰伊·海利于 2007 年去世。

MRI 模型对米兰小组产生了重大影响，米兰小组的成员包括玛拉·赛尔维尼·帕拉佐利、路易吉·博斯科洛（Luigi Boscolo）、吉安弗兰克·切钦（Gianfranco Cecchin）和克里安娜·普拉塔（Guiliana Prata）。赛尔维尼·帕拉佐利是一位著名的意大利精神分析师，她专门研究进食障碍。当时，由于对精神分析模型感到沮丧，帕拉佐利开始发展自己的家庭疗法。1967 年，她带领由 8 名精神科医生组成的小组转而学习新的理论，接受了贝特森、海利和瓦茨拉维克的思想。他们在米兰成立了家庭研究中心，并开发出米兰系统模型。

基本模型

在《人类沟通的语用学》一书中，瓦茨拉维克、比温和杰克逊试图发展出有关人类沟通的衡量方法，并提出了一系列公理。第一条公理是："人类总是在沟通"。因为所有的行为都是一种沟通，而一个人不可能没有行为，所以没有人可以不沟通。下面的例子可供参考。

罗德里格斯夫人开始诉说："我真不知道该怎么办才好，拉蒙在学校表现不好，在家也不帮忙做家务。他只想和那些狐朋狗友在一起。而且最糟糕的是，他拒绝和我们沟通。"

治疗师转向拉蒙说："对于这些你有什么想说的吗？"拉蒙什么也没说。他只是懒洋洋地坐在角落里，一脸阴沉。

拉蒙不是"不沟通"。他是在表达自己很生气，并且不想谈论这件事。沟通也发生在非主动的、无意识的或失败的情况下，即发生在缺乏相互理解的情况下。

第二条公理是："所有信息都具有报告和指令的功能"。消息的报告（或内容）方面传递了信息，而指令方面是关于关系的陈述。例如，"妈妈，桑迪打我"既传递了信息，但也暗示了一个指令——你得做点什么。但是请注意，这种暗示性的指令是模棱两可的。这么说的原因是这句话省略了上下文的线索。一个孩子哭着吼出这句话，与一个咯咯笑的孩子说出这句话有非常不同的含义。

在家庭中，指令的信息被模式化为规则，这可以从观察到的大量互动中推导出来。杰克逊使用家庭规则这个词来描述规律（而不是规矩）。没有人制定这些规则。实际上，家庭通常不知道它们的存在。

家庭互动的规则或规律是为了维持家庭的稳定。内稳态机制使家庭在面临破坏时恢复平衡，从而抵制改变。杰克逊通过"家庭内稳态"这个术语来描述家庭系统中保守的部分，类似于控制论中负反馈的概念。根据沟通分析，家庭作为一个目标导向的和规则管理的系统进行运作。

沟通理论家没有去寻找潜在的动机；相反，他们做出了循环因果的假设，并分析了家庭的沟通模式，这些沟通模式以刺激–反应链的形式像反馈回路一样被连接在一起。当对家庭成员问题行为的反应加剧了问题时，该链条被视为一个正反馈回路。这种构想的优点在于，它把重点放在了使问题持续存在的相互作用上，并指出这种相互作用是可以改变的，而不是探索造成问题的潜在原因，因为潜在原因通常不会改变。

策略派治疗师将正反馈回路作为他们模型的核心。对 MRI 团队来说，关于家庭中问题的形成，这个模型发展出了一个简单而有力的原则：家庭在生活过程中会遇到许多困难，而困难是否会成为问题，取决于家庭成员如何应对。

也就是说，家庭经常以错误的方式尝试解决他们的困难，并且在发现问题依旧存在时，仍然固执地采用原有的方式。这只会使问题升级，从而引发更多相同的问题，直至产生恶性循环。以贾马尔一家为例，贾马尔因为妹妹的出生而感觉受到威胁，他可能会因此变得脾气暴躁。他的父亲可能会认为这是一种挑衅，并试图用惩罚的方式让他的举止与年龄相称。但是，父亲的严厉只会让贾马尔相信父母对妹妹的爱胜过对他的爱，于是他的脾气变得更加暴躁。父亲越严厉，贾马尔就变得越疏远。这是一个不断升级的正反馈回路：家庭系统对其中一个成员的偏差行为做出反馈，这种反馈旨在抑制偏差行为（负反馈），结果反而强化了偏差行为（正反馈）。贾马尔的父亲需要改变他的解决方案。如果父亲能安慰贾马尔而不是一味地批评他，那么贾马尔可能会冷静下来。然而，这个系统受到不成文的规则的支配，这些规则只允许父亲把贾马尔的行为解释为对自己的不尊重。如果父亲要改变他的解决方案，就必须修改这个规则。

在大多数家庭中，未被言说的规则支配着家庭成员的各种行为。当家庭规则导致僵化的解决方案时（就像上述案例所展示的那样），需要改变的就不仅仅是行为，还有规则本身。当系统中只有特定的行为发生变化时，这属于第一序改变，而不是第二序改变。第二序改变出现在系统规则发生变化的时候。那么，怎么才能改变规则呢？一种方法是重构，即将父亲对贾马尔行为的解释从不尊重转变为害怕流离失所，从恶劣转变为悲伤。有关如何将第一序改变和第二序改变应用于上述案例的示例，请参见表5.1。

表 5.1　第一序改变和第二序改变

第一序改变
• 妈妈开始用五角星来奖励儿子做家务
• 父母尝试多种策略来让女儿按时回家
• 父亲做两份工作以应对不断增长的家庭开支
第二序改变
• 父母齐心协力解决儿子的行为问题
• 在认识到女儿已经长大的前提下，父母与女儿就回家时间进行协商
• 母亲从事一份全职工作，父亲承担更多的家务

MRI 的方法非常简单：（1）识别维持问题的正反馈回路；（2）确定维持这些互动的规则；（3）找到改变规则的方法，以中断维持问题的行为。

杰伊·海利带着他对行为的继发性人际获益的兴趣，把功能主义元素融入了对控制论的理解中。后来，他把和米纽庆一起工作多年所发展起来的结构概念也融入其中。例如，海利可能会注意到，每当贾马尔和父亲吵架时，母亲都会通过批评父亲来保护儿子。海利也可能会看到，当母亲批评父亲时，贾马尔会变得更加激动，试图将父母的注意力从他们之间的冲突转移到自己身上。

海利认为围绕家庭**等级结构**（hierarchical structure）的规则至关重要，并发现大多数问题背后都隐藏着不恰当的父母等级。

为了处理问题的继发性获益情况，海利借用了艾瑞克森的**考验**（ordeals）技术，使得维持症状的代价大于放弃症状的代价。对这个技术的说明可以参考艾瑞克森的著名策略，他规定失眠症患者每晚必须设置闹钟，以叫醒自己去给厨房地板打蜡。海利尝试着解释道，所有治疗都基于考验技术，而人们作为来访者通常会为了避免这些考验而做出改变。

与海利一样，帕拉佐利、博斯科洛、切钦和普拉塔也关注家庭中的权力游戏及为整个家庭服务的具有保护功能的症状。他们探索了几代家庭的历史，为他们关于"儿童的症状变得不可或缺"的假设寻找证据。这些假设通常涉及精巧复杂的家庭联盟和结盟的网络。他们指出，患者出现症状是为了保护一名或多名家庭成员，以维持扩展家庭联盟脆弱的网络。

正常的家庭发展

根据一般系统论，家庭和所有生命系统一样，依赖于两个重要的过程。首先，通过负反馈，家庭在面临环境挑战时保持其完整性。如果没有连贯的结构，任何生命系统都无法生存。其次，过于僵化的结构会使系统无法适应不断变化的环境。这就是正常的家庭也存在**正反馈机制**（positive feedback mechanism）的原因。负反馈抵抗干扰，正反馈强化创新以适应不断变化的环境。正反馈通过沟通发生作用，这就可以更清楚地说明：健康的家庭之所以能够改变，是因为他们可以清晰地沟通并灵活地适应环境。

MRI 小组坚决反对有关正常家庭的标准，米兰小组则努力保持中立的态度。他们没有先入为主的观念或标准的模型，而只是向家庭提问。这些问题帮助家庭进行自我审视，也暴露出家庭中隐藏的权力游戏。他们相信，家庭可以通过这种方式自行调整。

与这两种相对主义的疗法相反，海利的评估基于对健康家庭的功能的假设。他的疗法旨在帮助家庭重组为一个功能性更强的结构，这个结构具有明确的边界和代际等级。

行为障碍的发展

有症状的家庭被视为陷入了一种功能失调但自我平衡的互动模式中。这些家庭固守自己的僵化模式，并用负反馈对变化的迹象做出反应。也就是说，变化不被视为成长的机会，而被视为一种威胁。下面的案例研究说明了这一点。

案例研究：拉班

拉班是一个安静的男孩，也是独生子。他的父母来自东欧，是正统的犹太教徒。父母离开了自己的小农场来到美国，在一个大城市的工厂里工作。虽然他们现在不再受到宗教迫害的威胁，但始终有一种陌生感，觉得自己与新邻居们格格不入。他们深居简出，但在抚养拉班的过程中收获了很多乐趣。

拉班是一个身体虚弱的孩子，有许多奇怪的行为举止。但在拉班的父母看来，他是完美的。后来，拉班上学了。他开始与其他孩子交朋友，并渴望被接纳，也养成了一些美国式的习惯。他嚼口香糖，看动画片，骑着自行车到处逛。父母不仅对拉班嚼口香糖和热衷看电视的行为感到恼火，还对他与异教徒儿童玩耍的渴望感到由衷的失望。父母来到美国是为了逃避宗教的迫害，而不是为了拥抱多元化，更不是为了被同化。在他们看来，拉班是在拒绝他们的价值观——"他一定有问题"。当父母打电话给儿童指导诊所时，他们确信拉班出了问题，所以请求工作人员"让拉班恢复正常"。

策略派模型对问题如何发展提供了三种解释。第一种是控制论角度：因为错误的解决方案，困难变成了长期问题。第二种是结构性角度：不协调的等级制度导致问题的发生。第三种是功能性角度：当人们试图暗中保护或控制彼此时，问题就会出现，使得症状为系统服务。MRI 小组只接受了第一种解释，而海利和米兰小组则接受了所有这三种解释。为了澄清这些差异，请参考如下案例研究。

案例研究：朱万

16 岁的朱万最近开始拒绝出门。MRI 治疗师可能会询问朱万的父母，他们如何试图让朱万大胆地走出家门。重点将放在父母尝试过的解决方案上，MRI 治疗师假设这些方案可能会让朱万一直拒绝。另外，MRI 治疗师也会关注父母对朱万行为的解释或构想，并相信父母对问题的构想可能会导致他们采取错误的解决方案。

海利派的治疗师可能会对父母尝试过的解决方案感兴趣，但也会询问一些其他的问题，比如父母的婚姻状况、朱万卷入父母或其他家庭成员之间的斗争的方式，以及朱万的症状可能具有的保护性质。治疗师会假设，朱万的行为可能是功能失调的三角关系的一部分。治疗师可能会进一步假设，这种三角化模式是由父母之间未解决的冲突引发的。麦迪尼斯也会对这个三角关系感兴趣，但同时会好奇朱万的行为可能会如何帮助父母回避一些威胁性的问题。

米兰系统治疗师不会过多地关注父母尝试过的解决方案，而是会询问家庭中过去和现在的关系。通过这样的方式，治疗师将试图揭露一个权力联盟网络（通常会持续几代人），正是这个网络构成了家庭的权力游戏。这样的游戏让朱万不得不用他的症状来保护其他家庭成员。例如，家庭成员可能会提到，如果朱万长大后离家，他的母亲将卷入和她自己父母的权力斗争中，而她生了一个有症状的孩子，于是就能避免这种情况。此外，如果朱万拥有一个失败的人生，那么他的父亲就不会因为有一个在成就上超过自己的孩子而感到被羞辱。

治疗机制

在家庭治疗的早期，治疗目标只是为了改善沟通。后来，目标被细化为改变维持问题的特定沟通模式。治疗师可以指出有问题的序列，也可以简单地阻止它们以实现治疗转变。第一种策略依赖于洞察力，取决于来访者改变的意愿。第二种策略则试图在家庭的游戏中击败家庭。

对 MRI 学派来说，解决问题的方法在于改变维持症状的错误的解决方案。MRI 学派相信，如果来访者认识到僵化的行为反应所产生的结果，那么解决问题的策略就会变得更加灵活。当这种情况发生时，来访者就实现了第二序改变，即对问题进行反应的规则发生了变化。例如，玛丽亚因为晚上回家的时间与父亲大吵了一架，父亲步步紧逼。然后，她离家出走并住在了朋友家里。一级干预可能是帮助玛丽亚的父亲找到更有效的惩罚措施，来驯服他失控的孩子。二级策略性干预可能是引导父亲在女儿身边时表现出失望和悲伤，暗示自己已经放弃了控制她的企图。玛丽亚以前感觉被父亲困住了，现在她感觉有些担心父亲，也变得更加通情达理。父亲了解到，当尝试过的解决方案不起作用时，他需要尝试不同的方法。这就是第二序改变，因为它改变了父亲和女儿互动方式的规则。

海利认为，告诉人们做错了什么只会唤起阻抗。他确信，行为的改变可以带来观念的改变，反过来则不行。米兰小组改变了这种行为主义的观点。他们更感兴趣的是让家人以不同的方式看待事物（通过一种被称为"积极赋义"的重构技术，后文将继续讨论），而不是让他们以不同的方式行事。这种从行为到认知的转变为建构主义和叙事疗法运动奠定了基础（详见第 3 章和第 12 章）。

治疗

评估

MRI 评估的目标是：（1）定义一个可解决的症状；（2）确定维持症状的尝试性的解决方案；（3）了解来访者描述问题的独特语言。前两个目标指明在哪里进行干预，第三个目标指明如何干预。

评估的第一步是获得症状的具体行为描述，包括家庭中谁认为这是一个问题及为什么现在它成为一个问题。当治疗师问"是什么问题让你们今天来到这里"时，许多来访者会模棱两可地回答"我们之间没有沟通""我们认为我们 14 岁的孩子很沮丧"或"克拉伦斯似乎有多动症"。MRI 治疗师会询问这些主诉的确切含义。"我们之间没有沟通"可能意味着"无论我说什么，儿子都要跟我吵架"或"我丈夫从不跟我说话"；"沮丧"可能意味着悲伤而疏远，或者闷闷不乐；"多动"可能意味着不听话或无法集中注意力。一个有用的问法是："如果我们有这个行为的录像，它会是什么样子？"

一旦定义了问题，治疗师就会试着确定谁尝试过解决它以及如何解决它。有时，尝试过的解决方案可能使事情变得更糟。例如，一个妻子唠叨她的丈夫要花更多的时间陪她，很可能只会把他赶得更远。从本质上看，问题变成了解决方案。

妻子：我唠叨是因为你的疏远。

老公：我疏远是因为你的唠叨。

同样地，因儿子与他自己的妹妹打架而惩罚他的父母可能会让他相信，父母偏爱妹妹。一个为了保持家庭和平而做妻子所要求的一切的丈夫，可能会产生很多怨气以至于开始记恨妻子。

通常，策略派的目标是将来访者一直在做的事情进行 180 度的扭转。尽管干预通常涉及一些替代性行为，但关键是要停止维持问题的解决方案。

掌握来访者独特的语言和他们看待问题的方式十分重要，因为这有助于治疗师以他们可以接受的方式提出建议。例如，一位信仰虔诚的妻子可能会接受用祈祷的方式让丈夫更顾家的建议，而不是继续批评他的失败。在 V. 肖汉姆（V. Shoham）和 M. J. 罗尔博（M. J. Rohrbaugh）的案例中，一名年轻女性的男友总因为嫉妒而指责她，而她试图安抚男友的行为可能使这种指责持续下去。可惜的是，她尝试给男友讲道理却没有用，每次都以争吵告终，使得这段关系岌岌可危。不过，这位女士热衷于正念冥想，于是治疗师建议，下次男友再因为嫉妒而指责她时，她可以告诉男友自己感到很紧张，并且需要冥想。

海利的评估始于对问题的仔细界定，需要每个家庭成员从自己的角度来表述。然而，与 MRI 小组不同的是，海利还探讨了家庭结构导致问题的可能性——尤其是病理性的三角关系或跨代联盟。

除了结构问题，海利和麦迪尼斯还考虑了问题行为的继发性人际获益。根据海利的说法，患者显而易见的无助感往往是一种与他人建立联结的力量来源，因为患者的渴望与恐惧主宰了这些人的生活。

在米兰模型中，评估从一个初步假设开始，该假设会在初始会谈中得到确认或否定。这些假设通常基于这样一种理论，即索引患者的问题对家庭具有保护功能。因此，对当前问题的评估及家庭对它的反应基于一系列提问，这些提问把家庭当作层层相扣的关系系统来探索。例如，治疗师会问"谁更担心这个问题，是你还是你的妻子"。根据来访者对这个问题的回答，治疗师就可以做出关于家庭成员之间亲疏远近的假设。评估的最终目标是对问题形成系统性的视角。

治疗技术

尽管策略派治疗师都相信需要用间接的方法来引导家庭改变，但他们为此开发出了截然不同的技术。

MRI 疗法

MRI 模型的治疗程序包括如下 6 个步骤。

1. 介绍治疗设置
2. 问询和界定问题

3. 评估问题维持的行为

4. 设定治疗目标

5. 选择和进行行为干预

6. 结案

一旦完成第一步，治疗师就会要求家庭对其主要问题进行明确的界定。如果一个问题被用模糊的语言表述出来，如"我们只是合不来"，或者被用推断性的原因表述出来，如"爸爸的工作让他很沮丧"，治疗师就会帮助他们将其转化为明确而具体的目标，提出诸如"情况好转之后的第一个迹象会是什么"之类的问题。

在确定了问题和目标后，MRI 治疗师会询问家庭尝试过的解决方案。维持问题长期存在的解决方案往往属于以下 3 类之一。

1. 否认问题的存在；行动是必要的，但没有采取行动。例如，越来越多的迹象表明他们十几岁的儿子正在滥用药物，但他们却什么都不做。

2. 努力解决并非是问题的事情；在不应该采取行动的时候采取行动。例如，父母因孩子自慰而惩罚孩子。

3. 在某个框架下，解决问题的方案无效；采取了错误的行动。例如，丈夫给妻子买礼物，而她想要的是爱情。

一旦治疗师想出一种使问题维持的序列发生改变的策略，就必须说服来访者遵循这个策略。为了使指令生效，MRI 治疗师可能要重新定义问题，以增加来访者遵守指令的可能性。因此，治疗师可能会告诉一个愤怒的青少年，他的父亲之所以惩罚他，是因为这是他父亲唯一知道的表达爱的方式。

为了中断问题维持的序列，策略派治疗师可能会试图让家庭成员做一些与常识背道而驰的事情。这种违背常识的技术被称为悖论干预。瓦茨拉维克和他的同事们描述了一对年轻夫妻的困扰，他们的父母把他们当作孩子来对待，所以总想帮他们处理一切事务。尽管丈夫有足够的薪水，父母仍然继续给他们寄钱和赠送厚礼，甚至帮他们支付一些餐厅的支票等。策略派治疗小组通过让这对夫妻变得更加无能（而不是更加胜任）的策略，解决了他们与溺爱父母之间的困境。这对夫妻不再试图向父母表明他们不需要帮助，而是表现出无助和依赖，以至于父母感到很生气，最终不再管他们了。

最常见的悖论干预技术是症状处方。症状处方是指，告诉家庭继续或美化它们所抱怨的行为。在某些情况下，症状处方要建立在希望家庭可以尽量遵守的基础上，从而迫使它们改变已经尝试过的解决方案。例如，如果让郁郁寡欢的乔治每天尝试多次陷入抑郁情绪，并要求他的家人鼓励他继续悲伤，那么他们将不再无效地试图让他振作起来，他也不会因为没有变得快乐而感到内疚。

在其他时候，治疗师开症状处方可能是因为暗地里希望来访者会反抗这个指令。治疗师鼓励乔治继续抑郁，因为这样可以让他的兄弟（乔治总想跟他竞争）感到优越。

有时，治疗师开症状处方是希望这样做可以使维持问题的关系网络浮现出来。治疗师会告诉乔治应该保持抑郁，因为这样他才能继续得到母亲的关注，这将阻止他的母亲向他的父亲寻求情感的满足，因为父亲仍然与自己的母亲过分亲密。

为了防止权力斗争，MRI治疗师避免采取独裁立场。他们用低调的姿态表现着谦逊，这也有助于减少来访者的阻抗。尽管一些策略派治疗师的这种低调的姿态是假装出来的，但这种谦虚的立场与已故的约翰·威克兰德那谦逊的性格是一致的。坐在呼出的烟雾中的威克兰德劝阻家庭不要试图改变得太快，提醒它们要慢慢来，并告诉它们一旦出现改善，症状就有可能复发。这种**抑制**（restraining）技术强化了治疗师低调的姿态。

案例研究：哈珀丽特和穆罕默德（第一部分）

哈珀丽特和穆罕默德是一对40岁出头的印度新婚夫妻，他们因为日益加剧的冲突来寻求婚姻咨询师的帮助。穆罕默德的家人希望他成为一名医生，但他却成了一名医疗器械推销员。他在20岁左右时曾尝试成为一名医生，但并不喜欢那些课程。他没有去医学院深造的打算，从表面上看是因为他现在已经40多岁并且结婚了，实际上是因为他内心深处不想去——尽管他坚信自己应该去医学院深造。每次他们的生活出现问题时，穆罕默德都会将其归咎于他不是医生的事实。例如，当他们缺钱时，他就会想如果自己是一名医生，就不会发生这种情况；当他被服务员无礼对待时，他就会想如果自己是一名医生，就会得到更多的尊重。当他感觉生活毫无意义且单调重复时，他也会归结于自己没有成为一名医生。他意识到这种信念是不合逻辑的，但他无法动摇它。他没能成为医生的想法，常常会使他陷入一种阴暗的情绪中，每次这种阴暗的情绪都会持续一周或更长的时间。在此期间，他的工作也会受到影响，他还会忘记做家务，只能让妻子哈珀丽特接手。最近的一次忧郁迫使他们前来寻求治疗，目前治疗已经持续了将近两个月。

起初，哈珀丽特非常支持并同情丈夫，但她也认为丈夫的想法不合逻辑，丈夫的过度反应也让她感到沮丧。她不在乎他是不是医生。她指责他以忧郁为借口不帮忙做家务，并害怕他的悲观情绪会笼罩整个家庭。随着时间的推移，她开始用愤怒来回应穆罕默德的忧郁，如果不起作用，她就会变得疏远和冷漠。她对随之而来的额外工作感到不满——她自己也有一份全职工作，而且穆罕默德正在失去她的尊重。"别抱怨了，做个男人"正在成为她的口头禅，而这对穆罕默德来说无疑是雪上加霜。

除了穆罕默德的"医生螺旋"以外，他们的婚姻状况还算良好。他们喜欢在一起共度时光，两个人之间的沟通和性生活良好，也关注彼此的需求。因此，他们的治疗师假设，如果哈珀丽特能帮助穆罕默德停止他的"医生螺旋"，他们就没什么问题了。起初，哈珀丽特尝试了认知行为疗法（CBT）。由于穆罕默德整天因工作原因和医生待在一起（他把这比作一个酒鬼在酒吧上班），哈珀丽特让穆罕默德去问他的医生同事："如果可以重来一次，你是否会选择成为一名医生。"尽管超过 90% 的人说"不会"，穆罕默德也承认他们中的大多数人看起来很痛苦，但他仍然痴迷于成为一名医生。这没有吓倒哈珀丽特，她让穆罕默德继续去问他的父母是否真的因为他不是医生而对他感到失望。哈珀丽特向他打包票，父母也不会在乎。穆罕默德去问了，尽管父母说"不"，但穆罕默德仍然确信他们只是在照顾他的感受。显然，直接的 CBT 行不通。

反思并回答

1. 为什么哈珀丽特和穆罕默德可能是策略派治疗的候选人？

2. 如果你是一名策略派治疗师，你会尝试哪种类型的悖论干预？为什么？

3. 在三类维持问题的解决方案中，穆罕默德选择了哪一种？因此，治疗目标应该是什么？

4. CBT 在这种情况下失败的原因是什么？

机智还是虚伪

和许多策略派的干预技术一样，抑制技术可以是诚实的，也可以是具有操纵性的。实际上，大多数人不会改变，情况也很可能保持现状。治疗师告诉人们"慢慢来"或"情况可能不会改变"既可以是真诚的表述，也可以是精心设计的、用来激励来访者证明治疗师是错的。同样地，虽然悖论干预的指令可以通过笨拙的叛逆心理来传递，如"哦，不，不要把我扔进荆棘丛中（眨眼）"，也可以用更巧妙的措辞来表达，如"也许你应该继续在早上叫瑞奇去上学，毕竟你不想让他过早承担太多责任"。悖论干预的指令看起来很机智，因此它得到了很多关注，尤其是在工作坊里。但 MRI 方法的本质不是欺骗、谋算或挑衅，而是为了发现家庭正在做些什么使得问题长期存在，然后再让它们尝试不同的解决方案。通常，家庭只有在直接的方法遇到阻力之后才会采用间接的方法。

海利和麦迪尼斯疗法

杰伊·海利的疗法更难描述，因为它是为了满足每一个个案的特定要求而量身定制的。如果在 MRI 疗法中，"策略"意味着系统性，那么在海利的疗法中，它也意味着巧妙。与其他策略派疗法一样，海利的关键技术也是使用指令。但海利的指令并不是简单地用某种手段欺骗家庭或扭转它们正在做的事情，而是针对每一个个体的特定要求提出经过了深思熟虑的建议。

海利认为，要想治疗顺利地结束，就必须恰当地开始。因此，他非常注重治疗的初始访谈。不管谁是被认定的患者，海利都会先访谈整个家庭。他的初始访谈包括四个阶段：社交阶段、问题阶段、互动阶段和目标设定阶段。

海利利用首次会谈的最初几分钟来帮助所有家庭成员都放松下来。在社交阶段，他特意和每个家庭成员打招呼，并尽量确保让他们都感到舒适。作为一个好主人，他希望他的客人感到宾至如归。治疗进入问题阶段时，海利会开始询问每个家庭成员的观点。由于母亲通常比父亲更重要，因此海利建议先与父亲沟通以增加他的参与度。这个建议是典型的"海利式策略"。

在问题阶段，海利会仔细聆听每个家庭成员如何描述问题，并确保没有人打断其他人的发言。在这个阶段，海利会寻找有关三角关系和等级的线索，但他不会分享这些观察结果，因为这可能会使家庭采取防御措施。

一旦家庭中的每个成员都有机会发言，海利就会鼓励他们互相讨论各自的观点。在互动阶段，治疗师可以观察而不是仅仅倾听与问题有关的交流。在他们交谈时，海利会努力寻找某些家庭成员之间结成的、对抗其他家庭成员的联盟。家庭等级结构的功能如何？父母是在合作，还是在互损？

有时，海利会通过给家庭布置一项任务来结束首次会谈。在随后的会谈中，指令发挥了核心作用。有效的指令一般不会采用简单建议的形式，简单建议鲜有帮助，因为问题通常会由于某种原因持续存在。关于如何有效地使用指令的指南，请参见表 5.2。

表 5.2　指令的有效应用

> **指令不仅仅是为了带来改变，它们也被用来建立一种关系**：肯德拉的父母没有听从治疗师的建议——坐下来和女儿讨论该怎么处理她"晚上回家超过规定时间"的行为。治疗师将其视为负反馈，因为它推动了不受欢迎的改变，而这是来访者对建议的回应。此后，治疗师避免直接提出建议，而是更专注于倾听父母的抱怨
>
> **有些指令是直截了当的**："与其在哈维尔抱怨时反驳他，不如试着倾听他的抱怨，让他一吐为快，而不去和他争论。争论就像乒乓球——需要两个人才能打得起来"
>
> **有些指令是间接的**："本周不要做任何改变，但要把你批评和支持妻子的频率记在纸上"
>
> **间接的指令通常在直接的指令不奏效的情况下使用**：当蒙塔尔沃夫妇报告他们轮流说和听的尝试并不顺利时，治疗师建议他们再试一次，但这次听的人应该记下来是什么让自己难以在不打扰对方的情况下聆听对方

认识治疗师

杰伊·海利

杰伊·海利是一位杰出的战略家和敏锐的评论家，他是创立帕洛阿尔托学派沟通模式和策略派家庭治疗的领军人物，二者都从 20 世纪 70 年代开始流行。杰伊·海利师从三位家庭治疗发展中最有影响力的先驱——格雷戈里·贝特森、米尔顿·艾瑞克森和萨尔瓦多·米纽庆，并将这些创新思想家的想法融合起来，形成了他自己独特的家庭治疗学派。海利开发出一个短程治疗模型，专注于患者症状的背景和可能的功能，他使用指令指导来访者采取与他们适应不良的行为相反的方式行事。在海利看来，比起让来访者理解为什么会出现这些问题，帮助来访者积极地解决他们的问题更为重要。

以下两个案例摘自海利的《问题解决疗法》（*Problem-Solving Therapy*）一书。在其中一个案例中，一对不习惯秀恩爱的夫妻被要求秀恩爱来"教他们的孩子如何表达情感"。在另外一个案例中，一位无法控制自己 12 岁儿子的母亲决定送他去军校。海利建议，因为儿子不知道在军校的生活会有多么艰难，所以最好让母亲帮助他做好准

备。他们都同意了这个建议。海利给母亲指令，让她教男孩如何立正、讲礼貌，以及每天早上整理床铺。两个人像玩游戏一样遵循这些指令，母亲扮演军官，儿子扮演列兵。两周后，儿子表现得很好，母亲也觉得没有必要把他送走了。

海利疗法的独特之处在于，他专注于心理症状的继发性人际获益。人们能从自己的症状中收获一些东西，这个想法被大多数治疗流派否认，因为它们认为这属于一种对受害者的责备。海利的观点并不是认为人们为了操纵他人而变得焦虑或抑郁，而是这些问题一旦发展起来，就可能会在人际互动中发挥作用。

案例研究：使用指令

在杰罗姆·普莱斯处理的一个案例中，一个 13 岁的女孩因为长期逃学而被提交给少年法庭。她多次逃学，父母和学校的行政人员尝试了一系列威胁和惩罚，但都无济于事。在法庭上，法官建议女孩接受心理治疗。

普莱斯首先通过提问来寻找女孩逃学的原因。最直接的问题就是："你不上学的时候去哪儿了呢？"令治疗师感到惊讶的是，女孩说她去了 92 岁的祖母家。女孩的父母认为她在利用祖母。然而，当普莱斯问"为什么去那儿"时，他了解到女孩的祖母一个人住，祖母一直担心自己会跌倒。祖母的孩子很少去看望她，也没有直接解决她的困扰，所以孙女自己去负责祖母的安全。

普莱斯的指令既与女孩逃学的目的有关，也与家庭显露出的等级不平衡有关。他鼓励女孩的父母多看望祖母，白天雇一名看护陪伴她，并在当地的老年中心为她安排活动。这个女孩现在知道祖母是安全的，而且父母现在对此负责，于是就回到了学校。

"隐喻"是海利疗法中的另一个主题。在海利的疗法中，症状通常被视为潜在问题的隐喻。因此，孩子在学校的问题可能反映了父母的工作问题。一个成绩不佳的孩子可能反映了一对不尽责的父母。一个物质成瘾的孩子可能只是一个线索，反映出家庭中的其他人正在秘密地以自我毁灭的方式行事。37 岁的玛格丽因为她 3 岁的女儿向治疗师求助。每次她们去逛商店，女儿都会偷东西，比如一包口香糖或糖果。经过进一步探索，治疗师得知玛格丽与她最好朋友的丈夫有染。由此看来，偷窃的隐喻得到了恰当的证明。

麦迪尼斯描述了一种关系如何隐喻性地复制另一种关系。父母会和孩子争执哪些本该在父母之间解决的事情。两个孩子争斗的方式，就像父母没有把注意力放在孩子身上时的争斗方式一样。

麦迪尼斯还讨论了夫妻之间的权力不平衡问题及其如何在大量的症状中发挥作用。事实证明，权力更小的伴侣会产生最多的情绪问题。抑郁、头痛、物质滥用、饮食失调和恐怖症等症状不但会给患者带来负担，也会给其他家庭成员带来负担。家庭中的其他成员会拼命地想办法解决这些症状，但有症状的成员可能会拒绝接受帮助，通过维持麻烦的症状来保持一种反常的力量感。这个过程通常是无意识的，这种思考方式不是在提供一种客观事实，只是一个可能有效的临床假设。

从平衡权力的角度来看待种种争斗，治疗师能够对夫妻卷入的闹剧有更灵活的看法。施虐者是否真的需要在孩子的生活中扮演更多角色？伴侣是否需要培养一个兴趣爱好来帮助自己感觉更成功？

海利的策略派疗法的巧妙之处可以通过观察高冲突的离婚案例来理解。海利不会将高冲突的夫妻视为病态的，而是从发展和家庭生命周期的角度来看待他们。这种疗法试图提出善意的假设，以尽可能好的方式来描述来访者。与其将前配偶视为人格障碍患者，海利派治疗师更倾向于将他们视为一对仍然需要在情感上实现分离的夫妻。这种概念化为治疗师提供了关于需要做什么来解决问题的灵感。

案例研究：罗伯和梅丽莎

罗伯和梅丽莎离婚之后，他们仍然继续因为 17 岁的女儿玛尔塔的各种事情而争论不休。当治疗师问玛尔塔，这些争论和父母结婚时的争论是否一样时，她叹了口气说它们"完全一样"。治疗师问罗伯和梅丽莎是否真的愿意真正地放手。双方都不认为他们在情感上仍然在一起，于是治疗师要求他们证明事情不是这样的。

治疗师要求罗伯和梅丽莎收集婚姻中的纪念品并写下他们想忘记的婚姻中的事件。治疗师带领他们进行了一个为期约 1 个月的仪式，他们带来了纪念品和记录本，向对方描述它们，并说明为什么他们在生活中不再需要这些东西。然后，他们在治疗师面前仪式性地烧掉这些物品。治疗师指导这对夫妻将灰烬放进一个罐子里，并在周末前往密歇根州北部。在那里，他们找到了一片原始松林，并按仪式将装有灰烬的罐子埋葬。在治疗师的建议下，他们继续乘船游览，在特定的时间以特定的方式将他们的结婚戒指（他们一直保留着）扔进了苏必利尔湖的深处。

詹姆斯·凯姆（James Keim）和杰伊·拉宾（Jay Lappin）描述了一种适用于妻子唠叨和丈夫退缩的案例的策略。首先，他们将问题重新定义为"谈判过程中的故障"。这对夫妻被告知，谈判是一种对话，其中一方提出要求，另一方提出报价。这种重构允许妻子提出要求，而不会认为自己是一个唠叨的人；丈夫则认为自己在谈判中有所收获，而不是一个被迫向妻子屈服的受挫的人。

凯姆和拉宾建议把谈判过程作为一种"有趣的练习"介绍给夫妻，旨在让他们回到和谐的正轨。然后，这对夫妻会收到一份讲义，讲义会详细地说明如何以建设性的方式进行谈判。治疗师会要求他们在会谈中就容易的问题进行谈判，并在回家之后尝试解决更加困难的问题。谈判先发生在会谈中，然后再发生在家里。最后，这对夫妻注意到，即使在谈判结束后，他们也可能选择不接受这些交换条件。有时，比起试图改变问题所付出的代价，忍受某些问题更加可取。

麦迪尼斯观察到，人们在游戏中会做一些他们通常不会做的事情，于是他发展出了一系列的**假装技术**（pretend technique）。其中一种策略是让一个有症状的孩子假装有症状，并鼓励父母假装提供帮助。这样，孩子就可以放弃实际的症状，因为假装有症状同样是在为相同的家庭功能服务。麦迪尼斯总结了如下两个案例来说明假装技术。

案例研究：使用假装技术

案例一

一位母亲来寻求治疗师的帮助，因为她 10 岁的儿子患有夜惊症。麦迪尼斯怀疑这个男孩是在担心他的母亲。他的母亲很穷，不太会说英语，而且失去过两个丈夫。因为男孩有夜惊症状，所以治疗师要求全家人都描述自己的梦境。只有母子俩做噩梦。在母亲的噩梦中，有人闯进了他们家。在男孩的噩梦中，他被一个女巫袭击了。麦迪尼斯问，当孩子做噩梦时，母亲会怎么做。母亲说，她会把他抱到床上，让他祈祷。她认为，孩子的噩梦是魔鬼在作祟。

麦迪尼斯的猜想是，男孩的夜惊症是母亲恐惧的隐喻表达，他在试图帮助他的母亲。因为只要男孩感到害怕，他的母亲就必须坚强起来。不幸的是，母亲在保护孩子的同时，也因为谈论魔鬼吓坏了孩子。因此，母亲和孩子都在以非建设性的方式互相帮助。

麦迪尼斯告诉所有家庭成员，让他们现在假装待在家里，母亲假装害怕有人闯入，让儿子来保护母亲。通过这种方式，母亲不得不假装需要孩子的帮助，而不是真正需要。起初，这个家庭很难演好这个场景，因为在儿子帮忙之前，母亲会自己击败假想的强盗。她通过这种方式来传递一个信息，即她有能力照顾自己，不需要儿子的保护。在男孩打败强盗的剧本上演之后，大家就这个表演进行了讨论。母亲解释说，她觉得扮演这个角色很难，因为她可以保护好自己。

麦迪尼斯给这个家庭布置了家庭作业，要求家庭成员在这周的每天晚上重复这个戏码。如果男孩在睡梦中尖叫，母亲就要叫醒他并重复这一幕。麦迪尼斯告诉他们这样做很重要，无论晚上有多晚、他们有多疲倦，都必须这样做。孩子的夜惊症很快就消失了。

案例二

一位母亲来寻求治疗师的帮助，因为她 5 岁儿子的脾气不受控制。在与整个家庭交谈了几分钟后，麦迪尼斯让男孩假装发脾气，向母亲展示一下他发脾气是什么样子。"好吧，"他说，"我是无敌浩克！"他挺起胸膛，舒展筋骨，做鬼脸，一边尖叫一边踢家具。麦迪尼斯让母亲做她在这种情况下通常会做的事情。母亲的反应是以一种软弱而无用的方式告诉儿子冷静下来。她假装把他送到另一个房间，就像她在家里时做的那样。接下来，麦迪尼斯问母亲这个男孩是否表演得很好。她说是的。

麦迪尼斯要求男孩重复这一幕。这一次他是弗兰肯斯坦，他一边摆出僵硬的姿势，一边扮鬼脸来发脾气。然后，麦迪尼斯与男孩谈论了无敌浩克和弗兰肯斯坦，并祝贺这位母亲培养了一个想象力如此丰富的孩子。

讨论结束后，麦迪尼斯邀请母子俩一起做一个假装游戏。在母亲送他去房间时，孩子假装自己在发脾气。麦迪尼斯让这个男孩要表现得像无敌浩克一样，并且要制造很多噪声，然后让他们假装关上门，拥抱和亲吻。接下来，麦迪尼斯指导母亲假装在发脾气，男孩也要拥抱并亲吻她。麦迪尼斯让这对母子每天早上上学前和下午放学后都表演这两个场景。每次表演结束后，如果孩子做得好，妈妈就会奖励他牛奶和饼干。于是，母亲从一个无助的角色变成了一个权威的角色，负责对儿子的表演进行奖励。

接下来的一周，母亲打电话说他们不需要来治疗了，因为现在男孩表现得很好，也不乱发脾气了。

海利在《考验疗法》（Ordeal Therapy）一书中回溯了他的艾瑞克森派根源。这是

一本案例研究的集合，其中展示了考验技术就是为了使症状带来的麻烦比症状的价值更多。

　　如果让一个人维持症状比放弃症状更困难，那么这个人就会放弃症状。

　　一个标准的考验就是如果来访者在白天出现症状，那么必须在半夜起床并进行剧烈运动。或者来访者每次出现症状时，都必须给和自己关系不佳的人（如岳母或前配偶）赠送礼物。

　　海利还利用考验技术来重建家庭。例如，一个 16 岁的男孩把各种各样的东西塞进自己的肛门，再把它们排泄出去，让他的继母收拾残局。海利的安排如下：在每次发生这样的事件后，父亲必须带儿子到他们家的后院，让男孩挖一个 1 米深、1 米宽的坑，把他所有塞在肛门里的东西都埋在里面。几周后，海利报告男孩的症状消失了，父亲陪伴儿子的时间变得更多了，继母与父亲的关系也更加亲密。

　　目前，虽然海利和麦迪尼斯疗法（即人本主义策略派疗法）仍然包括下达指令，但这些指令现在更侧重于增强家庭成员抚慰和爱的能力，而不是控制彼此的能力。这是一个重大的转变，与家庭治疗"从等级制度的权力分配转向寻找增加家庭和谐的方法"的运动是同步的。

　　人本主义策略派融合了关怀和才智，一个很好的例子是詹姆斯·凯姆与叛逆儿童的工作。他首先让焦虑的父母放心，告诉他们不应为孩子的叛逆负责。接下来他解释道，父母的权威有两个方面——管教和养育。为了避免在权力斗争的同时增强父母的权威，凯姆鼓励他们暂时专注于同情和支持孩子。父母用已经被他们遗忘的表达理解的语言来抚慰孩子，和父母告诉孩子该做什么一样有效果。以前，叛逆的孩子通过与父母所说的一切进行争论的方式来控制家庭的情绪。现在，当孩子慢慢地平静下来时，这种模式就被打破了，然后凯姆会指导父母制定规则并强制执行这些规则。这种策略让父母重新掌权，而不再使用教育孩子时通常采用的高压手段。

米兰模型

　　最初的米兰模型是高度脚本化的：联合治疗师对家庭进行治疗，团队的其他成员观察治疗过程。其标准模式有 5 个部分：会谈前、会谈中、会谈中的讨论、干预和会谈后的讨论。正如路易吉·博斯科洛、吉安弗兰克·切钦、林恩·霍夫曼（Lynn Hoffman）和佩吉·佩恩（Peggy Penn）所描述的那样：

在会谈前，团队提出了关于家庭当前问题的初步假设。在会谈中，团队成员将验证、修正或更改假设……大约 40 分钟后，整个团队将单独开会讨论假设和干预措施。然后治疗师会回到治疗室进行干预，要么对问题情境进行积极赋义，要么让家庭进行与问题情境有关的可以引发家庭改变的仪式……最后，团队将在会谈后的讨论中分析家庭的反应并计划下一次会谈。

正如上述描述中所指出的，主要的干预方式要么是积极赋义，要么是仪式。

积极赋义（positive connotation）是自米兰模型创建以来最有特色的创新。积极赋义源自 MRI 疗法中将症状重新定义为具有保护功能的技术，如卡洛需要保持抑郁以分散父母对婚姻问题的注意。积极赋义避免了家庭成员从患者的症状中受益的暗示。米兰小组发现这种暗示可能会导致阻抗，但如果将患者的行为解释为维护家庭的整体和谐，而不是为了保护特定的人，就可以避免这种阻抗。事实上，每个家庭成员的行为都包含在这种为系统服务的方式中。

治疗团队会对患者的症状如何适用于家庭系统提出假设，在会谈中途的短暂休息后，治疗师会将这个假设连同他们不要尝试改变的指令一起传达给家庭成员。卡洛应该继续自我牺牲、保持抑郁，以此向家人保证他不会像祖父那样成为一个虐待狂。母亲应该继续过度参与卡洛的生活，让他在自我牺牲的同时感觉受到重视。父亲应该继续批评母亲和卡洛的关系，这样母亲就不会抛弃卡洛而成为丈夫的妻子。

暗示家庭的某些成员是"好的"，而另一些成员是"坏的"，会使家庭成员很难将家庭视为一个系统的统一体。因此，积极赋义必须包括整个家庭系统，并确认所有家庭成员的行为都在维持群体稳定和凝聚力。以下是积极赋义的例子：

你们两个都很宽容。里昂，你保守秘密，这样玛尔塔就不会担心了。玛尔塔，你询问里昂的行踪，让他知道你关心他。

亨利，你要忙着工作，以免干扰坎迪斯对孩子们的教育。坎迪斯，你控制孩子们的行动，这样他们就不会浪费时间，亨利也不用费心参与。赛斯和宝拉，你们不会主动做自己该做的事情，这样你们的母亲就会一直感到被需要。

仪式（rituals）被用来让来访者参与一系列行动，这些行动违背或夸大了僵化的家庭规则和传统。例如，一个家庭与其庞大的扩展家庭纠缠在一起，于是，治疗师要求他们每两天进行一次秘密的家庭会议。吃过晚饭后，他们需要锁上门来进行讨论。在此期间，每个家庭成员都要谈论 15 分钟有关这个扩展家庭的事情。与此同时，他们也要对家族的其他成员加倍客气。通过夸大他们对扩展家庭的忠诚，同时又背着扩展家庭谈论它来打破这种忠诚的规则，家庭可以检验并打破使他们功能失调的长期存在的规则。

仪式也被用来使积极赋义的过程变得更加戏剧化。例如，治疗师可能要求每个家庭成员每晚必须向遇到问题的来访者表示感谢。米兰小组还设计了一套基于"奇偶日"形式的仪式。例如，一个在父母的控制下陷入僵局的家庭可能会被告知，在一周之内的偶数日里，父亲应该负责管理来访者的行为，而母亲应该表现得好像她不在那里一样。在一周之内的奇数日里，妈妈应该负责，而爸爸不能插手。就这样，家庭的严格秩序再次被打断，他们必须对彼此做出与以往不同的反应。

积极赋义和仪式是强有力的、能扰动家庭的干预。为了让家庭成员在使用这些方法时保持参与，治疗关系至关重要。不幸的是，米兰小组最初将治疗视为一种权力斗争。他们对治疗师的主要建议是保持中立，以避免偏袒某位家庭成员。这种**中立立场**（neutrality）的态度经常让治疗师表现出一种距离感，因此治疗师在宣布他的戏剧性方案时显得很冷淡。家庭经常因对此感到生气而放弃治疗也不足为奇了。

20 世纪 80 年代初期，最初的米兰小组的成员围绕治疗的性质产生了分歧。尽管塞尔维尼·帕拉佐利不再使用悖论干预技术，但她保持了该模型的策略性和对抗性倾向。她和克里安娜·普拉塔尝试了一种被称为**恒定处方**（invariant prescription）的仪式。

塞尔维尼·帕拉佐利认为精神病患者和厌食症患者陷入了一场"肮脏的游戏"中，这原本是父母之间的权力斗争，而患者不幸被卷入其中。最终，患者会利用自己的症状来试图帮助父母中的一方击败另外一方。在恒定处方中，治疗师会指导父母暗示孩子他们有一个秘密。他们要一起出去一段时间，而且不会告诉其他家庭成员，以营造一种神秘感。他们会以这种方式继续治疗，直到患者的症状减轻。

博斯科洛和切钦也从策略性干预转向合作式治疗。这种方法源于他们的结论，即使指令（积极赋义和仪式）是米兰模型的核心，但米兰模型的价值不在于使用指令，而在于会谈过程本身。他们的治疗以**循环提问**（circular questioning）为中心。循环提问旨在引导来访者在关系背景下看待自己，并从其他家庭成员的角度来看待关系背景，通过这样的方式使来访者去中心化。例如，治疗师可能会问："如果你的父亲愿意对你畅所欲言，你觉得他会如何描述你的母亲与你的妹妹的关系？"这样的问题是结构化的，因此人们必须给出一个相关的答案。

通过对关系模式的询问，问题的循环性质变得明显。让我们一起再回到卡洛家庭的案例中，并想象下面的对话。

问：谁对卡洛的抑郁症感到最心烦？

答：妈妈。

问：妈妈是如何帮助卡洛的？

答：她和他聊天聊很长时间，并试图为他做事。

问：谁最同意妈妈试图帮助卡洛的方式？

答：给他开药的精神科医生。

问：谁不同意？

答：爸爸。他认为不应该让卡洛为所欲为。

问：谁同意爸爸的看法？

答：我们都觉得卡洛太幼稚了。还有外祖母也这么认为。外祖父可能会同意妈妈的看法，但他死了。

问：卡罗是在外祖父去世之前还是之后开始变得抑郁的？

答：我猜是在他去世后不久。

问：如果外祖父没有死，这个家庭现在会有什么不同吗？

答：嗯，妈妈和外祖母可能不会有那么多争吵，因为外祖母不会和我们住在一起。妈妈也不会一直这么难过。

问：如果妈妈和外祖母不吵架，妈妈不那么伤心，你觉得卡洛会怎么样？

答：嗯，我想他也可能会更快乐。但接下来，他很可能又要和爸爸吵架了。

通过循环提问，卡洛问题的框架就逐渐从精神病学问题转变为家庭结构变化后出现的症状了。

博斯科洛和切钦发现，治疗师提问背后的意图决定了提问的用处。一方面，如果治疗师坚持策略派的思维模式——使用提问过程来达到特定的结果——家庭成员会感觉治疗师意有所指，他们的回答就会有所保留。另一方面，如果治疗师是出于真正的好奇而进行循环提问，就好像和家庭成员一起研究关于他们的问题，就可以营造一种氛围，在这种氛围中，家庭可以对他们的困境达成新的理解。

案例研究：哈珀丽特和穆罕默德（第二部分）

哈珀丽特和穆罕默德的治疗师意识到，穆罕默德很难放弃他"只有成为医生才能成功"的信念。尽管他也知道这不合逻辑，但他似乎很难放弃。于是，治疗师决定尝试使用悖论干预技术来应对他的阻抗。治疗师意识到，穆罕默德试图解决的问题并不构成一个真正的问题。她的目标是让默罕默德不再"演戏"——不再纠结于他并非医生的事实。但她并不试图直接通过说理的方式让他停止这种执念，因为她已经尝试了CBT，但没有成功。现在，她决定放大默罕默德的不合理信念，以突出其荒谬之处。她假设，这样做可以让他重新审视成为一名医生的意义和魅力，从而让他放弃这种信念，这将有助于他和哈珀丽特的婚姻重回正轨。治疗师让穆罕默德在做任何决定前，都要问自己一个问题："医生们会怎么想？"为了帮助他记住这一点，他需要把这个问题贴在镜子、厨房冰箱和汽车仪表盘上，并把这句话设为手机屏幕和电脑桌面的背景。无论是决定去哪里吃午饭，还是决定出门走哪条路线，他都要大声地问"医生们会怎么想"，治疗师也要求哈珀丽特在他考虑大事或小事时问他这个问题。"这件衬衫合适吗？""嗯……医生会怎么想？"尽管他们不太情愿，但也同意这么做。

哈珀丽特和穆罕默德笑着出现在下一次会谈中，这让治疗师松了一口气。每天问几十次"医生们会怎么想"确实突显了他执着的荒谬性，他们把整件事变成了一个持续不断的笑话。他们整天来回发短信——"晚饭吃什么？""我们最好知道医生们是怎么想的！"他们玩得很开心。当治疗师问他们从这周的生活中学到了什么时，他们的对话如下。

穆罕默德：我意识到整件事是多么愚蠢。真的，谁在乎医生的想法？他们只是人。这只是一份工作。

治疗师：（带着一丝假装的怀疑）好吧，你在乎！他们的想法和他们是谁非常重要，甚至最重要，对吧？

穆罕默德：（笑）不，不是真的。我现在已经明白了。以前我一直相信，这一点真的很愚蠢。而且一直大声地说出来，这一点也很尴尬。

治疗师：（再次假装不相信）你是说医生们和其他人是一样的吗？怎么会这样？人人都爱医生！医生什么都知道！

穆罕默德：（讽刺地）是的，是的。他们非常聪明。

这时，治疗师转移了话题——强调一种信念的荒谬性和嘲笑某人持有这种信念之间有一条微妙的界线。他们讨论了这样一个事实，即穆罕默德可以使用这个新工具来摆脱他对于医生无所不知的信念。仅仅因为他自己认为成为一名医生才有价值并不意味着这个想法就是真的，而且他现在真的可以放下这个想法了。哈珀丽特也很高兴有一种新的、搞笑的方式来帮他摆脱自己的旋涡，而且这种方式并没有让她成为恶人。一旦她看到穆罕默德取得进步，她心中积聚的怨恨就烟消云散了。

治疗师安排他们在下周继续完成这个家庭作业。但在接下来的一周里，新鲜感逐渐消退，任务变得越来越繁重，穆罕默德对成为医生的想法也越来越恼火，因此治疗师让他们只在需要时使用该技术。

在接下来的一个月里，穆罕默德"成为一名医生很重要"的信念逐渐消退了。"医生们会怎么想"变成了一个私密的笑话。只有在越来越少的情况下，当穆罕默德无法摆脱这个循环时，哈珀丽特才通过一个恰当的提问让他摆脱困境。穆罕默德发现自己仍然有一些关于生活满意度的问题需要解决，于是他和哈珀丽特在治疗会谈中谈论他想成为什么样的人，而不是他后悔没有成为什么样的人。在六个月内，他将职业方向从医学领域转向了自己热爱的领域，他们的婚姻也很顺利。他们甚至烧了他所有的白大褂以表示他的新开始！

反思并回答

1. 你在这个案例中看到了哪些策略派的原则？

2. 为什么 CBT 干预失败了，而悖论干预成功了？

3. 悖论干预在什么情况下是合适的？ 在什么情况下是不合适的？

模型现状

沟通家庭治疗不仅仅是心理治疗在家庭中的应用，也是一种全新的概念化。它的创新之处在于对沟通过程的关注，而不是沟通的内容。沟通被视为反馈和人际权力斗争中的一种策略。

当沟通发生在一个封闭的系统中时，如个人的幻想或家庭的私密谈话，人们就几乎没有机会对沟通进行客观分析。只有系统以外的人才能看到家庭已经习以为常的模式。由于家庭自身在很大程度上并不了解家庭发挥功能的规则，因此检验这些规则的最佳方法就是咨询沟通领域的专家。如今，家庭治疗的主流已经吸收了沟通理论的概念，它以症状为中心的干预措施已经成为策略派和焦点解决模型的基础。

策略派治疗在 20 世纪 80 年代达到了顶峰。经常在治疗中感到被家庭的情绪淹没的治疗师们十分欣赏策略派治疗灵活、规范和方便的特质。但随后，策略派治疗遭到了强烈的反对，人们开始批评它具有操纵性的一面。当沟通治疗师和策略派治疗师被一些家庭顽固的焦虑感困扰时，他们可能会夸大家庭系统不合理的力量。

20 世纪 90 年代，本章中所描述的策略派治疗在家庭治疗的中心位置被更多合作的模式取代。但即使该领域不再过度依赖技术和操作，我们也不应该忽视策略派治疗有用的方面，包括明确的治疗目标、预测家庭对干预的反应、理解和跟踪互动序列，以及创造性地使用指令。

从历史上看，大多数关于策略派治疗有效性的研究都不是很严谨。与本书中的其他任何模型相比，有关策略派治疗的信息都是通过个案报告的形式进行交流的。几乎所有关于策略派治疗的文章和书籍都至少包含一个成功的治疗结果的描述。因此，策略派治疗似乎有很多轶事支持（尽管人们倾向于不写他们失败的案例）。最近，研究人员重新审视了这些策略派思想，并开始执行更严格的方法论，试图提供更多的实证支持。

一些有关策略派家庭治疗疗效的早期研究推动了它的普及。有经典研究发现家庭危机治疗与 MRI 和海利模型有相似之处，三者都大大地减少了住院的需要。J. F. 亚历山大（J. F. Alexarder）和 B. V. 帕森斯（B. V. Parsons）发现，在一项针对罪犯的研究中，与以来访者为中心的家庭治疗、折中派动力学治疗和无治疗对照组相比，功能性家庭治疗更有效。还有研究证明，针对海洛因成瘾者，结合结构派和策略派的家庭治疗具备有效性。这个研究结果令人印象深刻，因为家庭治疗所带来的海洛因戒断天数，是美沙酮戒毒诊所干预后的两倍。

20 世纪 80 年代初期，米兰小组提供了有关神经性厌食症、精神分裂症和罪犯的案例报告，这些案例报告的结果令人惊叹。然而后来，最初的小组成员表达了对该模型的保留态度，并暗示它并不像他们最初展示的那么好用。

虽然最初的米兰模型似乎已经步了恐龙的后尘，但目前有两个正在蓬勃发展的策略派治疗阵营：美国西海岸的 MRI 小组和东海岸的海利和麦迪尼斯创办的华盛顿学派。

　　MRI 小组的一些追随者专注于探索有关社会控制论思想的实证支持。对个体问题和伴侣问题的多项研究表明，当来访者抵制变革时，策略派干预比直接的以情绪或技能为导向的干预更有效。例如，肖汉姆和罗尔博调整了策略派治疗中的 MRI 模型，并针对包括吸烟和酗酒在内的有损健康的问题开发了一种以伴侣为中心的干预措施。迄今为止，他们有关戒烟的研究表明，这种疗法至少与现有的戒烟干预措施一样有效，并且可能对某些高危亚群体（如女性吸烟者和夫妻双方都吸烟的群体）的有效性更高。此外，在对有男性酗酒者的夫妻开展的研究中，他们发现参与高水平的要求 – 退缩互动（正反馈回路）的夫妻更有可能在接受认知行为治疗后脱落；而在以伴侣为中心的策略派干预中，要求 – 退缩水平并不影响脱落率。这似乎表明，在确定哪种治疗最为有效时，夫妻动力的特征或许很重要。策略派治疗往往不那么具有对抗性和指导性，可能更适合这些受到要求 – 退缩互动方式影响的夫妻。

　　在过去的几十年里，迈阿密的一个研究团队一直在发展短期策略派家庭治疗（Brief Strategic Family Therapy，BSFT），这是一种针对青少年物质滥用和行为问题的干预措施。该疗法的几个核心原则借鉴了海利和麦迪尼斯的策略派治疗模型。他们表明，BSFT 具有以下几个特点：（1）务实性（使用任何必要的方法来鼓励变革）；（2）以问题为中心（只关注与特定问题有关的互动）；（3）计划性。此外，与麦迪尼斯对症状功能的思考一致，BSFT 的开发者假定，症状的作用是为了维持家庭的互动模式，如果症状被移除，互动模式就会受到威胁。多年来，BSFT 的开发者进行了大量的临床试验，发现他们的模型成功地使一些家庭参与并坚持治疗，不但减少了青少年物质滥用和相关问题的行为，还改善了家庭功能。

　　人们反对的是刻板技术中那些骗人的花招。但这些花招并不是策略派模型所固有的。例如，MRI 模型强调改变无效的尝试就是一个好的主张。只要人们一直采取自我挫败的策略，就会陷入死胡同。在某些人看来，如果放弃重复的解决方案会导致个体机械地应用逆反心理的话，那么并不是控制论隐喻的问题，而是它的应用方式出了差错。

　　策略派治疗师目前正在整合他们的新思想，并努力跟上 21 世纪的后现代思潮。海利出版了一本著作，展现了他的思想所发生的一个显而易见的演变过程。他的另一本著作也显示出 MRI 模型对心理治疗领域产生的重要影响。此外，一些作者还将 MRI 模型策略性的概念与叙事治疗结合起来。策略派思维的演变令人十分欣喜，因为即使在这个没有权威治疗师的时代，充满智慧的问题解决策略和治疗性指令也还有发展的空间。

复习题

1. 沟通家庭治疗给心理治疗领域带来了哪些基本原理？

2. 描述策略派家庭治疗的演变过程。

3. 本章介绍的三种模型所共有的主要概念和方法是什么？

4.MRI 模型、海利和麦迪尼斯模型、米兰模型的主要治疗技术有哪些？

5. 从 20 世纪 80 年代的鼎盛时期到今天，三种策略派模型是如何演变的？

思考题

1. 你有自己不喜欢的习惯吗？你可以简单地通过做几天相反的事情来尝试改变这个习惯吗？

2. 你认为在什么情况下，操纵是合理的？

3. 有哪些循环问题可以揭示你的同学们之间的一些关系？

4. 对于什么是健康的家庭功能，你认为治疗师应该有一些自己的思考吗？

5. 本章所描述的三种模型的主要的优缺点各是什么？

6. 策略派治疗师说，所有治疗天生都具有操纵性。你同意吗？为什么同意或为什么不同意？

第**6**章
结构派家庭治疗

阅读时，请思考

- 家庭中的动力过程——需求／退缩、控制／反抗等——在多大程度上受家庭整体结构的组织和约束？

- 你会如何描绘你的家庭结构？你会如何描绘你的阶级结构？教授是否会缠结（试图成为朋友）或疏离（难以接近）？你所处的阶段结构会给你带来什么影响？

- "缠结的母亲与疏离的父亲"综合征在多大程度上被视为文化现象？又在多大程度上被视为母亲的错或家庭的错？

- 你能想到一部小说、一部电影、一首歌曲，或者曾经发生过的一件事情将一个家庭的问题描述为某一个人的问题的情况吗？如果考虑到家庭当前的结构，有没有可能的替代性解释？

- 结构派治疗反映了哪些文化规范？你能想到哪些文化规范可能需要对结构派家庭治疗进行调整？如果有，要怎样进行调整？

家庭治疗之所以比较困难，是因为家庭通常是由几个个体组成的集合体，而这些个体又以强烈而不可预测的方式相互影响。结构派家庭治疗提供了一个框架，这为家庭成员的互动带来了秩序和意义。家庭成员行为模式的一致性，让我们看到该模式具有一定的结构，尽管这种结构仅存在于功能层面。虽然构成家庭结构的情感边界和同盟关系是抽象的，但是家庭结构这一概念也能让治疗师以系统而有组织的方式做出治疗干预。

家庭通常会针对特定的问题向治疗师寻求帮助，比如行为不当的孩子或感情不和睦的夫妻。家庭治疗师不仅会关注这些问题的具体细节，还会关注家庭针对问题所进行的尝试。在尝试解决问题的过程中，家庭的动力便形成了。行为不当的孩子背后可能有一对从不奖励或只会责骂他的父母。感情不和睦的夫妻可能会陷入追逐者－疏离者的互动中，或者他们可能不争吵便无法交谈。

结构派家庭治疗增加的是对调节这些互动的整体性和组织性认识。"责骂的父母"可能会变成互相贬损的伴侣，一方与孩子过度纠缠，另一方则成为愤怒的局外人。如果是这样的话，那么即使鼓励父母进行有效的管教可能也会失败，除非先解决家庭结构的问题，父母建立真正的伴侣关系。同样，对一对情感不和睦的夫妻来说，他们只有在自己和侵入性的孩子或原生家庭之间建立清晰的边界，才能真正改善他们的关系。

家庭存在子系统，其边界会规范家庭成员之间的接触程度。这一发现被认为是家庭治疗的一大基石。另一个同样重要的创新，是结构派家庭治疗引入了**活现**（enactment）技术，即鼓励家庭成员在治疗中直面彼此，并允许治疗师观察和调节他们之间的互动模式。

模型演变

最初，萨尔瓦多·米纽庆被人熟知是因为他精妙的治疗技术。然而，他最持久的贡献在于提出了家庭结构理论和一套组织治疗技术的指导方针。

认识治疗师

萨尔瓦多·米纽庆

米纽庆在阿根廷出生和长大。一开始，他在以色列的军队中担任内科医生，随后在美国与内森·阿克曼一起学习儿童精神病学，并于 1952 年学成返回以色列，开始与流离失所的儿童一起工作。1954 年，米纽庆搬回美国，在怀特研究所（William Alanson White Institute）接受精神分析的培训。在那里，他学习了哈里·斯塔克·沙利文（Harry Stack Sullivan）的人际关系精神病学。此后，米纽庆到威尔特维克学校与少年犯一起工作，并建议那里的工作人员与青少年的家庭会面。

在威尔特维克，米纽庆和同事们自学了家庭治疗，并在工作中不断改进。在威尔特维克，米纽庆的家庭治疗取得了成功，其所著的《贫民窟中的家庭》（*Families of the Slums*）一书具有开创性的意义。"艺术大师"米纽庆日渐出名。1965 年，他成为费城儿童指导诊所的主任。在全球所有的家庭治疗诊所中，该诊所都处于领先地位。

20 世纪 60 年代初期，当米纽庆开始他的家庭治疗师职业生涯时，他发现一些家庭相互纠缠、充满混乱却又联系紧密，而另一些家庭则疏远、互相孤立，家庭成员之间保持着距离。在他的经典著作《家庭与家庭治疗》中，米纽庆教导治疗师如何清晰地看到家庭的关系和模式。

1981 年，米纽庆离开费城，在纽约建立了自己的中心，并在那里继续从事教学与实践工作，一直到 1996 年才退休并搬到波士顿。2005 年，他（再次）退休并搬到了佛罗里达州的博卡拉顿。直到 2017 年去世之前，米纽庆一直在世界各地游历讲学。

米纽庆退休后，他在纽约建立的中心被更名为"米纽庆家庭中心"（Minuchin Center for the Family），其理念的"火炬"也被传递给了下一代。米纽庆有很多杰出的学生，包括纽约的豪尔赫·科拉平托（Jorge Colapinto）、费城的查尔斯·菲什曼（Charles Fishman）、杰伊·拉宾和迈克尔·尼克尔斯。拉宾在特拉华州从事儿童福利工作，而尼克尔斯在威廉玛丽学院任教。

基本模型

初学者经常陷入家庭问题的具体内容中，这是由于他们没有一个蓝图帮助他们了解家庭动力的模式，而结构派家庭治疗则提供了这样的蓝图。结构派家庭治疗理论由 3 个基本要素组成：结构、子系统和边界。

理解一栋房子的结构是什么很容易：房子的组成部分、组织方式，有多少房间、房间位于何处、房间与房间之间如何连接等。而住在房子里的家庭也有组织，但描述家庭的组织却较为困难。

家庭结构是指各个子系统组成家庭的方式，而子系统之间的互动受到边界的调节。

家庭互动的过程有点像餐桌上的对话模式。家庭结构就像家庭成员就坐的位置，相邻而坐的人更容易互动，而与其他人的互动就会少一些。

要想弄清楚一个家庭的结构，你必须越过家庭成员的互动，看到他们的组织结构是如何产生的。你必须记住，家庭中某一部分发生的事情其实受到了整个系统组织的影响。现在，让我们来看看这个组织结构是如何产生的。

随着家庭互动的重复出现，它们产生了建立持久模式的期望。一旦模式建立起来，家庭成员就只会使用这个模式中可用的一小部分。当孩子第一次哭泣或第一次错过校车时，他并不知道接下来会发生什么。会有人分担这个责任吗？会有争吵发生吗？一个人需要承担大部分的工作吗？但很快，模式就会被设定，角色就会被分配，事情就有了相似性和可预测性。"谁会去做……吗"变成"她可能会去做……"，再演变为"她总是做……"。

建立家庭规则的期望强化了家庭结构。例如，"家庭成员要经常互相照顾"这样的规则会以各种方式表现出来。如果一个孩子和邻居家的孩子打架，他的母亲便会向邻居控诉。如果一个青少年必须要早起上学，她的妈妈就会叫醒她。如果丈夫因为早上太困而不想去上班，他的妻子就会打电话说他得了流感。如果父母开始吵架，孩子就会打断他们。如果父母过于关注孩子的所作所为，他们就很难有时间独处。这些序列是"同构"的：它们都是结构化的。修改其中任何一个序列可能都不会改变家庭的基本结构，但改变这个底层结构将会让所有家庭互动产生连锁反应。

家庭结构既有普遍性，也有特殊性。例如，所有的家庭都有某种等级结构，即成年人和儿童拥有不同程度的权力。家庭成员之间也往往具有互惠和互补的功能。这些结构往往根深蒂固，以至于人们忘了这些结构是如何产生的，并坚信这些结构是必要的而非可选择的。如果一个年轻的母亲因照顾新生儿而手忙脚乱，感到生气并向丈夫抱怨，那么丈夫可以用各种方式回应。也许他会跟妻子更亲近，并分担抚养孩子的重担。这时，一个由父母组成的合作团队便形成了。如果他认为妻子患有抑郁症并需要接受心理治疗以获得必要的情感支持，这就是一种有距离感的结构，使得妻子不得不在家庭之外寻求支持。无论是哪一种模式，它似乎都会自我延续下去。除非环境变化给家庭系统带来压力，否则家庭不会考虑使用其他可能的替代方案。

当家庭走进咨询室时，不会轻易地呈现出它们的家庭模式。它们带来的是混乱和疑惑。咨询师必须揭开它们的潜台词，并谨慎地确认这些潜台词是否准确。你需要发现家庭的模式，而不是给家庭强加一个模式。有两件事是必要的：解释结构的理论体系和观察行动中的家庭。一个单亲家庭或父母与排行第二的孩子相处有问题的家庭，并不会告诉治疗师它们的家庭结构是什么。只有在观察家庭成员之间的实际互动时，结构才会变得明显。

案例研究：家庭结构的模式

一位母亲打电话抱怨她17岁的儿子行为不当。随后她的丈夫、儿子和另外3个年幼的孩子一起来与咨询师会面。当他们到达咨询室后，母亲描述了儿子不听话的一系列小事。儿子打断了她，并说她管得太多，过于关注他。

母子之间这种自发性争吵揭示了他们对彼此的关注——这种关注是强烈而冲突的。然而，这并不能说明整个故事，因为其中缺少父亲或其他孩子的参与。他们也需要参与进来以便咨询师观察他们在家庭结构中的角色。

如果父亲站在妻子这一边又显得毫不关心，那么母亲对儿子的关注可能与丈夫的忽视有关。如果3个年幼的孩子站在他们的母亲这一边，将他们的哥哥描述为坏人，那么很明显，所有的孩子都与母亲更亲近——亲近和顺从到一定程度后就会变为亲近和不听话。

家庭会基于代际、性别和功能划分为多个子系统，而子系统的边界又会由人际边界决定。人际边界是指规范他人接触距离的无形边界。"晚餐时间禁止打电话"就是一个保护家人免受打扰的边界。不受边界保护的子系统会限制关系技能的发展。如果孩子可以打断父母的谈话，代际的边界就会被侵蚀，夫妻关系就会转化为养育关系。如果父母总是插手孩子间的争论，孩子就学不会为自己辩护。

人际边界从僵化到疏离不等（见图 6.1）。僵化的边界具有限制性，个体几乎不能与外部的子系统接触，进而导致疏离的产生。疏离的子系统是独立而孤独的。一方面，疏离促进了自主性；另一方面，疏离也限制了情感和支持。疏离的家庭在寻求帮助之前要承受极大的压力。缠结的子系统提供了亲密，却以牺牲独立性为代价。过度的亲密会削弱主动性。

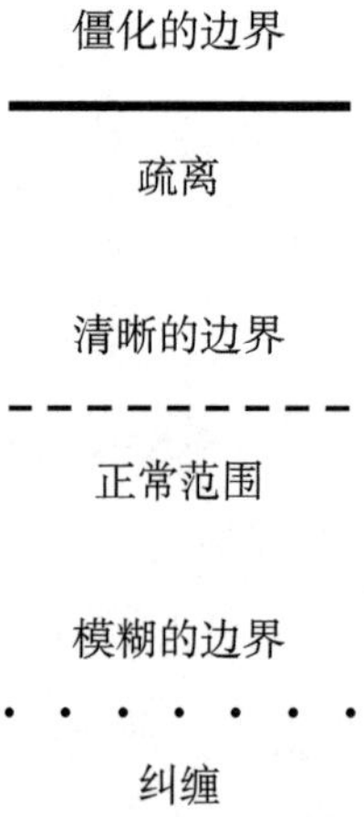

僵化的边界

━━━━━━━━━

疏离

清晰的边界

－ － － － － － － － －

正常范围

模糊的边界

· · · · · · ·

纠缠

图 6.1　人际边界

尽管结构暗示了一种静止状态，但家庭结构同其他事物一样，也会经历一个发展的过程。当两个相爱的人决定一起生活时，家庭就形成了。但在两人从恋爱关系过渡到功能性的伴侣关系之前，他们需要一段时间来进行艰难的调整。他们必须学会适应彼此的需求和互动方式。丈夫要学会适应妻子想要见面吻和告别吻的愿望，妻子则要学会让他一个人读晨报和喝咖啡。这些重复上千次的细微调整可能很容易完成，也可能要经过激烈的斗争才能完成。

配偶子系统还必须建立一个边界使之独立于父母、子女和其他局外人。常见的情况是丈夫和妻子在孩子出生时就放弃了相互支持的空间。夫妻之间的边界太过僵硬会剥夺对孩子的关心和关注，而在以孩子为中心的文化中，父母和孩子之间的边界往往又很模糊。

在《制度化的疯狂》（*Institutionalizing Madness*）一书中，米纽庆提出了一个令人信服的案例来阐述情感问题的结构性观点，即情感问题远远超出了家庭本身的范围，它涵盖了家庭所在的整个社区。正如米纽庆所指出的那样，治疗师必须学会超越自己所在的有限的环境，看到自己工作所植根的更广阔的社会结构，否则他们的努力可能只是杯水车薪。

正常的家庭发展

当两个人结成夫妻时，对这个新单元的结构性要求是**适应**（accommodation）和**制定边界**（boundary making）。首要任务是处理日常生活中无数细节的磨合。夫妻双方都试图按照自己熟悉的方式来组织关系，并迫使对方遵守自己的方式。他们必须得在重大的问题上达成一致，比如住在哪里、是否要孩子，以及何时要孩子。除了重大的问题外，他们也必须协调日常习惯，比如看什么电视节目、晚饭吃什么、什么时候睡觉，以及睡前做什么。

在相互适应的过程中，夫妻必须协商他们之间的边界和保护他们免受外界影响的外部边界。伴侣双方往往都对自己原生家庭中存在的亲密程度感到更加自在。不同的期望会带来冲突和斗争，这可能是新的关系中最困难的部分。丈夫想和男性朋友们一起打扑克，妻子却感到被冷落了。妻子想聊天，丈夫却想看体育比赛。丈夫的重点是事业，而妻子的重点是关系。双方都觉得对方不可理喻。

新婚夫妻还必须制定与原生家庭之间的边界。突然之间，他们的原生家庭的地位被排在了新的家庭之后。这对于夫妻和他们的父母也是一个艰难的调整。

随着孩子的诞生，新家庭的结构又会转变为父母子系统和子女子系统。清晰的边界让孩子在与父母互动的同时，将自己排除在配偶子系统之外。父母可以和孩子一起吃饭、一起玩耍、分享彼此的大部分生活，但有一些事情是不需要分享的。丈夫和妻子要抽出一些时间独处——聊天、偶尔出去吃饭、吵架和过性生活。这样，他们可以作为一对恩爱的夫妻相互支持，也可以强化父母的角色。不幸的是，孩子们无理取闹的要求往往让父母忽视了保持关系完整的必要性。

除了维护夫妻的隐私外，清晰的代际边界也建立了一种等级结构，让父母可以处于领导地位。这种等级制度经常被以儿童为中心的精神曲解，而这种以儿童为中心的思想不仅影响到了专业人员，也会影响父母。缠结的父母倾向于与孩子争论规则，并误导性地分担或推卸孩子做决定的责任。让孩子自由挑选衣服或交朋友可以鼓励他们发展自主能力，而询问孩子是否想上学或试图让蹒跚学步的孩子相信在街道上玩耍是很危险的只会模糊权威的边界。

米纽庆提醒治疗师不要将成长的烦恼误认为是病理性的。通常说来，家庭会因其成员的成长和变化而感到焦虑和混乱。许多家庭会在过渡阶段寻求帮助，而治疗师应该记住，家庭成员可能只是处于调整他们的结构以适应新环境的过程中。

案例研究：阿琳和汤姆（第一部分）

阿琳因抑郁症前来寻求心理治疗。她 30 多岁，有两个精力充沛的、即将进入青春期的女儿。3 年前，她离婚了，过去两年她一直在和汤姆约会。经过两次治疗之后，治疗师发现，她的抑郁症明显与单身母亲的角色适应有关。养育女儿、经济拮据、失去公婆的支持、不负责任的前夫——这一切都太沉重了。最重要的是，她的女儿们让她倍感压力。每天早上，为了让女儿们不要拖拖拉拉，准时上学，她会恳求孩子或对孩子大喊大叫。下班后，她也没有太多的精力教育孩子，大部分时间都花在准备晚饭、让孩子写作业和哄孩子睡觉上。当一切都结束时，她会精疲力竭地倒在床上，第二天又要从头再来一遍。她失去了婚姻，也失去了与孩子之间的纽带。不仅如此，孩子们的学习成绩也开始下滑，12岁的大女儿萨曼莎还在学校遇到了麻烦。难怪阿琳会陷入抑郁！

汤姆的出现帮了阿琳的大忙。作为一家事业有成的建筑公司的老板，他有充足的空闲时间和资源。他和阿琳没有住在一起，但他很忠诚并且乐意帮助她。唯一的问题是阿琳不太愿意让他帮忙。阿琳担心生活中突然出现一个男性会给女儿们增加更多的压力，因为她们经常因阿琳的前夫反复无常的探访而备受伤害。前夫偶尔会按照约定探访，但大部分时候他会爽约。阿琳对将另一个男性引入家庭这件事感到内疚，但她偶尔也会心软，让汤姆在家里帮忙或接孩子放学。汤姆想尊重阿琳的意愿，所以他同意偶尔参与。然而，他开始对在阿琳的家庭外围打转感到厌倦——他想要一个更稳定的角色。

阿琳的治疗师提议对阿琳进行家庭治疗，她同意了。

反思并回答

1. 作为一名结构派治疗师，你会邀请谁参加第一次家庭治疗的会谈？为什么？

2. 对阿琳的家庭来说，结构派的假设是什么？

3. 你怎样描述阿琳的家庭边界、家庭联盟和等级结构？

4. 阿琳和家人之间的关系是缠结还是疏离？你是从哪里看出来的？这种缠结或疏离的后果是什么？

5. 对阿琳的家庭来说，结构派的治疗计划会是什么样的？

行为障碍的发展

当一个家庭或其成员遇到外部压力（父母失业、家庭搬迁）和处于发展过渡期

（孩子进入青春期、父母退休）时，就要对结构做出调整。健康的家庭能适应变化的环境，而功能失调的家庭则会加强无用的、僵化的结构。

在疏离的家庭中，边界是僵化的，家庭成员在需要的时候无法得到支持。疏离的父母可能不知道自己的孩子抑郁了或在学校遇到了困难，直到问题变得非常严重。例如，一位单身母亲发现自己 12 岁的儿子逃课两周后，便带他到诊所就诊。"两周！"治疗师想，"你的孩子逃学这么长时间你都不知道。"从结构派的角度来看，有两个重要的点。第一，这对母子之间的疏离并不比母亲和学校当局之间的疏离更显著。第二，结构派分析可以帮助这位母亲避免因不知道儿子的生活发生了什么而被责怪。如果她与儿子疏离，那她在忙些什么呢？也许单亲家庭的经济负担是具有压倒性的，也许她还在为丈夫的去世而悲痛欲绝。要记住一点，如果某人在一段关系中表现出了疏离的状态，那么他很可能仍然在关注其他事情。

在缠结的家庭中，边界是模糊的，家庭成员之间相互依赖。侵入性的父母会因阻碍孩子的发展、限制他们自己解决问题的能力而对家庭关系产生消极影响。

尽管我们可能将家庭称为"缠结"或"疏离"，但用这两个词来描述子系统更为准确。事实上，缠结或疏离往往是相互的。例如，一个工作狂父亲很可能会忽视他的家庭。家庭中常见的模式是一个缠结的母亲和一个疏离的父亲——"陷入困境的中产阶级家庭的标志性模式"。

家庭治疗师经常能看到这样的情形：当父母无法解决他们之间的冲突时，便将关注的焦点转移到孩子身上。他们并不担心自己，而是担心孩子（见图 6.2）。虽然这减轻了父亲和母亲的压力，但却伤害了孩子。

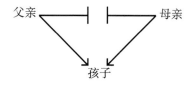

图 6.2 孩子作为转移父母冲突的替罪羊

同样常见的模式是父母因孩子而产生争论：父亲说母亲太宽容，母亲说父亲太严格。父亲可能会退缩，导致母亲指责父亲缺乏参与，这又使父亲进一步退缩。陷入困境的母亲会过度关心孩子的需要。心不在焉的父亲可能根本没有反应。夫妻双方可能会批评彼此的做法，但他们又用自己的方式使对方的行为固化。结果便导致了**跨代结**

盟（cross-generational coalition）的产生（见图 6.3）。

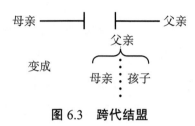

图 6.3　跨代结盟

有些家庭在孩子年幼时运作良好，却满足不了年龄较大的孩子对纪律和控制的需求。缠结的家庭中的幼儿会得到很好的照顾，因为父母给了他们大量的关注（见图 6.4）。虽然父母可能会疲惫不堪，没有太多时间陪伴彼此，但该系统仍然可能在一定程度上继续运行。

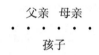

图 6.4　与孩子纠缠的父母

然而，如果宠溺的父母不告诉孩子如何遵守规则和尊重权威，那么孩子可能就没办法做好上学的准备。习惯了为所欲为的孩子可能会抗拒权威。下面几种可能的后果会让家庭走入治疗室：孩子也许会不愿上学，而允许他待在家里的"理解"他的父母会加剧孩子对上学的恐惧。在这种情况下，孩子可能会被贴上"学校恐怖症"的标签。一旦父母允许他们的孩子在家里待好几天，情况会变得更加难以改善。

另外一种情况是，孩子仍然会去上学，但由于没学会与他人相处的适应性的模式，他可能会经历来自同学的拒绝，而这样的孩子常常会变得抑郁。在其他情况下，和父母关系过度纠缠的孩子会因纪律问题被学校送进心理咨询室。

家庭结构问题的一个重要方面，在于一个家庭成员的症状不仅反映了他一个人的互动方式，也反映了家庭中的其他关系。如果 16 岁的乔尼感到抑郁，那么了解他与母亲过度纠缠的关系会很有帮助。母亲要求乔尼绝对服从、拒绝接受乔尼的独立思考，以及拒绝除了母子关系外的其他关系，这些内容有助于理解乔尼的抑郁症（见图 6.5）。但这也只是家庭系统的一部分。

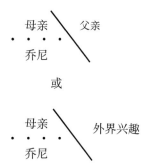

图 6.5 乔尼与母亲的关系纠缠，但与外界的关系疏离

母亲为什么与儿子的关系纠缠？也许是因为她和丈夫的关系疏离，也许是因为她是一位没有交到新朋友的寡妇。帮助乔尼走出抑郁最好的办法，是帮助母亲在生活中与其他成年人建立亲密的关系。

治疗机制

结构派治疗旨在改变家庭组织，使其成员能够更好地处理自己的问题。通过调整边界和重新排列子系统，治疗师改变了每位家庭成员的行为和经验，从而改变原始的互动模式。结构派治疗师并不认为家庭具有内在缺陷，他们的工作是激活来访家庭中已经存在的潜在的适应模式。

尽管每个家庭都是独特的，但它们都有一个共同的结构化目标——建立一个有效的等级制度。父母应该管教他们的子女，而不是与子女平等相处。对于缠结的家庭，治疗的目标是通过加强个体和子系统的边界来区分二者。对于疏离的家庭，治疗的目标是通过使边界更容易渗透来增加互动。

治疗师通过**融入**（joining）一个家庭、探寻灵活的领域、激活潜在的替代性结构使家庭产生变化。融入让治疗师进入家庭，适应家庭的风格也会让治疗师更有影响力，重构则会促进家庭结构的改变。

结构派家庭治疗的独特之处在于，在治疗过程中使用活现来揭示家庭结构的模式，然后改变它们。结构派家庭治疗的必要条件，是在治疗的直接背景下观察和修改家庭互动。

治疗

评估

由于问题是整个家庭的一个功能，因此必须对整个团体进行评估。例如，如果一位父亲抱怨孩子行为不当，单独观察孩子的行为并不能帮助父亲清楚地说明规则或有效地执行这些规则。单独观察父亲和孩子的互动阻止不了继母削弱父亲的权威。只有通过看到整个家庭的互动，才有可能对他们的结构有一个完整的了解。

米纽庆和他的同事们描述了评估的过程，并将评估分为四个步骤。第一步是询问有关主诉的问题，直到家庭成员开始看到问题不仅仅在症状承现者身上，也在整个家庭中。第二步是帮助家庭成员看到他们的互动如何在无意中维持了当前的问题。第三步是简要地探讨过去，重点是探讨家庭中的成年人是如何形成现在这种影响其互动的观点的。第四步是探索家庭成员可以有哪些选择，使家庭以更有成效的方式进行互动，进而改变家庭结构，解决当前的问题。

结构派家庭评估指南

结构派评估的第一步是扩展对主诉问题的关注——挑战问题是某种特定缺陷的固有观念。治疗师的开放式问题应该让家庭成员有机会讲述自己的故事并表达自己的感受。治疗师不应该认同家庭对其问题的描述，认为问题完全出自某一个人。为了在这一阶段取得成效，治疗师要传达这样的态度：“虽然我不是很了解你们之间发生的事情，但我对你如何理解这些事情很感兴趣。”

在第一步中，治疗师可能会指出，索引患者似乎比目前的主诉所描述的更有能力。例如，当父母因为他们所谓“失控”的 10 岁孩子前来寻求帮助时，治疗师与男孩谈论他的兴趣和朋友会鼓励男孩以适宜且尊重的方式做出回应。这让治疗师有了信心，他认为既然这个男孩可以表现得很好，所以家庭中一定是有什么事情让他行为不当。这并不是要转移责任，而是要展开讨论，探讨家庭成员之间的互动可能对彼此产生的影响。

结构派评估的第二步是探索家庭成员的反应如何维持了当前的问题。这并不是说问题通常是由其他家庭成员如何对待索引患者造成的，而是通过帮助家庭成员看到自己的行为是如何使问题长期存在的。治疗师赋予了他们权力，使他们能为自己的改变负责任。一位父亲意识到，他每天早晨因起床而唠叨儿子会使儿子不再对自己负责，于是他选择停止充当儿子的"闹钟"。

第三步是对过去进行简短而聚焦的探索，以帮助家庭成员了解他们如何形成当前互动的假设和方式。治疗与建议的区别之一，在于治疗试图揭示人们为什么要做对自己不利的事情，而不是仅仅告诉他们应该停止。探索家庭成员过去的经验，有助于让他们当前的行为变得理智——不是驳斥他们的信念，而是把它们放在一个更容易理解的背景下。

在清楚地了解了是什么使家庭陷入困境及它们如何陷入困境后，就到了结构派评估的第四步。在第四步中，治疗师和家庭成员一起讨论谁需要改变什么，以及谁愿意或不愿意这样做。如果没有这一步，评估过程就会变成让家庭执行某种操作，而不是和家庭一起进行这样的操作。如果治疗只是推动家庭做出改变，而家庭却并不理解为什么要这样做，那么也难怪家庭成员会抵制治疗了。

治疗技术

在《家庭与家庭治疗》一书中，米纽庆列出了结构派家庭治疗的 3 个具有重合性的阶段。治疗师可以：（1）以带领者的身份融入家庭；（2）描绘家庭的基本结构；（3）进行干预以改变这种结构。表面上看，这个过程因遵循一个明确的计划而显得简单；但由于家庭模式的变化无穷无尽，所以这个过程实际上非常复杂。

要想干预有效，治疗师的干预技巧就不能是公式化的。优秀的治疗师不仅仅是技术人员。此外，治疗策略必须有条理。一般来说，结构派家庭治疗遵循以下 7 个步骤。

1. 融入与适应
2. 活现
3. 绘制结构性地图
4. 突出并调整互动模式
5. 制定边界
6. 打破平衡
7. 挑战无效的假设

融入与适应

个体治疗的来访者通常在走入咨询室之前便做好了接受权威治疗师的准备。在寻求治疗时，个体便已经默认自己需要帮助并愿意信任治疗师。但对家庭治疗来说就不一样了。

家庭治疗师是一个不受欢迎的局外人。治疗师为什么非要与全部的家庭成员会面？家庭成员以为治疗师会告诉他们做错了什么，所以他们也做好了为自己辩护的准备。

首先，为了消除防御并缓解焦虑，治疗师必须与每个家庭成员在互相理解的基础上建立治疗联盟。

在不幸福的家庭中，每个人都有故事要讲，几乎每个人都会感到被误解。打破恶性循环的第一步，可能是治疗师提供家庭成员暂时还无法相互提供的共情。倾听并理解每个人对家庭悲剧的描述不仅可以获得信息，还能让家庭成员释放不被理解的怨恨情绪。融入——这种共情性的联结——为家庭成员开始相互倾听开辟了道路。与治疗师建立联结，可以使他们做好接受即将到来的挑战的准备。

这些初步的会谈不仅传达了对家庭成员的尊重，也传达了对家庭结构组织的尊重。治疗师通过尊重父母的权威来表达对父母的尊重。治疗师会先邀请父母（而不是他们的孩子）来讲述问题。如果一个家庭选择某个人来代表其他人说话，治疗师会注意到这一点，但最初不会提出质疑。

儿童也有特别关注的东西和能力。治疗师应该询问他们简单而具体的问题："嗨，我是……你叫什么名字？""哦，凯莎，这是个好名字。凯莎，你在哪里上学？"避免老生常谈（"你长大后想做什么"），尝试一些新鲜的东西（"你最讨厌学校的什么"）。希望保持沉默的人应该被允许保持沉默，反正他们无论如何都会保持沉默的。

"你怎么看这个问题？"（接着是可怕的沉默）"我明白了，你现在不想说？没关系，或许你以后会有话想说。"

与愤怒或具有权威性的家庭成员建立联结尤为重要。治疗师不得不忍受一些痛苦的观点，比如一位父亲认为治疗是一派胡言，或者一位愤愤不平的青少年觉得自己像个被指控的罪犯。非常重要的一点是要经常与这些人重建联结，尤其是在气氛开始紧张的时候。

活现

家庭结构并非总是能够从家庭成员的表述中推导出来，但会从家庭成员的互动中显现出来。

让家庭成员互相交谈会与他们的期望背道而驰。他们希望向专家介绍他们的情况，然后让专家告诉他们该怎么做。如果要求他们在这一环节讨论某事，他们会说"我们已经讨论过这个问题了"或"这没有任何好处，他（或她）不听"或"但你是专家"。

如果治疗师先给每个人说话的机会，通常一个人会说一些关于另一个人的事情，这可以成为活现的跳板。例如，当母亲指责父亲太严厉时，治疗师可以说："她说你太严厉了，你怎么回应她呢？"选择一个具体的问题会比模糊的问题更有效，比如"你为什么不讨论这个"。

活现需要三步。首先，治疗师应该注意到问题的顺序。例如，也许当一位母亲与她的女儿交谈时，她们会像闺密一样，而儿子则被排除在外。其次，治疗师开始让他们进行活现。例如，治疗师可能会对母亲说："请与你的孩子们一起讨论这个问题。"最后也是最重要的一步，治疗师会指导家庭成员调适规则。例如，如果母亲与孩子交谈的方式展现出她不对重大的决定负责，治疗师会鼓励她继续这么表演，使这个活现可以继续下去。

一旦活现开始启动，治疗师就能发现许多关于家庭结构的事情。两个人能聊多久而不被打扰（即边界有多清晰）？是不是其中一位成员发起攻击，而另一位成员进行防御？哪位成员处于家庭的中心地位，而谁又是边缘人物？父母是否将孩子带入他们的讨论中（即他们是否彼此纠缠）？

家庭成员通过打断对方、代替对方说话、代替孩子做他本可以自己做的事或不断地争吵来表现出缠结的关系。在疏离的家庭中，治疗师可能会看到丈夫冷漠地坐着，而妻子却在哭泣，两个人之间完全没有冲突，但他们对孩子的重要信息一无所知或对彼此的利益缺乏关心。

当活现失败时，治疗师会采取以下两种方式中的一种来进行干预：指出哪里出了问题或推动家庭成员继续演示。例如，如果一位父亲用斥责的方式来回应与 10 岁女儿谈论感受这个建议，治疗师可以对这位父亲说："恭喜。"父亲说："什么意思？"治疗师说："恭喜你，你赢了，她输了。"或者治疗师可以对父亲说："很好，你可以继续说，但你可以帮助她更多地表达她的感受。她还是个小女孩，她需要你的帮助。"

如果在首次治疗开始时，孩子们就在房间里跑来跑去，而他们的父母却无能为力，那么治疗师不需要听家里发生的事情，就可以看出这个家庭的无效模式了。如果一对母女对彼此咆哮，而父亲默默地坐在角落里，那么就没有必要问他是否参与家庭生活了。

绘制结构性地图

初步评估建立在第一次会面所发生的互动的基础上。在后续的咨询中，最初形成的假设会得到进一步完善或修订。虽然在治疗早期就将家庭分为特定的类型是危险的，但更大的危险是让家庭等待时间过长。家庭很快会引导治疗师去了解他们的家庭文化。一个最初看似混乱和纠缠不清的家庭很快就变成了熟悉的琼斯家族。因此，在干预的过程中相对较早地提出暂时性的假设至关重要。假设你即将见到一位母亲、她 16 岁的女儿和女儿的继父，这位母亲打电话抱怨女儿的行为不当。你想象中的这个家庭的结构可能是什么样的？你将如何检验你的假设？一个很好的猜测可能是这对母女纠缠不清，继父却被排除在外。该假设可以在会谈中通过观察母亲和女儿是否主要谈到了彼此（无论是积极的还是消极的）来进行验证。如果继父和母亲的交流总是受到女儿的打扰，那么"继父被排除在外"这一假设就得到了证实。

结构性评估既考虑了家庭呈现出的问题，又考虑了家庭展露出的结构动力。家庭的问题和结构将所有家庭成员都纳入其中。在这种情况下，只知道母女俩相互纠缠是不够的；你还必须知道继父扮演了什么角色。如果他与妻子亲近，但与女儿疏远，那么让继父和女儿一起参与双方都觉得愉快的活动将有助于女孩独立于母亲。如果母亲与女儿的亲近程度似乎远胜于母亲和自己的丈夫，那么聚焦于夫妻关系可能会使治疗更有效。

突出并调整互动模式

一旦家庭开始互动，问题就会浮现出来。认识到问题的结构性含义需要关注互动的过程而非内容。也许一位妻子会抱怨："我们的沟通有问题。丈夫不和我说话，他从不表达自己的感受。"治疗师会邀请他们进行活现，看看到底发生了什么。"你的妻子说这是沟通问题，你怎么看呢？不妨先跟她谈谈。"如果当他们说话时，妻子变得霸道和挑剔，而丈夫越来越沉默，那么治疗师就会发现问题所在：问题不在于他不说话（这是一种线性解释），也不仅仅是因为她唠叨（也是一种线性解释）；问题在于她越唠叨，他越逃避，他越逃避，她越唠叨。关键是调适这种模式，这可能需要强有力的干预，或者结构派治疗师所说的**增加张力**（intensity）。

结构派治疗师通过选择性地调节情绪、重复次数和持续时间来增加张力。语气、音量、语速和词汇的选择可以增加情绪张力。当你知道自己想说什么时，增加情绪张力会对你有帮助。例如，比起唠叨地说"人们总是关心自己，在一定程度上把自己视为注意的焦点，并寻找自己能得到的一切。如果每个人都开始考虑自己可以为他人做些什么，那不是很好吗"，不如说"不要问你的国家能为你做什么，要问你能为你的国家做什么"。约翰·肯尼迪（John Kennedy）的话之所以具有影响力，是因为他的话简短而中肯。治疗师不需要演讲，但偶尔需要坚定的表达才能把重点说清楚。

情绪张力不仅仅与巧妙的措辞有关，你还必须知道如何及何时进行"挑衅"。迈克尔·尼克尔斯曾经和一个家庭一起工作，这个家庭的 29 岁女儿被确诊为神经性厌食症。尽管这个家庭保持着表面的团结，但其结构却很僵化。母亲和患有厌食症的女儿纠缠不休，而父亲被排除在外。

在这个家庭中，父亲是唯一一个会公开表达愤怒的人，这也是他被排除在外的部分"官方"的理由。女儿害怕父亲的愤怒并坦率地承认了这一点。然而，不太明显的部分是，母亲暗中教导女儿要避开父亲，因为母亲自己无法应对她的丈夫。因此，女儿从小就害怕父亲，也害怕所有的男性。

有一次，父亲描述了他与女儿的疏离感，说他认为这种疏离源于女儿害怕自己的愤怒。女儿表示同意："都是他的错。"治疗师询问母亲的想法，母亲则回答："这不是他的错。"治疗师说："你说得对。"为了避免冲突，母亲否认了自己的真实感受，并继续说道："这不是任何人的错。"治疗师回答道："这不是真的。"这句话引起了母亲的注意，母亲吓了一跳，问治疗师的话是什么意思。"这是你的错"，治疗师说。

这种程度的张力对于打破母女之间僵化的、避免冲突的模式是必要的，这种模式维系了母女间具有破坏性的**结盟**（coalition）。内容性目标（真正害怕愤怒的人）不如结构性目标（让女儿摆脱母亲的过度干预）重要。

延长一个反应序列的持续时间，使其超过内稳态恢复的临界点，可以增加张力。一个常见的例子是愤怒管理。发脾气的行为是由那些父母中让步的一方维持的。他们尝试过拒绝让步，但维持的时间却不够长。

案例研究：张力管理

当姐姐离开房间时，4 岁的女孩开始拼命地尖叫，因为她想和姐姐一起出去。她的尖叫声几乎令人无法忍受，于是父母准备妥协。然而，治疗师敦促他们不要被打败，并建议父母抱着女孩，直到她平静下来。女孩尖叫了 15 分钟！房间里的每个人都精疲力竭。最终小女孩意识到自己并不会如愿以偿，于是她冷静了下来。后来，父母能够使用相同的增加持续时间的方法来打破她这种具有破坏性的习惯。

有时，增加张力需要在不同的情境中重复同样的主题。当家长把自己的孩子当作婴儿对待时，或许治疗师不得不告知家长不要帮孩子挂外套、不要替孩子说话、不要带孩子去洗手间，以及不要替孩子做其他孩子能自己做的事情。

我们所说的增加张力可能会让一些人觉得过于激进。不可否认的是，米纽庆和他的追随者们似乎都是干涉主义者，但所谓的"增加张力"并不是要恐吓某人，而是要推动家庭成员在即将放弃彼此时继续前行。另一种策略是使用**共情**（empathy）来帮助家人了解他们防御性的争吵背后隐藏着什么。例如，一对夫妻因孩子不听话而陷入了一个徒劳的争吵循环。在这个循环中，母亲会因为父亲的不参与而攻击他，而父亲则通过找借口作为回应。治疗师可以用增加张力技术来推动他们制订一个计划以应对孩子的行为。或者治疗师可以打断他们的争吵，运用共情与他们谈谈感受（每次只与一个人）。只表现出愤怒的妻子可能是在掩饰她感受到的伤害和渴望。受到攻击时既不参与也不反击的丈夫可能会因为妻子的愤怒而感到恼火，因此看不出妻子需要自己。一旦这些更真实的情绪被表达出来，它们就可以作为家庭成员以较少防御的方式重建联系的基础。

能力塑造（shaping competence）是改变互动的另一种方法，也是结构派家庭治疗的标志性技术。增加张力会阻碍互动的流动性。能力塑造可以改变互动流动的方向。通过强化积极的行为，结构派治疗师就可以帮助家庭成员使用他们已经掌握的功能性的替代方案。

通常，即使一个人犯了很多错误，也可以找出他正在做的成功的事情。对于时机的把握会大有帮助。例如，在一个混乱的大家庭中，父母无法控制孩子。有一次，治疗师对母亲说："这里太吵了。你可以让孩子安静下来吗？"治疗师知道这位女士在约束孩子方面有些困难，于是就做好了对朝着有效管理方向迈出的任何一步发表评论的准备。母亲只好大喊"安静"。三四次之后，孩子们暂时停止了他们正在做的事情。很快——在孩子们恢复他们的不良行为之前——治疗师称赞她很爱她的孩子，以至于可以坚持自己的原则。此时的信息是"你是一个有能力的人，你知道如何坚持原则"。如果治疗师等到混乱恢复后再告诉母亲她应该更坚定，那么表达出的信息将是"你是无能的"。

制定边界

在缠结的家庭中，干预措施的目的是强化边界。所以，要敦促家庭成员为自己说话、防止干扰，使两位成员在不受干扰的环境中交流。如果治疗师希望支持兄弟姐妹子系统，并保护其免受父母不必要的干涉，他会说："苏西和肖恩，请你们谈谈这件事，其他人都会仔细听。"如果是孩子打扰父母，治疗师可能会挑战父母以强化等级边界："你们为什么不让孩子们出去，只有让他们出去，你们两个大人才可以解决这个问题。"

虽然结构派治疗是从整个家庭开始的，但为了强化边界，在随后的访谈中治疗师可能会与个体或某个子系统进行见面。为了成为一个独立的人，一个被过度保护的青少年会通过个体形式的会谈来得到支持。如果父母与孩子过于纠缠，以至于他们一直没有个人对话的空间，那么他们可能要开始学习如何单独与治疗师会面。

案例研究：强化边界

一位 40 岁的女士因抑郁症致电诊所以寻求帮助，随后治疗师要求她与其他家庭成员一起就诊。显而易见的是，这位女士因为 4 个孩子而背上了沉重的负担，丈夫却没有给她支持，无论是作为配偶还是作为父亲。

治疗师的策略是强化母子之间的边界，帮助父母拉近彼此的距离。这是分阶段完成的。首先，治疗师让最大的孩子（一个 16 岁的女孩）加入其中，并强化她作为母亲助手的潜能。这样，这个女孩就能在会谈中和家里承担更多照顾弟弟、妹妹的责任。

父母从对孩子的关注中解脱出来后，有了更多彼此交谈的机会。然而，他们几乎无话可说。这不是将冲突隐藏起来的结果，而是反映了两个都不爱说话的人的婚姻。在几次尝试让这对夫妻交流的治疗会谈后，治疗师意识到，尽管谈话对某些人来说可能是有趣的，但对其他人来说并非如此。因此，为了强化这对夫妻之间的纽带，治疗师要求他们共同计划一次特别的出游。这对夫妻选择到附近的湖上乘船。

当这对夫妻再一次回到咨询室时，他们看上去很高兴，因为他们一起度过了一段美好的时光。随后，他们决定每周都花一点时间一起外出游玩。

疏离的家庭往往会避免冲突，从而尽量减少互动。结构派治疗师在介入时要挑战家庭对冲突的回避，并帮助疏离的家庭成员打破他们之间的壁垒。

当初学者看到疏离现象时，他们往往会想到增加积极互动的方法。事实上，疏离通常是避免冲突的一种方式。因此，互相疏远的家庭成员通常需要正视分歧才能变得更亲近。

打破平衡

在制定边界时，治疗师旨在重新调整子系统之间的关系。在打破平衡的过程中，治疗师的目标是改变子系统的内部关系。让家庭陷入僵局的常见原因是冲突中的成员处于对立的平衡状态，因此他们不会采取任何行动。对此治疗师要做的就是在打破平衡的过程中融入并支持某个成员或子系统。

选边站似乎违反了治疗的中立性原则。然而，有时治疗师选边站是为了平衡和重新调整系统，而不是作为孰是孰非的仲裁者。最终，治疗师会因为轮流站在家庭不同成员的那一边而实现平衡和公正。

案例研究：麦克林一家

麦克林一家因为自己失控的孩子——一个连续被两所学校开除的"恐怖分子"——前来寻求帮助。米纽庆博士发现了父母之间隐秘的疏离，他们通过不谈论自己的问题来保持平衡状态。这个 10 岁孩子的不当行为非常明显。父亲只好拖着这个一边乱踢、一边尖叫的儿子进入诊室。与此同时，他的弟弟凯文——一个好孩子——静静地坐着，笑容迷人。

为了将焦点从失控的孩子扩展到父母的控制和合作问题上，米纽庆询问了 7 岁的凯文。凯文的不当行为比较隐秘，比如他曾经在浴室的地板上撒尿。据他的父亲说，凯文把尿洒在地板上是因为"注意力不集中"。当米纽庆说"没有人瞄得那么不准"时，孩子的母亲笑了。

米纽庆与凯文谈论狼如何标记领地，并建议凯文通过在家里的所有角落撒尿来扩大自己的领地。

米纽庆："你们家有狗吗？"

凯文："没有。"

米纽庆："哦，所以你是你家的狗？"

在讨论凯文的撒尿行为及其父母的反应的过程中，米纽庆戏剧性地展示了父母在对待孩子的问题上是如何两极分化和互相拆台的。

米纽庆："他（凯文）为什么要这样做？"

父亲："我不知道他是不是故意的。"

米纽庆："也许他走神了？"

父亲："不，我认为他是粗心大意。"

米纽庆："那他真的瞄得不太准。"

父亲将凯文的行为描述为意外，而母亲则认为这是挑衅。父母受凯文控制的原因之一，是不愿面对彼此的分歧。分歧是正常的，但当父母一方削弱另一方对孩子的管束时，分歧就会变得有害（这是因未解决的问题而实施的懦弱的报复）。

米纽庆对这对夫妻施加了温和而持续的压力，要求他们谈论各自回应的方式，而不是把注意力转向孩子们的行为，这引导他们表达出了长期以来存在但很少表达的不满。

母亲："鲍勃为孩子们的行为找借口，是因为他不想被卷入这个问题，也不想帮我找解决问题的办法。"

父亲："是的，但是当我尝试帮你时，你总是批评我，所以过了一段时间我就放弃了。"

就像显影盘中的照片一样，夫妻间的冲突变得可见了。为了避免父母感到尴尬（也避免孩子们有负担），米纽庆让孩子们离开房间。在不用关注孩子的情况下，他们终于可以像一对伴侣一样面对面地谈论他们的伤痛和委屈。结果发现这是一个孤独且悲伤的故事。

米纽庆："你们俩在什么方面达成过共识吗？"

丈夫说有，妻子说没有。丈夫喜欢大事化小、小事化了，而妻子喜欢批评、指责。

米纽庆问："你什么时候疏远了鲍勃，'嫁给'了孩子们？"

妻子沉默了，丈夫则看向别处。随后，妻子轻声说："大概 10 年前吧。"

接下来他们讲述了一个痛苦而又熟悉的故事，描述婚姻如何被养育子女一事淹没。冲突从未得到解决，因为冲突从未浮出水面，所以伤口一直没有愈合。

在米纽庆的帮助下，这对夫妻轮流谈论了自己的痛苦，并学会倾听对方谈论自己的痛苦。通过打破平衡，米纽庆带来了压力，帮助这对夫妻打破分歧，向对方敞开心扉，争取想要的东西，最后重新走到一起——既作为夫妻，也作为父母。

打破平衡是争取改变的一部分，有时这种改变会以斗争的形式表现出来。当治疗师对父亲说他做得不够，或对母亲说她在疏远丈夫时，这似乎是治疗师和家庭之间的斗争——治疗师正在抨击这对父母。但真正的战斗则发生在父母和对改变的恐惧之间。

挑战无效的假设

尽管结构派家庭治疗并非认知治疗，但结构派家庭治疗师有时会挑战来访者看待事物的方式。改变家庭成员的互动模式为他们提供了看待现状的不同视角；反之亦然，改变家庭成员看待现状的方式也能改变他们的互动模式。例如，当父母抱怨 6 岁的西萨的行为时，父母会说她"过分""敏感"和"神经质"。这样的建构具有巨大的力量。孩子的行为是"行为不当"，还是"紧张"的症状？是"调皮"，还是"求救的信号"？孩子是疯了还是变坏了，谁来负责？该怎么命名这个行为？这里面的信息量极大。

有时，治疗师充当老师提供信息和建议，通常信息和建议是关于结构性问题的。这很可能是一种重构策略，必须以最小化阻抗的方式进行。治疗师通过"边捧边打"来做到这一点。如果治疗师在处理一个母亲为孩子说话的家庭，那么他可能会对这个家庭的母亲说"你对孩子很有帮助"（这是捧）。但是对于孩子，治疗师可能会说"妈妈带走了你的声音，你能不能为自己说话"（这是打）。因此，母亲被定义为一个乐于助人但又具有侵入性的（捧和打）人。

有效的挑战会描述清楚人们正在做什么及这么做的后果。但是，为了让家庭看到治疗师所指出的内容，家庭成员不能有被攻击的感觉。在指出一件事情之前说"这很有趣"会使这件事成为人们好奇的对象，而不会引发防御。此外，虽然治疗师很容易被诱惑告诉家庭成员他们应该做什么，但这样做会降低家庭成员学习了解自己在做什么及这么做的后果的可能性。

案例研究：阿琳和汤姆（第二部分）

阿琳及其家庭的治疗进展得很顺利。为了评估阿琳对有关汤姆那部分的担忧是否有根据，治疗师首先见了阿琳和她的孩子们——12 岁的萨曼莎和 10 岁的劳拉——并观察阿琳和女儿们之间的互动。阿琳没过多久就开始颁布"法令"，因为女儿们大声抱怨功课，而阿琳的回应方式是恳求她们去做功课。治疗师鼓励阿琳冷静地说出不做家庭作业的后果，她做到了。萨曼莎和劳拉说她们需要妈妈帮忙做作业，她同意了。萨曼莎和劳拉说她们喜欢汤姆在身边，阿琳同意邀请汤姆参加下一次会谈。在接下来的会谈中，汤姆表达了他希望更多地参与家庭生活的愿望，孩子们欣然同意了，她们喜欢汤姆。虽然阿琳不情愿，但还是勉强同意了。很快，阿琳就对汤姆的帮助产生了热情，因为她意识到汤姆的帮助让她节省了很多时间和精力，并且在另一个成年人的帮助下女儿们的行为得到了很大的改善。家庭中的气氛很快就转变了。阿琳和孩子们玩得更开心了，孩子们在学校里的表现也有了进步，阿琳不再与孩子们纠缠不清，这也使她对孩子们的约束变得更加有效，而汤姆感觉自己更像家庭的一部分了。在第 11 次会谈中，阿琳的抑郁症几乎已经成了过去式。

反思并回答

1. 你如何从结构派的角度来解释这个家庭的变化？
2. 结构派治疗需要如何适应不同的家庭形态？

模型现状

在《家庭与家庭治疗》一书中，米纽庆告诉家庭治疗师们注意观察他们此刻看到了什么。在结构派家庭理论的视角下，曾经令人费解的互动突然成了焦点。其他人只看到混乱和残酷，而米纽庆看到了结构：有边界的子系统组成了家庭。这本大获成功的书不仅教会了我们如何看待纠缠与疏离，也让我们看到了希望——改变这些模式只是融入、活现和打破平衡的问题。米纽庆让改变家庭变得简单起来。

在《家庭与家庭治疗》一书出版了 10 年或 20 年后，任何了解米纽庆工作的人都会看到一位极具创造性的治疗师仍在不断地发展。人们仍然会看到具有代表性的面质技术（"谁是这个家庭的'法官'"），但活现和指导式对话变少了。人们还会听到从卡尔·惠特克和其他治疗师那里借鉴来的点点滴滴（"你是什么时候与妻子离婚并'嫁给'你的工作的"）。米纽庆在他的工作中融合了许多东西。

对那些熟悉米纽庆早期工作的人来说，上面我们描述的所有东西都指向了一个问题：米纽庆仍然是一名结构派家庭治疗师吗？这个问题显然是荒谬的。我们提出这一点是为了说明，结构派家庭治疗不是一套技术，而是一种看待家庭的方式。

米纽庆参与了《家庭与夫妻治疗：案例与分析》一书的撰写，描述了他对治疗技术的思考。在这本书中，作者描述了创建系统家庭治疗框架的四个步骤。第一步——"来访者永远是对的吗"，治疗师在尊重的提问过程中探索并挑战家庭的确定性，即主要问题在于"索引患者"的内部机制。第二步——"配角"，探索家庭成员可能会做些什么来维持当前的问题。第三步——"似是而非的起源"，探索过去的经历，这些经历可能会组织和扭曲家庭成员对索引患者的看法，从而使当前的问题长期存在。第四步——"新的开始"，探索家庭成员愿意做什么来促进富有成效的改变发生。作者依然强调结构性评估的必要性、活现的使用，以及通过增加张力进行工作，但正如你从这段描述中看到的，结构派模型已经演变为一种更强调认知和洞察力的模式。

在《贫民窟中的家庭》一书中，米纽庆和同事们描述了社会底层家庭的结构特征，并证明了家庭治疗对这一群体的有效性。在接受治疗之前，来访家庭中的母亲要么过度控制，要么控制不足；无论哪种方式，这些家庭的孩子都比一般孩子更具破坏性。治疗后，母亲减少了强制控制的使用，但对孩子应该遵守的规则也更加清晰了，也能更坚定地执行这些规则。经过 6 个月到 1 年不等的家庭治疗，11 个家庭中有 7 个家庭的改善显著。虽然没有使用对照组，但作者仍将此结果与威尔特威克学校项目所取得的 50% 的治疗成功率进行了比较（疏离的家庭都没有任何改善）。

对结构派家庭治疗最有力的实证支持来自对心身疾病患儿和吸毒青年的一系列研究。由于结合了生物指标，关于严重心身疾病患儿治疗有效性的研究结果令人信服，并且这些疾病由于危及生命而引人注目。米纽庆、罗斯曼和 L. 贝克（L.Baker）报告了家庭冲突是如何诱发糖尿病儿童发生酮症酸中毒的。正如这些孩子的父母指出的那样，心身疾病患儿们在心理上也遭受着巨大的痛苦。此外，这些儿童的痛苦伴随着游离脂肪酸水平的急剧上升而显著增加，这是与酮症酸中毒相关的一项测量指标。这项研究有力地证实了临床观察结果，即心身疾病患儿被卷入了父母之间的压力调节过程。

米纽庆、罗斯曼和贝克还报告了用结构派家庭治疗治愈 53 例神经性厌食症患者的结果。经过一个疗程的住院治疗和门诊家庭治疗，43 名厌食症儿童中的 2 人有明显好转，3 人有好转，3 人无变化，2 人加重，3 人退出。尽管出于伦理的考虑，该研究不能为这些重病儿童设置对照组，但 90% 的改善率仍然令人印象深刻，尤其是与这种疾病通常具有 30% 的死亡率相比。此外，事实证明干预结束时的阳性结果在几年的随访间隔中得以保持。最近的几项研究再次证明了结构派家庭治疗对神经性厌食症有效的事实。随后，其他治疗师也在治疗进食障碍时采用了一些结构派的内容。结构派家庭治疗目前已被证明可有效治愈心身哮喘和心身糖尿病等复杂病例。

杜克·斯坦顿（Duke Stanton）的研究则表明结构派家庭治疗对毒品成瘾者及其家庭是有效的。在一项严谨的对照研究中，斯坦顿将家庭治疗组、安慰剂治疗组和个体治疗组进行了比较。结果表明，结构派家庭治疗可显著减轻症状，其所取得的积极改变是其他条件下的两倍，这些积极的影响在 6 个月和 12 个月的随访中仍持续存在。

最近的研究表明，结构派家庭治疗在解决外化问题行为（如破坏性行为、青少年物质滥用、品行障碍、注意缺陷多动障碍）时可能是有效的。结构派家庭治疗成功地降低了非裔美国人和拉丁裔青年沾染毒品的可能性，并让家庭参与和保持治疗，减少青少年的物质滥用和相关问题行为，改善父母和家庭的功能。其他研究表明，在减少患有注意缺陷多动障碍的青少年与父母之间的消极沟通、冲突和愤怒表达方面，结构派家庭治疗与沟通训练、行为管理训练的效果相同。结构派家庭治疗在治愈青春期方面的障碍（如品行障碍和神经性厌食症）也很有效。

尽管结构派家庭治疗与萨尔瓦多·米纽庆的关系如此密切，甚至二者曾经被画上了等号，但是将人与模型区分开来或许更为恰当。当想到结构派家庭治疗时，我们往往会想到 1974 年出版的《家庭与家庭治疗》一书中描述的方法。虽然这本书很好地介绍了结构派理论，但只强调了米纽庆当时青睐的技术。在接下来的 40 年里，米纽庆本人取得了长足的进步，从一个经常直言不讳、随时准备挑战家庭的年轻治疗师，变成了一个更有经验的临床医生，他仍然具有挑战性，但方法却温和得多了。如果本章中的某些案例让读者觉得过于激进，那么读者的感觉可能是正确的。本章的部分案例取自 20 世纪 70 年代，当时家庭治疗师倾向于采用对抗性的风格。虽然对抗性的风格可能是一些结构派家庭治疗从业者的特征，但它从来都不是结构派家庭治疗的必要特征。

米纽庆也进行了概念上的改进，从几乎完全专注于人际互动，到考虑指导这些互动的认知观点及这些观点的根源。但是他创造的结构派技术也独立于他的工作而存在，并且体现在关于这个模型的权威文献中，以及他的学生和同事正在进行的工作中。

结构派模型指导临床医生们越过问题的内容本身甚至互动的动力系统，看到支持和约束这些互动的潜在的家庭组织结构。自 1974 年以来，尽管结构模型发生了很多变化，但结构模型始终存在，并且仍然是理解困境中的家庭的问题时使用最广泛的方式。

复习题

1. 什么是家庭结构，它是如何发展的？

2. 什么是子系统，它们受到何种边界的约束？

3. 结构派家庭治疗评估的 4 个步骤是什么？

4. 结构派治疗中的融入的作用是什么？

5. 如何在结构派家庭治疗中使用活现？

6. 什么样的干预措施可以被用于重组家庭？

7. 讨论结构派家庭治疗的研究支持。

思考题

1. 与本书中的其他模型相比，你认为结构派家庭治疗有哪些优缺点？

2. 是什么让治疗师难以进行活现？

3. 你能想出一些"个人偏见影响治疗师对待特定家庭的态度"的例子吗？

4. 你认为结构派家庭治疗师的直率在多大程度上是该疗法所固有的？

5. 作为一名治疗师，你对直率有什么感觉？它是否是一种尊重他人的行为？或者应该视情况而定？

6. 结构派治疗师评估非传统结构的家庭时会产生怎样的偏见？结构派治疗师应该如何避免将自己的偏见强加于家庭？

第**7**章
体验式家庭治疗

阅读时，请思考

- 你认为体验式治疗的哪些基本前提是令人信服的？
- 你希望在体验式家庭治疗中成为来访家庭中的一员吗？
- 你能想象自己练习体验式家庭治疗的情景吗？
- 你认为该模型中的哪些技术可能有用？你是否觉得有些技术太花哨了且不太有用？
- 你更愿意成为情绪聚焦伴侣治疗还是内在家庭系统治疗的来访者？为什么？

体验式家庭治疗源于人本主义心理学，表达性治疗也对体验式家庭治疗有所启发，这二者均强调即刻的、此时此地的体验。在家庭治疗的早期阶段，体验式治疗很流行，虽然当时治疗师们谈论的是家庭系统，却从体验式的个体治疗和团体治疗中借用技术，比如格式塔治疗及会心团体的**角色扮演**（role-playing）和情感面质技术，以及受艺术和心理剧的影响发展出来的**家庭雕塑**（family sculpting）和**家庭绘画**（family drawing）。

由于体验式治疗师更多地关注情感体验而不是互动中的动力，所以体验式治疗似乎与其他家庭治疗格格不入。实际上，由于强调个体及其感受，体验式治疗也许永远不会像注重系统和互动的疗法那样适合家庭治疗。在体验式治疗的精神领袖维吉尼亚·萨提亚和卡尔·惠特克逝世后，他们曾经大力提倡的疗法开始显得过时了，这种疗法更像是 20 世纪 60 年代的产物，而不太适用于当今的世界。

然而最近，体验式治疗正在复兴。正如我们将看到的两个较新的模型——莱斯利·格林伯格（Leslie Greenberg）和约翰逊的情绪聚焦伴侣治疗，以及理查德·施瓦茨（Richard Schwartz）的**内在家庭系统治疗**（internal family systems therapy），它们将有关体验对个体的情感影响与对家庭系统的更深刻的理解结合起来。

正如西格蒙德·弗洛伊德所发现的那样，接触痛苦的感觉本身并不是一种完整的心理治疗形式。另外，忽视或合理化不快乐的情绪可能会误导来访者，使他们失去直面问题核心的机会。因此，在当今的问题解决取向的众多方法中，重视情感表达的体验也许可以有效地平衡对认知和行为的强调。

模型演变

在体验式家庭治疗的发展过程中，有两大巨头脱颖而出：卡尔·惠特克和维吉尼亚·萨提亚。惠特克倡导使用随心所欲的、直觉性的方法，旨在帮助家庭成员摘下虚伪的面具，做真正的自己。惠特克是较早让家庭一起接受心理治疗的人之一。虽然惠特克被认为特立独行，但他最终还是成了该领域最受尊敬的治疗师之一。惠特克喜欢打破传统，他的行为更是惊世骇俗，但他仍然因为创立了家庭治疗而倍受尊重。也许惠特克是一位顽童，但他也是一位名副其实的家庭治疗大师。

从医学院毕业后，惠特克开始学习精神病学，并对精神病患者的心理十分着迷。不幸或者说幸运的是，在20世纪40年代末，惠特克不能再依靠安定类药物来减少病人的幻觉。于是，他开始倾听并尝试理解那些疯狂却不失人性的想法，尽管我们大多数人通常将这些想法深埋心底。

1946年至1955年间，惠特克担任了埃默里大学精神病学系的主任。然后，面对日渐增加的要将精神病学系变得更具精神分析性的压力，惠特克和全体教职员工，包括托马斯·马龙（Thomas Malone）、约翰·沃肯汀和理查德·费尔德（Richard Felder），一起辞职并成立了亚特兰大精神病诊所，体验式心理治疗就在这个团队中诞生了。该团队发表了许多具有挑战性和启发性的论文。1965年，惠特克转到威斯康星大学医学院。20世纪80年代他退休后，开始四处游学，在工作坊和研讨会上分享他的智慧和经验。

认识治疗师

卡尔·惠特克

卡尔·惠特克的非传统思想构成了一种创新、大胆的家庭治疗方法的基础。他认为，积极的个体参与是带来家庭变化和促进家庭成员提升灵活性的最佳方式。他依靠自己的个性和智慧，而不是任何固定的技巧来"扰动"家庭，帮助家庭成员敞开心扉，做更完整的自己。

体验式家庭治疗师中的另一位杰出人物是维吉尼亚·萨提亚。作为心智研究所的早期成员，萨提亚注重沟通（见第 1 章和第 5 章）和情感体验。

萨提亚于 1951 年开始在芝加哥的私人诊所会见家庭。1955 年，她受邀为伊利诺伊州精神病学研究所的住院医生设立培训项目（其中一名学生是伊万·鲍斯泽门伊 – 纳吉）。1959 年，唐·杰克逊邀请她去心智研究所，萨提亚成为那里的第一任培训主任。

萨提亚是一个典型的醉心于抽象概念和策略两大领域的培育型治疗师。她在全美各地进行示范演讲、开办工作坊，她的热情和真诚赋予了她巨大的吸引力。她打动观众的能力让她成为家庭治疗领域具有名望的人文主义者。

最新的体验式疗法之一是莱斯利·格林伯格和苏珊·约翰逊的情绪聚焦伴侣治疗，这一疗法借鉴了弗里茨·珀尔斯（Fritz Perls）、萨提亚和 MRI 小组的观点。另一种专门解决家庭情感生活的治疗方法是理查德·施瓦茨的内在家庭系统治疗，它将来访者相互冲突的内心声音拟人化为几个部分，然后运用各种心理剧技术将其重新整合。

基本模型

体验式家庭治疗建立在这样的假设之上：情绪压抑是家庭问题的根源。虽然孩子们肯定明白，他们不能总是随心所欲地做自己喜欢的事情，但不幸的是，许多父母倾向于混淆情绪的工具性功能和表达性功能。父母试图通过控制孩子的情绪来规范孩子的行为。结果，孩子们学会了让自己的情感体验变得迟钝来避免责难。尽管这个过程很普遍，但与大多数家庭相比，功能失调的家庭往往更不能容忍任性的情绪。在这样的家庭中，孩子们长大后往往会隔离自己的真实体验，只能感受到情感压抑后的残余：

无聊、冷漠和焦虑。

系统治疗师在家庭互动中看到了症状行为的根源，而体验式治疗师则将这些互动视为家庭成员在彼此的投射下进行互动的结果。从这个角度来看，如果家庭成员先接触到自己的真实感受——他们的希望、渴望、恐惧和焦虑，那么改变家庭的尝试更有可能成功。因此，体验式家庭治疗是由内而外发挥作用的，先帮助个体揭示真实情感，然后从逐渐增强的真实性中建立更真实的家庭关系。

理论概念

体验式治疗的理论与系统论不同。前者强调扩展体验，而后者则使用理论来创造促进互动的技术。强调改变互动意味着接受已存在的任何水平的个人体验。相比之下，体验式治疗则假设个人体验是为家庭开辟新天地的先决条件。

体验式治疗的基本前提是以促进个人成长和家庭凝聚力的方式解放情绪与驱力。努力减少防御和揭露更深层次的体验建立在人性本善的假设之上。

体验式治疗淡化了对于理论的讨论，而格林伯格和约翰逊的情绪聚焦伴侣治疗是一个例外。情绪聚焦伴侣治疗借鉴了依恋理论。根据约翰逊的说法，情绪组织了依恋反应，并在关系中发挥沟通功能。当人们直接表达自己的脆弱时，很可能会引起伴侣的同情。但是，对于不安全型依恋的人，他们可能会因为害怕展现自己的脆弱而表达愤怒，此时伴侣的反应很可能是退缩。因此，需要联结的人可能会因为害怕暴露这种需求而推开自己渴望亲近的人。这种困境所需的解药就是体验式治疗：通过帮助人们卸下防御，使更深刻、更真实的情感浮现出来。

正常的家庭发展

体验式治疗师相信真实的情感具有自然智慧，这一点体现出了人本主义的信仰。按照这种观点，如果人们被允许追随自己的本能，那么他们往往会蓬勃发展。之所以出现问题，是因为这种**自我实现**（self-actualization）的先天倾向与社会压力相冲突。社会通过压抑来驯服人类的本能，使他们适合集体生活。家庭通过增加控制来实现和平与安宁、延续**家庭神话**（family myth），并使用蒙蔽让儿童远离他们的真实体验。

在理想的情况下，儿童会在一种支持他们的感受和创造驱力的氛围中长大。父母关注孩子，接受他的感受，并认可他的体验。在父母的支持下，孩子可以充分地体验生活并尽情地表达人类所有的情感。

体验式治疗师将家庭描述为分享体验的场所。功能良好的家庭是足够安全的，可以支持各种各样的体验。简而言之，一个健康的家庭可以让家庭成员拥有做自己的自由。

行为障碍的发展

从体验的角度来看，否认冲动和压抑感受是家庭问题的根源。功能失调的家庭容易陷入自我保护和回避的旋涡中。用哈利·斯塔克·沙利文的话来说，这些家庭寻求的是安全感而不是满足感。他们的抱怨很多，但最根本的问题是他们扼杀了情感和欲望。

在描绘陷入困境的家庭时，萨提亚将重点放在了一种死气沉沉的家庭氛围上。这样的家庭是冷漠的，家庭成员似乎只是出于习惯或责任才聚在一起。父母觉得孩子很烦，孩子也学会了不尊重或不关心父母。在家庭缺乏温暖的情况下，家庭成员互相回避，只专注于工作和其他可以分心的事情。

值得一提的是，萨提亚所描述的功能性障碍并非诊断手册中的障碍。与体验式流派中的其他人一样，萨提亚既关注被公认为患者的家庭成员，也关注过着平静却又绝望生活的普通家庭成员。

萨提亚强调了破坏性交流在扼杀情感方面的作用，并指出人们有四种表里不一致的沟通方式：指责、讨好、打岔和超理智。这些表里不一致的沟通方式背后又是什么呢？是低自尊。如果人们对自己感觉不好，就很难说出自己的真实感受，也很难让别人真实地讲述自己的感受——因为它是具有威胁性的。

根据苏珊·约翰逊的说法，健康的关系是一种安全的依恋关系。也就是说，在这种关系中，情绪可以得到自由的表达和回应。安全依恋是指在被爱的感觉中长大，并从可靠的亲密关系中获得自信。然而，当安全依恋受到威胁时，人们通常会以愤怒的方式回应——不幸的是，这种抗议可能会把对方赶走，而不是唤起他们想要的回应。最近，约翰逊及其同事引入了"依恋创伤"概念：创伤性事件会破坏伴侣之间的联结，如果不及时处理，负向循环和依恋的不安全感就会一直存在。

治疗机制

体验式治疗师强调人类本性的感受方面——创造力、自发性和玩耍的能力——以及在治疗中的体验本身的价值。

关于改变，体验式治疗有两个显著的特点。第一个是强调挑战情绪性防御。在这个模型中，来访者总是错的——从某种意义上说，家庭成员并不知道他们的真实感受。这也直接导致了体验式治疗的第二个显著的特点，即体验式治疗师在挑战防御以促进情感表达时往往很激进。

治疗

体验式治疗师坚持人本主义的观念，即人类天生就拥有资源，只要任其发展，就能充满活力、创造力、爱和生产力。因此，治疗的任务是解除防御并释放人们与生俱来的活力。

评估

比起解决问题，体验式治疗师对增强家庭功能更感兴趣，所以他们不那么在意当前问题的细节。此外，由于体验式治疗师更关注个体和他们的经历，因此对评估家庭组织的结构几乎没有兴趣。

对大多数体验式治疗师来说，在他们了解一个家庭的过程中，评估便不经意地开始了。在关系进展的过程中，治疗师会逐步了解自己正在与什么样的人打交道。惠特克在治疗开始时会要求每个家庭成员描述这个家庭及其运作的方式。通过这种方式，他得到了每个家庭成员对于整个家庭看法的组合图像。这种问询与大多数体验式治疗师所做的家庭评估一样正式。在体验式治疗师帮助家庭成员对彼此敞开心扉的过程中，家庭会出现一些防御，而评估的大部分内容就是试图破译这些防御。

案例研究：卢卡斯一家

卢卡斯一家想通过咨询学会如何相处。没有人真正遇到了麻烦，只是与平时相比，他们发生冲突的次数增加了不少，没有人知道为什么。卢卡斯夫妇二人都40多岁，他们相处得很好；但 16 岁的妮可、14 岁的安德鲁和 10 岁的蕾切尔之间的冲突比之前更多了。妮可最近似乎开始拒绝参加所有的家庭活动，并与她的弟弟、妹妹打架。卢卡斯夫妇认为这背后的一部分原因是青少年的焦虑，但妮可的情况似乎比朋友家的孩子的情况更糟。安德鲁通过反击来对付妮可，而蕾切尔则选择退缩并哭得很厉害。卢卡斯夫妇对正在发生的事情感到困惑，想在事情变得更糟糕之前做出改变。

反思并回答

1. 如果你是体验式治疗师，你会从哪里开始？
2. 体验式治疗师可能对卢卡斯一家提出什么假设？
3. 你可以使用哪些体验式技术来评估卢卡斯一家？你的目的是什么？
4. 你会使用哪些体验式技术来干预卢卡斯一家？这些干预的目标是什么？

治疗技术

在体验式治疗中，根据沃特·凯普勒（Walter Kempler）的说法，治疗的关键不在于技术，而在于治疗师。这个观点巧妙地总结了体验式治疗的一种信念，即治疗师的人格具有治愈能力。治疗师做了什么并不重要，重要的是他们是谁。

然而，这一观点或多或少是被加工过的。无论治疗师是谁，他或她都必须有所作为。即使治疗师的工作没有剧本，但仍然可以被描述。此外，体验式治疗师往往会做很多事情。他们非常活跃，其中一些人（包括凯普勒）使用了许多令人回味无穷的技术。

有些治疗师使用结构化技术，如家庭雕塑和编舞；其他一些治疗师，如维吉尼亚·萨提亚和卡尔·惠特克则依赖于自然而然地做真实的自己。

认识治疗师

维吉尼亚·萨提亚

与让家庭成员分离的心理能量和系统能量相比，维吉尼亚·萨提亚更注重帮助他们建立联结。她相信健康的家庭生活需要坦诚地分享感受。使萨提亚在众多家庭治疗先驱中脱颖而出的，是她对个体情感体验的关注，以及她与家庭合作时使用的团体交流方式。因此，萨提亚将家庭视为一个经常被习惯和惯例扼杀的个体的集合，而不是复杂的系统。

像许多伟大的治疗师一样，萨提亚是一个充满活力的人。但她的治疗不仅仅依赖于她个人的温暖，相反，萨提亚强调澄清式沟通，让人们远离抱怨，转而寻找解决方案。萨提亚支持每个家庭成员的自尊，早在积极赋义被定义为策略派的技术之前，她就提出了积极意图的概念，并通过实例来展示如何表达关爱。萨提亚是一名既充满爱心、又充满力量的治疗师。

萨提亚的标志之一是对"触摸"的运用。触摸即温柔的语言。她经常从与孩子的身体接触开始进行治疗，正如她在她的个案录像《岩石与花朵》（of Rocks and flowers）中展示的那样。

案例研究：鲍勃

鲍勃是一名处于恢复期的酒精成瘾患者，也是两个男孩——4岁的亚伦和2岁的罗比——的父亲。孩子们的母亲曾经多次虐待他们，把他们从楼梯上推下去，用烟头灼伤他们，并试图淹死他们。在会谈期间，母亲仍在接受精神科医生的照护且无法见到孩子。鲍勃的新妻子贝蒂曾受到前夫的虐待，她的前夫也是一名酒精成瘾者。贝蒂怀孕后，担心亚伦和罗比会欺凌自己的宝宝。现在两个男孩已经开始做出一些曾经遭受过的暴力行为，比如掐其他孩子的脖子，扇他们的耳光。由于疲惫和恐惧，鲍勃和贝蒂对这两个男孩十分粗暴，而这种粗暴的对待方式又让两个孩子的行为更加激烈。

在会谈中，萨提亚告诉这对夫妇如何温柔地抚摸孩子们，并坚定地告诉孩子们停止不正当的行为。当鲍勃与亚伦隔着很远的距离讲话时，萨提亚坚持靠近和抚摸的重要性。她让亚伦在自己的父亲面前坐下来，并要求鲍勃牵起亚伦的手，直接对亚伦说话。

以下片段由安德鲁摘录。

这两个小朋友知道很多事情：需要重新教育他们。他们俩身上有许多能量，就像你们（指鲍勃和贝蒂）身上也有许多能量一样。接下来，我要告诉你们的治疗师让你们俩有一些自己的空间，而不是总和孩子们在一起。但是，你们要利用一切机会来建立心理上的联结，我也建议你们在明晰自己的期待之后做这件事。

另外，如果鲍勃可以从贝蒂那里学习如何迅速地将注意力放在孩子们身上就更好了。我希望你们可以放弃用"不要……"这样的句式来传达信息。当不再说"不要……"时，你们抱起孩子们的时候会更加有力……我不知道是否可以向你演示一下，现在让我握住你的手臂（治疗师握住了鲍勃的前臂），带你看看会有什么不同。请握住我的手臂，就像你要抓住我一样（鲍勃抓住了萨提亚的前臂）。好的。当你这么做的时候，我的肌肉全都紧绷了起来，并且我想反击。（鲍勃点头）。现在，请你像要保护我一样握住我的手臂。（鲍勃握住了萨提亚的前臂）。很好。我现在感觉到了你的力量，但并不想把自己的手臂抽回来。（鲍勃说："对。"）

我要你做的就是尽可能多地抚摸两个孩子。当事情开始（失控）时，你可以走过去，什么也不说。你可以走到他们的身边，握住他们的手臂（示范以一种保护性的姿势握住罗比的手臂），而且你的内心必须知道你不会像这样（示范）拉它们（亚伦短暂地把手放在萨提亚和罗比的手臂上），而是以一种强有力的方式握住它们（双手握紧鲍勃的手臂）。鲍勃，你会看出其中的差别，我也会向你展示这种差别。首先，我要像这样抓住你（示范）。（鲍勃说："好。"）你看，你想要抽回自己的手臂。好的，接下来我要做的事会给你增强一些力量（示范双手握紧鲍勃的手臂，罗比拍了拍萨提亚的手），但我不会要求你反击。现在，这是你要开始做的最重要的事情。

（萨提亚转向贝蒂并伸出了自己的前臂。）好的，现在我要对你做同样的事。来，紧紧地抓住我的手臂，就像这样（贝蒂抓住萨提亚的小臂，亚伦也这么做了）。是的，没错，就像你真的因为某种原因抓住我一样。好的，现在把胳膊给我，就像你想给我支持、但也想给我一个界限一样。（亚伦把手伸向贝蒂，萨提亚将亚伦的另一只手放在自己的另一只手上。）这有一点点紧，有一点点紧了。

所以下次当你看到事情发生时，你要做的就是去和他们进行肢体接触（萨提亚通过握住亚伦的手臂来展示），并慢慢地变得温和起来（萨提亚拉起亚伦的手，开始把他从贝蒂的腿上拉下来）。现在，亚伦，我想让你过来，我可以给你妈妈演示一下。（亚伦说："好的。"）现在，让我们假设一下，在某个时刻我什么都没想，突然就这样对待你（突然用双手抓住贝蒂的手臂）。你看到你想做什么了吗？（贝蒂点点头。）好吧。现在我要以另一种方式来做。我给你同样的信息（萨提亚用双手牢牢地抓住贝蒂的手臂，直视她的眼睛，然后站了起来），但是我会通过这样的方式。我看着你，我在给你一个直接的信息。好的。现在你的身体在这种时刻不会对我做出消极的反应。你的身体会感觉得到了支持，所以不会做出消极的反应。接着，我会这样做（萨提亚用一只手搂住贝蒂的背，另一只手放在她的手臂下面），就像这样（萨提亚用双臂搂住贝蒂并把她拉近），现在我要抱住你，我会像这样抱着你待一会儿。

在这次会谈过后，萨提亚对她的技术做出了如下评价：

这个家庭里发生了太多事情，以至于对两个孩子的恐惧是如此强烈。如果用一个意象来形容的话，那么他们仿佛都是怪物。所以，我希望看到他们有能力对抚摸做出回应。我以身示范，让他们把手放在我的脸上——我是这个家庭的一面镜子，也是这几个家庭成员的镜子。然后我允许并鼓励孩子们与父母一起这样做。抚摸是从当下那种氛围中产生的，抚摸也"说"出了无法用语言表达的东西。

为了鼓励共情并使家庭成员更亲近，萨提亚经常与那些父母一起做如下练习。

1. 想一想孩子所处的困境。也许你的孩子一直在做一些你难以处理，甚至把你逼疯的事情。

2. 从你的视角体验这种情况。想象你再次和孩子一起经历这种情况。注意你的感受、你看到的和听到的东西。

3. 从孩子的视角重新体验这种情况。缓慢而详细地想象整个情况，想象它仿佛是通过孩子的眼睛看到的。让自己感受一下孩子肯定会有的感受。你有没有注意到自己之前没意识到的、孩子可能有的任何感觉？你有没有注意到一些你以前不知道的孩子的需要和愿望？

4. 从观察者的视角重新体验同样的情况。观察并倾听正在发生的事情，并允许自己观察孩子和自己。你是否注意到你和孩子对彼此的反应方式？你对自己和孩子的哪些方面看得更清楚？

比起精心策划的方法，惠特克更喜欢"不期而遇"，因此他与个体、夫妻或团体一起工作的风格一致也就不足为奇了。惠特克极力避免指导家庭成员现实生活中的各项决策，而是让他们接受自己的感受，并在他们不确定的时候加入他们。或许这听上去显得没什么新意，但它的确是一个重要的观点。一旦治疗师（或其他任何人）急于改变别人，让他们感到被理解就变得异常困难——更不要说真正地共情他们了。

当我们比较惠特克的早期工作与晚期工作时，可以看出他多年来的变化。一开始，惠特克会故意搞怪。他可能会在会谈中睡着，然后报告自己做了什么梦；他会与患者掰手腕；他还会谈论自己的幻想。在后来的几年里，他不再这样故意挑衅了。这似乎是治疗师变得成熟时会发生的事情：他们不再将自己的内容强加于别人，而是更愿意倾听对方。

惠特克的首次会谈很结构化，其中还包括对家族史的记录。对他来说，与家庭的首次接触是"结构战争"中的开场炮。他想让家庭知道治疗师才是负责整个治疗过程的人[①]。这种交锋从首次来电便开始了。惠特克坚持要尽可能多的家庭成员参与其中。他认为需要三代人的参与来确保祖父母会支持而不是反对治疗，并且他们的存在将有助于纠正扭曲的部分。如果重要的家庭成员不参与治疗，惠特克通常会拒绝见这个家庭。何苦要从"一手烂牌"打起呢？

与维吉尼亚·萨提亚一样，在把自己作为改变的催化剂的治疗师中，惠特克堪称典范。但是，萨提亚提供了一种温暖、支持性的存在，而惠特克却经常直言不讳，甚至带有对抗性。事实上，只有在治疗师被证明是一个能够理解和关怀他人的存在后，像惠特克这样带有挑衅的干预才能被家庭接受。在挑战他人之前，首先要赢得信任。

无论他们具有挑衅性还是支持性，体验式治疗师通常都非常活跃。他们不会让家庭成员自行解决各自的问题，而是说"告诉他（或她）你的感受"，或者问"你现在感觉如何"。就像学生引起老师注意的最好方法是行为不当一样，引起体验式治疗师注意的最好方法是表现出情绪的迹象，而不是实际表达出来。

治疗师：每当你问妈妈一个问题时，我都看到你看着爸爸。这意味着什么？

肯德拉：哦，没什么……

治疗师：它一定意味着什么。说吧，你有什么感觉？

肯德拉：没什么！

治疗师：你一定感觉到了什么。那是什么？

肯德拉：嗯，有时候当妈妈让我做某事时，爸爸会生气。但他没有对妈妈大喊大叫，而是对我大喊大叫（轻声地哭泣）。

治疗师：告诉他。

肯德拉：（愤怒地对着治疗师）别管我！

治疗师：不，这很重要。告诉爸爸你的感受。

---

① 我们要补充说明的是，试图控制会谈的结构和试图控制人们的生活之间有很大差别。

肯德拉：（用力地抽泣）你总是欺负我！你什么都不让我做！

体验式治疗师使用多种多样的表现手法，包括家庭雕塑、家庭木偶剧、家庭艺术治疗、联合家庭涂鸦和格式塔治疗技术。体验式治疗师的办公室装备包括玩具、玩偶之屋、黏土、毛绒玩具、笔和纸，以及宣泄棒。

在家庭雕塑中，治疗师要求一个家庭成员将其他人安排在一个场景中，以此描绘家庭成员对家庭及自己在家庭中位置的看法。这是维吉尼亚·萨提亚最喜欢的技术，她经常使用绳索和眼罩来戏剧化地呈现陷入困境的家庭成员的那种被束缚的角色。

下面这个家庭雕塑的例子发生在治疗师要求 N 先生将他的家人安排进一个典型的场景（即他下班回家时的场景）中。

N 先生：当我下班回家时，嗯？好吧。（对他的妻子）亲爱的，你会在炉子旁边，不是吗？

治疗师：不，不要说话。只需将人移动到你希望他们在的地方就行。

N 先生：好的。

N 先生引导他的妻子站在一个仿佛有厨房炉灶的地方，把他的孩子们放在厨房的地板上，让他们画画和玩耍。

治疗师：好的，现在你们仍然不能进行任何对话，直接让他们演出来。

随后，N 先生指示他的妻子假装在做饭，但要经常转身看看孩子们在做什么。他让孩子们假装玩一会儿，然后开始打架并向妈妈抱怨。

治疗师：当你回家时会发生什么？

N 先生：没什么。我试着和妻子说话，但孩子们一直缠着她，她生气了，说她想一个人待着。

治疗师：好，表演出来。

N 夫人表演了一边做饭，一边对孩子的冲突进行调解。孩子们认为这是一个很棒的游戏，他们试图比对方的声音更大以引起妈妈的注意。当 N 先生"回家"时，他伸手去扶妻子，但孩子们却挡在中间，最终 N 夫人将他们全部推开。

之后，N 夫人说她没有意识到丈夫感到被忽视。她以为他只是想打个招呼，然后丈夫便拿着报纸和一瓶啤酒去书房了。

家庭雕塑也被用来展示过去的场景。一个典型的引导语是："想象你站在儿时的家门前，走进去，描述一下通常会发生的事情。"这个技术是用来描绘一个人对家庭生活的看法的。它是一种可以集中注意力和提高敏感性的方法。

另一个表达性练习是家庭艺术治疗。汉娜·亚克夏·克维亚特科夫斯卡（Hanna Yaxa Kwiatkowska）指导家庭制作一系列的图画，包括"联合家庭涂鸦"，每位家庭成员要快速完成一幅涂鸦，然后整个家庭将这些涂鸦合成一幅画。伊丽莎白·宾（Elizabeth Bing）将联合家庭涂鸦描述为一种让家庭温暖起来并让家庭成员自由地表达自己的方式。在这个过程中，家庭成员被告知"画一幅画，来展现你眼中的家庭"。

由此产生的图画可能会揭示以前从未讨论过的想法，或者可能会刺激画画的人意识到他或她以前从未想过的事情。例如，一位父亲画了一张全家福，他自己站在一边，而他的妻子和孩子则手牵着手站着。尽管他描绘了一个妻子和他自己都知道的事实，但他们并没有公开谈论过它。一旦这位父亲向治疗师展示他的画，他就无法回避讨论这个事实了。在另一个案例中，当治疗师要求每个家庭成员描绘自己的家庭时，十几岁的女儿不知所措。她从来没有想过太多关于家庭或她在家中角色的问题。当她开始绘画时，这些画面仿佛才慢慢地浮现。这个女孩惊讶地发现自己与父亲和姐妹（而不是母亲）更亲近。这引发了她和母亲之间关于她们关系的热烈讨论。两人虽然待在一起，但女儿并不觉得与母亲亲近，因为她觉得母亲把自己当成小孩，从不与她谈论心事，对女儿的生活也只表现出表面的兴趣。母亲很惊讶，却没有感到不高兴，因为女儿已经准备好在相互之间更加关心的基础上和她建立关系。

在家庭木偶剧中，E. C. 欧文（E. C. Irwin）和 E. 马洛伊（E. Malloy）要求一位家庭成员使用木偶编造一个故事。这种技术最初被用于游戏治疗，旨在突出家庭中的冲突和联盟。木偶还为符号交流提供了安全的途径。例如，一个使用特定的木偶（如恐龙）来象征愤怒的孩子，可能会在感受到威胁时直接伸手去拿恐龙。

戴安娜·阿拉德（Diana Arad）最近又发明了"动物扮演故事讲述"技术，该技术要求来访者给每位家庭成员赋予一种动物角色，然后讲述一个关于这些动物的故事。下面这个案例说明了阿拉德在一个有攻击性的 9 岁孩子的家庭中使用这种技术的情况。

案例研究：科恩一家

萨拉和雅各布科恩带着 4 岁的女儿达娜和 9 岁的儿子罗伊前来寻求治疗，罗伊被诊断出患有对立违抗性障碍。罗伊非常叛逆，尿床，情绪总是在抑郁和愤怒之间交替，还说希望自己死了。他与妹妹之间有着极端的竞争关系，并经常在争吵中殴打妹妹。

第一次会谈时，罗伊是被父亲抓进咨询室的。罗伊一直在哭，坚决不合作。治疗师向罗伊保证，他不会强迫罗伊做任何事情，如果罗伊不想，他也不必参与治疗。

当治疗师介绍"动物扮演故事讲述"游戏时，治疗师首先要求由家庭中最年轻的成员达娜开始（以防止她重复其他家庭成员的故事）。"如果你的母亲是一种动物，"治疗师问道，"那么她会是什么？"

达娜回答道，母亲是一匹马，父亲是一只松鼠，哥哥是一只公鸡，自己是一匹狼。当被要求编造一个关于这些动物的故事时，达娜讲述了如下内容：

从前，有一匹马去拜访它的朋友公鸡。就在这时，狼来了，要把公鸡吃掉，公鸡被马救了下来。然后，松鼠让公鸡和马到树下的家中做客，它们逗得公鸡哈哈大笑。

4 岁的达娜之前被视为好孩子和哥哥暴力的受害者，但这个故事揭示的是她认为自己（狼）是一名侵略者［对哥哥（公鸡）来说］，还是家庭互动的局外人（没被松鼠邀请到树下的家中同乐）。达娜的父母对这一版本的家庭故事感到非常惊讶。当被问及表现得像狼一样的事件时，达娜描述道，一旦罗伊使用电脑，她就会在门口看着，"攻击"他用鼠标的手，然后跑向母亲。罗伊会追着她，像只公鸡一样"咯咯地叫"，但他无法报复，因为达娜受到了母亲的保护。罗伊通常会大喊大叫，然后受到惩罚，这样达娜就可以自由地使用电脑了。

而罗伊的故事是这样的：

从前，一头大象（爸爸）在丛林中散步，踩到了一只蟑螂（达娜）。蟑螂被踩扁了，但大象没有注意到，继续向前走。一只猫（罗伊）来了，发现了被踩扁的蟑螂，还以为是一个飞盘。猫把"飞盘"带到它的朋友——狗（妈妈）那里玩。猫和狗把蟑螂当飞盘玩，等它们厌倦了，猫就把蟑螂扔回到之前捡到它的地方。大象回来了，把踩扁的蟑螂吃了。蟑螂回过神来，在大象身体里跑来跑去。这让大象觉得痒痒的，忍不住大笑起来，把蟑螂从嘴里吐了出来，蟑螂又回到了之前被踩扁的地方。有一天，大象又出去散步，再一次踩到了蟑螂。

两个孩子的故事都将父亲描绘成一个无所事事的人物——在危险消失后才出现的、风趣的松鼠和一头路过的大象，大象甚至在无意中对其他动物造成了伤害。在家庭的官方版本中，父亲是慈爱且乐于参与家庭事务的人，这种情形与孩子们的故事所描述的并不相符。不过，父亲那无所事事的形象在母亲的故事中也有所体现。在母亲的故事里，父亲被描绘成了一只淘气但难以接近的海豚。

孩子们的故事帮助父母从不同的角度看待罗伊。父母同意当下次罗伊开始发怒、诅咒和扔东西时，他们会把罗伊当成一只咯咯叫的公鸡，并与罗伊保持距离。此外，父母也理解了孩子的想法，不再把所有的争吵都归咎于罗伊。父母决定在孩子们打架时让他们承担同样的后果。孩子们都单独被计时暂停——"以防狼又来了"。罗伊认为这是公平的，于是兄妹间的竞争明显减少了。

艾丽安娜·吉尔（Eliana Gil）描述了一些游戏治疗技术，并解释了如何利用这些技术让幼儿参与家庭治疗。在"典型的一日会谈"中，吉尔让孩子们选择一周中的一天，并选择玩偶（或木偶）来代表自己的家人。然后治疗师让孩子们使用这些玩偶显示家人们在哪里、他们一整天都在做什么。吉尔建议，一定要专门询问孩子们看电视的情况，饮食、睡眠和卫生习惯，是否经常发脾气以及和谁感情比较好。一个 10 岁的孩子在回答放学后看什么电视时，列出了 12 个节目，并以大卫·莱特曼的晚间节目作为每天的结束。当治疗师问："看完莱特曼之后会发生什么？"男孩回答："我去睡觉了。"当被问到"你睡觉的时候有谁在家"时，男孩回答："没有人在。"

另一个受欢迎的技术是角色扮演。角色扮演的使用基于一个前提，即来访者一定要还原当时的情景，这样体验才能足够真实。通过在会谈中扮演某种角色，来访者可以更直接地回忆过去并思考令人期望或恐惧的未来发展。凯普勒鼓励父母从自己的童年开始幻想并进行角色扮演。治疗师可能会要求一位母亲扮演她还是小女孩时的情景，或者会要求一位父亲将自己想象成一个和儿子一样陷入困境的男孩。

当提到一个不在场的人时，治疗师可能会引入格式塔的"空椅子技术"。如果一个孩子谈论自己的祖父，她可能会被要求对着一把椅子说话，而椅子则用来表示祖父。惠特克使用了一种类似的角色扮演技术，他称之为"荒诞心理治疗"。这种疗法是将来访者的反应中不合理的部分夸大到荒谬的程度，这通常等同于指出对方外强中干，如下所示：

来访者：我受不了我的丈夫！

治疗师：你为什么不甩了他，或者干脆再找个男朋友？

　　有时这种技术会表现为讽刺和戏弄，比如假装对一个挑剔的孩子百般挑剔。它的好处在于通过治疗师刻意的疏远使来访者从一个客观的视角来看待自己的问题；而它的风险在于来访者会因为被取笑而受到伤害。

　　这些技术通过将来访者的记忆带回到意识的焦点和表现出被压抑的反应来强化情绪体验，并已被证明在个体治疗中是有效的。但这些技术在家庭治疗中是否必要有待商榷。在个体治疗中，来访者与生活中的重要他人隔离开来，所以角色扮演有助于其模拟与这些人的相处。但家庭治疗是在重要他人在场的情况下进行的，所以角色扮演和其他想象技术的必要性就值得怀疑了。如果需要情绪化的行动，只要打开家庭成员之间的对话就可以了。

　　接下来，我们将讨论近期两种家庭治疗的情绪导向型方法：情绪聚焦伴侣治疗和内在家庭系统治疗。这两种方法代表了对家庭动力的更复杂的理解。

情绪聚焦伴侣治疗

　　情绪聚焦伴侣治疗在两个层面上连续发挥作用——揭示愤怒和退缩两种防御性表达背后的伤害和渴望，以及帮助伴侣了解这些感受如何在他们的关系中发挥作用。与潜在的依恋渴望接触，有助于伴侣更真诚地表达自己，并以更富有同情心的方式看待彼此。这种更真诚且更具有同情心的观点可以帮助伴侣对彼此有新的体验并改变他们之间的互动方式。

　　最初，治疗师承认每个来访者的直接感受（如受伤和愤怒），让他们感到被理解，如下面的案例所示。

案例研究：情绪聚焦伴侣治疗

　　"你越来越愤怒了，当你听到威尔觉得自己是无辜的时候，你感到十分沮丧，不是吗？"

　　通过打断夫妻争吵并对他们各自的感受进行反馈，治疗师化解了敌意，帮助他们专注于自己的体验而不是彼此的"罪行"。随后，为了探索伴侣对彼此的情绪化反应背后的认知，治疗师要求他们描述在家中发生的事情。

　　"噢，所以你既相信他又怀疑他，是吗？"

　　"你的其中一部分在关注并期待他会伤害你？"

　　"你能和我说说相信他的哪一部分吗？当他诚实的时候？"

接下来，治疗师指出这对夫妻的情绪如何将他们推入不断升级的负向循环中。

这个恶性循环是这样形成的：威尔通过与南希保持距离并避免南希生气来保护自己，南希保持警惕并努力避免再次被背叛。随着南希越来越没有安全感和信任感，威尔感到越来越无助，也变得越来越疏远。随着威尔的疏远，南希感到被背叛，并因此变得更加愤怒。夫妻二人都是这个负向循环的受害者，而我将其视为夫妻需要互相帮助、共同解决的问题。

这对夫妻逐渐意识到他们情绪化的反应与他们的渴望背道而驰，这为揭示和表达隐藏在争吵之下的情感奠定了基础。由此产生的表达可能使这对夫妻加深他们对彼此的破坏性互动模式的理解，而对这个负向循环的探索也将在修通的过程中持续地进行下去。

更真实、更柔和的情感表达的价值不在于宣泄，而在于激发伴侣对彼此看法的转变。伴侣不再被视为责备者、拒绝者或孤僻者，而是被看作孤独、焦虑和害怕的角色。以新的方式（而不是以宣泄的方式）来看待另一半，改变就会发生。

依恋理论可以帮助情绪聚焦伴侣治疗师指出夫妻谈论伤害和渴望时会激发的问题。

"也许你觉得没有人真正爱你？"

"你感到无助和孤独，不是吗？"

这种情绪唤起所带来的影响会因伴侣以新的、更感性的方式来解决问题而得到增强。

"所以，你能告诉她吗？"

这项工作的最终目的是通过承认和表达依恋需求，使伴侣敢于展露自己脆弱的一面。

"只有你能直面自己的恐惧并冒险相信威尔。但他做得到吗？唯一可以放下防备、冒着风险信任他的人是你，不是吗？"

"会发生的最糟糕的事情可能是什么呢？"

同样地，与这对夫妻一起工作意味着一旦伴侣冒险表达出他们的需求和恐惧，就可以鼓励伴侣做出回应。

"威尔，听完后你有什么感受吗？"

一旦伴侣放松警惕，开始谈论他们害怕什么以及他们真正想从对方那里得到什么，对这个问题的回答就会大有不同。

治疗师根据伴侣之间剥夺、孤立和失去安全联结的情况来构建夫妻的体验框架。从依恋理论来看，这种观点有助于个体专注于自己的渴望，而不是彼此的错误和失败。

治疗干预的过程被描述为如下9个治疗步骤：

1. 评估——建立联盟并使用依恋理论解释夫妻冲突中的核心问题；

2. 识别导致不安全依恋和关系困扰的负向互动循环；

3. 揭示隐藏在互动立场的未被识别的情感；

4. 根据具有潜在的情感和依恋需求的负向循环来重新定义问题；

5. 鼓励接纳和表达自我被否认的需求和其他方面；

6. 鼓励接纳伴侣表现出来的坦诚；

7. 鼓励表达特定的需求和愿望，并创造亲密的情感参与；

8. 促进对未解决的关系问题的新的解决方案；

9. 巩固成果，帮助伴侣更诚实地表达依恋需求。

在所有步骤中，治疗师都会一边帮助伴侣揭示和表达他们的情感体验，一边帮助伴侣重新组织互动模式。例如，治疗师首先会帮助退缩、回避的伴侣认识到是其内在的无助感引发了退缩的行为。然后，治疗师将通过把这种无助感置于一个已经占据两人关系的具有破坏性循环的背景下进行验证。治疗师会在治疗中强化这种体验，然后帮助伴侣倾听并接受它，尽管这与伴侣通常体验到的方式大不相同。最后，治疗师开始围绕这种无助感构建互动。例如，"你能对着她说：'我感到如此地无助和失败。我只想逃跑然后躲起来'吗？"这种说法本身就代表着摆脱被动和退缩，开始积极的情感投入。

内在家庭系统治疗

在内在家庭系统模型中，相互冲突的内心声音被拟人化为子人格或**部分**（part）。该技术的强大之处在于，即使当来访的家庭成员彼此不和时，他们的冲突通常也只是基于他们某一部分极端的感受。事实上，处于人际冲突之中的人，其内在也往往陷于冲突之中。

青少年的反抗和父母的不信任只是他们对彼此复杂情感中的一部分。或者换个例子，陷入追逐者–疏离者模式的夫妻也许只能表现出他们害怕被遗弃和被淹没的那部分。通过一种戏剧化的方式将内心冲突展现出来，内在家庭系统疗法帮助家庭成员厘清他们的感受，并以不那么极端的方式重新建立联结。

为了帮助来访者区分他们内心冲突的声音，施瓦茨首先介绍了不同部分的语言。

- 所以当你的儿子自暴自弃时，你的一部分也会变得沮丧和生气。你觉得，如果你这个部分的情绪不那么激烈的话，帮助他对你来说会更容易吗？
- 听起来，你的一部分同意丈夫对孩子要更严格一些的想法，但另一部分又说他太苛刻了。那一部分是什么？它对你说了什么？它在害怕什么？

通过仔细倾听来访者的感受，并将其反应解释为自身的一部分，治疗师开始改变家庭中极端化的情况。人们更容易承认"自己的一部分"感到愤怒、无助或其他任何东西，而不是"他们"（就像所有人一样）自己有这种感觉。一位难以承认自己因儿子在学校表现不佳而生气的家长，可能会更容易承认自己的一部分对儿子的失败感到愤怒，而且愤怒的部分掩盖了同情的部分。

一旦让家庭成员理解是他们的不同部分会对彼此做出反应，而不是自己本质上存在分歧，他们就可以开始看到一个人的某些部分正在影响另一个人的某些部分。他们也能轻易地明白，如果只是自己的一部分有愤怒的情绪，那么自己就还拥有其他的情绪，在互动中也可以展现出其他的可能性。

所以父亲生气的那个部分会触发你悲伤和无助的那个部分，对吗？

而且，由于许多这样的极端化会变成三角关系，因此父亲愤怒的部分也可能触发母亲保护的部分。

所以当你看到丈夫对儿子的愤怒反应时，会触发你的保护欲吗？你是否有一部分觉得需要和丈夫进行战斗来保护儿子？

没有了失败的儿子、冷漠的父亲和争吵的夫妻，这个家庭会发现每个成员都在自己的某些部分遇到了问题。父亲从一个暴君转变为一个与自己的沮丧和愤怒的部分做斗争的人。母亲基本上不再与父亲发生争执，只是在被丈夫的愤怒部分触发时会激发自身具有保护性的部分。儿子不再被当作一个失败者，只是这个男孩的一部分在面对父亲的愤怒和父母的冲突时会感到无助。

像所有的体验式模型一样，内在家庭系统治疗建立在这样一种信念之上，即在人们互相影响的那些部分下，隐藏着一个健康的核心自我。当治疗师注意到某个部分处于统治地位时，会首先要求来访者想象这个部分，然后帮助来访者让这个部分冷静下来。例如，如果愤怒的部分被视为一只咆哮的狗，那么也许来访者会发现自己可以想象接近并抚摸这只狗，直到这只狗感到放心并安静下来，以此来平息来访者的愤怒。或者，如果来访者把害怕的部分想象成一个布娃娃，那么他可能会通过想象抱着和安慰那个娃娃来放松自己。

因此，通过将人们情绪化的反应拟人化为某个部分，然后帮助他们具象化和安抚这些情绪化的部分，内在家庭系统治疗就能使人摆脱恐惧和愤怒的支配。这反过来又使人们能够更有效地合作以解决个体和家庭的问题。

案例研究：卢卡斯一家

当卢卡斯一家前来寻求治疗时，治疗师就注意到了所有他们在首访登记表中提到的内容——妮可的冷漠、安德鲁的防御性争论、瑞秋的悲伤，以及卢卡斯夫妇的困惑和担忧。她还注意到，这是一个很健谈的家庭。尽管气氛非常紧张，他们还是聊了很多。卢卡斯一家具有很强的流动性和整体表现力，而且他们之间似乎存在很强的联结。治疗师决定将他们的精力投入到家庭雕塑中，以帮助自己发现更多的家庭动力。治疗师让每个家庭成员站起来，根据他们对家庭动力的看法来安排每个人的位置。完成后，治疗师又邀请卢卡斯一家布置一个期待中的家庭雕塑形态，并各自表述为了达成这个期待所需要的东西。

妮可第一个开始尝试。从她的家庭雕塑中，最能说明的问题就是，当卢卡斯夫人感到有压力或不知所措时，有向妮可倾诉的习惯。妮可趴在地上，妈妈站在她的旁边，往她身上倾倒东西。这个家庭雕塑的视觉冲击力很大。妮可解释道，她现在终于长大了，可以反击这种模式，而这也正是她叛逆的原因。她希望妈妈可以自己或在爸爸的帮助下处理自己的问题，而不是让她参与其中。卢卡斯夫人聚精会神地听着。

安德鲁和瑞秋的雕塑同样具有启发性。安德鲁把自己置身于家庭圈之外。他觉得自己被忽视了，因为妮可的叛逆吸引了父母所有的注意。他想让妮可冷静下来，让父母重新平等地关注每个孩子。瑞秋做雕塑的过程很困难，她似乎害怕做会让人感到不悦的任何事情，她也不知道自己说什么会引发一场战争，因此她一直保持谨小慎微的处事风格。治疗师对此发表了评论，瑞秋表示赞同——她说自己只是希望每个人"再一次快乐"。

在首次会谈结束时，治疗师鼓励卢卡斯一家根据他们在这次咨询中学到的知识，做出任何自己觉得合适的改变。治疗师还与一位同事为瑞秋安排了几次个体咨询，以便她可以澄清想对家人说的话。与此同时，瑞秋也在继续参加家庭会谈。治疗师假设，帮助妮可真诚地表达并帮助卢卡斯夫妇真实地回应会引发家庭最大的转变——妮可会更快乐，这反过来又会帮助卢卡斯夫妇将注意力平等地分配到所有的孩子身上，而这也正是安德鲁想要的。争吵的减少还将帮助瑞秋摆脱困境，她将使用她在个体咨询中学到的技能更真实地表达自己。卢卡斯夫妇或许在婚姻问题方面需要一些帮助，虽然治疗师仍不确定为什么卢卡斯夫人向妮可而不是卢卡斯先生倾诉，但是至少孩子们的压力会在此期间得到释放。

治疗师让卢卡斯夫人写了一张"解雇通知单"并将其交给妮可，卢卡斯夫人"解雇"了妮可，让妮可不再担任照料者的角色。解雇通知单上明确地写着妮可不必照顾卢卡斯夫人的情绪状态，而且卢卡斯夫人保证从此以后会照顾好自己。一家人都很喜欢这个改变。卢卡斯夫人处理得很好，这得益于治疗师对卢卡斯夫人的大方赞扬和对她能自我照顾的信心。妮可和安德鲁也很欢迎这一变化。尽管瑞秋最初并不情愿，但在个体治疗师（已加入家庭会议）的鼓励下，她能够表达所有争吵对她来说是多么具有冲击性。瑞秋比家里的任何人都敏感得多，她希望大家尊重这一点。接下来的三次家庭治疗重点关注了这些变化。两次婚姻治疗也交织在其间，以评估卢卡斯夫妇之间是否存在婚姻问题，从而致使卢卡斯夫人不会向卢卡斯先生求助。当冲突变得过于严重时，卢卡斯先生倾向于逃避。他承诺努力改变这种习惯并且逐渐取得了效果。两个月后，治疗师进行了随访，这家人仍然过得很好。妮可还是有些调皮，不过和其他青春期的少女差不多。安德鲁更开心了，瑞秋开始表达自己。卢卡斯夫妇也更亲近了，卢卡斯先生一直在努力花更多的时间陪伴夫人，而卢卡斯夫人则在自己感到有压力时努力让自己平静下来。

反思并回答

1. 治疗师使用了哪些体验式的干预措施，对家庭有什么影响？

2. 如何从体验式治疗的角度解释家庭的变化？

3. 是什么让这个家庭适合体验式治疗？对于其他类型的家庭，这种方法是否会适得其反？

4. 你是否在这个案例的字里行间中看到其他理论流派的影子？例如，结构派治疗师会如何解释在这个家庭中发生的事情？

5. 萨提亚认为"个体的低自尊是大多数家庭问题的根源"。在这个案例中，你是否看到一些支持这个观点的证据？如果是，有哪些证据？

模型现状

体验式治疗可以帮助家庭成员深入地了解他们的互动，探索推动他们行为的感受。在最好的情况下，这种方法可以帮助人们放弃防御，变得更加直接和真实。鉴于家庭治疗对行为和认知的强调，帮助来访者揭示他们体验的感受层面是一个很好的补充。

无论采取何种家庭治疗技术，将重点转移到个体和他们的体验上都是打破防御性争吵的好办法。当家庭成员争吵时，通常会先呈现出自己的防御姿态。他们不会说"我感觉很受伤"，而会说"你让我很生气"。他们不会承认自己害怕，只会互相批评。打破这种逐渐升级的、无效的争论的有效方法是，依次探索卷入这场争论的每个家庭成员的感受。通过与个体谈论感受和这些感受的根源，治疗师可以帮助家庭成员克服使他们互相疏离的防御，并在更真实的层面上重新建立联结。

然而，正如完全关注家庭及其互动就会忽略某些东西一样，过于狭隘地关注个体及其情感体验也会有所疏漏。20 世纪 70 年代是体验式治疗流行的时期，这些治疗师将家庭治疗视为亲友谈心会。他们非常相信情感体验的价值，但对于家庭结构在调节这些体验中所起的作用却知之甚少。因此，随着二十世纪八九十年代家庭治疗更多地关注组织、互动和叙事，体验式治疗失宠这件事便不足为奇了。

正如我们所建议的那样，这种最初旨在引发情感体验的疗法可能更适合会心团体，而不是家庭治疗。然而，家庭治疗领域十分流行的认知行为模型或许可以更多地关注人们的感受。如果说"更多地关注人们的感受"听起来很模糊，我们可以将其说得更具体一些。帮助家庭成员了解他们的感受可以分成两部分：一是帮助作为个体的家庭成员发现自己真正的想法和感受，比如他们想要什么和他们害怕什么，二是帮助作为整体的家庭建立联结，让家庭成员以更诚实和更直接的方式与彼此交流。

情绪聚焦伴侣治疗和内在家庭系统治疗是两个别有新意的治疗方法，可以帮助个体触及自己的内心体验。与格林伯格的方法的不同之处在于，约翰逊的方法结合了情感表达和对夫妻互动动力的关注。与所有的情绪治疗一样，情绪聚焦伴侣治疗首先要探索来访者的感受，尤其是如果这些感受是防御性的。如果你无视了这些感受，那么你便无法深入对方的内心。

将揭示伴侣深层的脆弱情绪和向伴侣展示他们受情绪驱使的反应模式相结合，来访者产生了一种有意义的认知体验。正如利伯曼、亚隆和迈尔斯在会心团体中展示的那样，情绪强烈的治疗体验只有结合了在理性层面上对这些情绪意义的理解才能带来持久的价值。我们唯一想要提醒的是，在情感上的重要揭露过程之后，解释才是最有效果的，这也是心理治疗与亲友谈话之间的区别。

情绪聚焦伴侣治疗坚持认为，关系中的难题通常源于对依恋需求的否认，这会导致防御性的互动循环和无效的沟通模式。情绪聚焦伴侣治疗可以识别这些问题和具有破坏性的循环，帮助来访者认识到这些循环背后的感受，鼓励他们共情伴侣，并鼓励伴侣更有效地就彼此的需要与情感进行沟通，从而提出解决方案并增加亲密度。

施瓦茨的内在家庭系统治疗通过帮助个体厘清他们自己的冲突经历，并让家庭成员聚在一起以获得更多的理解。将不守规矩的情绪拟人化为"一个部分"是一种强大的手段，可以帮助人们澄清他们与冲突的距离。与情绪聚焦伴侣治疗不同的是，内在家庭系统治疗并不依赖于说教式的解释。在这种治疗中，来访者通过学习区分自己的感受而不是治疗师提供的解释来澄清情绪体验。

除了成功的案例报告和关于治疗会谈中有效促进情绪表达技术的描述之外，情绪聚焦伴侣治疗已经获得了大量的实证支持。特别是最近的研究表明，情绪聚焦伴侣治疗有助于减轻婚姻痛苦，并提高伴侣之间相互信任和谅解的程度。对于正在经历婚姻困境且妻子患有重度抑郁症的夫妻来说，情绪聚焦伴侣治疗也是一种大有前途的治疗方法。

试图验证体验式治疗有效性的研究人员通常会遵循 A.R. 马雷尔（A.R. Mahrer）的建议，将重点放在治疗过程而不是结果上。马雷尔相信，结果研究对从业者（从业者已经知道自己所做的工作有效）而言几乎没有影响，所以马雷尔建议研究治疗过程中的结果，即什么样的干预措施会在咨询中产生预期的结果（情绪表达、更开放的交流）。继马雷尔之后，格林伯格和约翰逊发现，成功的案例中的最佳会谈是帮助愤怒和有攻击性的伴侣表达自己柔软的感受，而亲密的自我表露会使治疗更有成效。

情感表达曾经在心理治疗中占据中心地位。如今，这个位置被行为和认知取代。心理治疗师已经发现人们会思考和行动，但这并不意味着我们要忽略直接的情感体验，而这正是体验式家庭治疗的核心。

复习题

1. 体验式家庭治疗是如何演变的？其根源和最初的发展背景是什么？

2. 描述体验式家庭治疗创始人的基本贡献。

3. 为什么体验式家庭治疗没落了？

4. 体验式家庭治疗对于健康和不健康的家庭功能的基本观点是什么？

5. 从体验式视角描述治疗改变的机制。

6. 体验式家庭治疗有哪些技术？

7. 简要描述情绪聚焦伴侣治疗和内在家庭系统治疗。

思考题

1. 在什么情况下，结构派家庭治疗师可以使用体验式技术帮助家庭成员接触未表达的情感？这种组合可能有什么优缺点？

2. 你是否认为体验式治疗更适合 20 世纪 60 年代（那时会心团体和情绪治疗很流行）？该治疗方法能否有效地影响当今的认知行为治疗？

3. 你认为什么样的人会被体验式治疗吸引？

4. 如果你要雕塑你所在的阶级，它会是什么样子的？你希望它看起来像什么？你可以做些什么来帮助它看起来更像你想要的样子？

5. 治疗方式（理智型或情绪表达型）是否应该与来访者相匹配，或者挑战来访者常规的做事风格的治疗是否有效？

6. 依恋理论是否真的对情绪聚焦伴侣治疗的实践有所补充，或者它只是一种揭示真实情感的理论？

第**8**章
精神分析取向家庭治疗

阅读时，请思考

· 本章中提出的观点，对你之前学习过的内容是构成了一种冲突还是一种修正？

· 本章介绍了 3 种精神分析理论模型，你认为哪一种最有吸引力？

· 驱力理论、客体关系理论和自体心理学在多大程度上相互兼容？

· 目前，当心理问题被认为是一种疾病并主要使用药物进行治疗时，精神分析对于洞察的理解是否还有其存在的空间？

· 你注意到自己和他人有哪些习惯性的防御机制？这些机制可能在防御什么？

· 精神分析的哪些观点与家庭治疗不太兼容？哪些观点看起来可以兼容？

许多家庭治疗的先驱，包括内森·阿克曼、默里·鲍文、伊万·鲍斯泽门伊 – 纳吉、卡尔·惠特克、唐·杰克逊和萨尔瓦多·米纽庆，都接受过精神分析的训练。由于怀揣着对革新的巨大热情，他们逐渐从传统的精神分析学转向新兴的系统动力学。有些治疗师，比如杰克逊和米纽庆，确实与他们的精神分析受训背景渐行渐远。但还有一些治疗师，比如鲍文和鲍斯泽门伊 – 纳吉，在工作中仍保留了明显的精神分析痕迹。

二十世纪六七十年代，跟随杰克逊和米纽庆的步伐，家庭治疗完全排斥精神分析的思想。杰克逊甚至宣布了个体的"死亡"，米纽庆也宣称："我们认为，脱离背景的个体是一个只存在于神话中的怪物，是由精神分析学盲目地创造出来的幻象。"

这种状态在 20 世纪 80 年代发生了令人惊讶的转变：家庭治疗师重新开始重视个体的心理。这种重燃的兴趣反映了精神分析的变化——从以个人主义为导向的弗洛伊德理论，发展到更多以关系为导向的客体关系理论和自体心理学；这也反映了家庭治疗本身的变化，尤其是对控制论模型中的机械成分的不满。一些书籍倡导家庭治疗与精神分析的和解，如《客体关系：个体治疗与家庭治疗之间的动力桥梁》（*Object Relations: A Dynamic Bridge between Individual and Family Treatment*）、《客体关系家庭治疗》（*Object Relations Family Therapy*）和《系统中的自体》（*The Self in the System*）。

为什么这些精神分析学的声音会重新被接纳？尽管家庭治疗师的确发现了系统互动背后的真理，但仍有许多人认为他们背弃深度心理学是一种错误的举动。任何直面自我意识的人都明白，每个人的内心生活都充斥着冲突和混乱，其中大部分的内容从未被表达过。当系统治疗师专注于家庭互动时，精神分析师正在探索家庭对话背后的每个家庭成员内在的恐惧和渴望。

模型演变

弗洛伊德对家庭很感兴趣，但却只把它视为陈年旧事——人们是在原生家庭中习得神经症性恐惧的，而不是在维持这种恐惧的当前环境下。面对患有恐怖症的小汉斯，弗洛伊德没有试图理解他的家庭当时发生了什么，而是对分析这个男孩的俄狄浦斯情结更感兴趣。

从 20 世纪 30 年代到 50 年代，精神分析研究者对同时代的家庭越来越感兴趣。爱利克·埃里克森（Erik Erikson）探索了自我心理学的社会学维度。艾里希·弗洛姆（Erich Fromm）对个体化追求的观察预示了鲍文对自我分化的研究。哈里·斯塔克·沙利文的人际关系理论强调了母亲在将焦虑传递给孩子的过程中扮演的角色。

20 世纪 50 年代，自我心理学（侧重于内部心理结构）在美国精神分析界中占主导地位，而客体关系理论（适用于人际分析）则在英国盛行。20 世纪 40 年代，亨利·狄克斯在英国的塔维斯托克诊所建立了家庭精神病学研究会，大量的社会工作者试图在那里调解由法庭转介来的离婚夫妻。到 20 世纪 60 年代，狄克斯开始运用客体关系理论理解并治疗婚姻中的问题。

伊迪丝·雅各布森（Edith Jacobson）和哈里·斯塔克·沙利文将人际关系的视角引入美国精神病学。美国国家精神卫生研究所开展的工作对家庭治疗的发展极为重要，却鲜为人知。该研究所于 1953 年成立，在此之前，欧文·里科夫（Irving Ryckoff）在精神病院与精神分裂症患者一起工作。研究所成立后，里科夫开创了一个关于精神分裂症家庭的研究项目。朱莉安娜·戴（Juliana Day）、莱曼·韦恩以及后来的罗杰·夏皮罗（Roger Shapiro）和约翰·津纳（John Zinner）也加入了该项目。这个团队发表了一系列卓有见地的论文，这些论文中介绍了假性亲密、分裂交易和描绘等概念。但他们最重要的贡献是将梅兰妮·克莱茵（Melanie Klein）提出的**投射性认同**（projective identification）应用于家庭关系中。

20 世纪 60 年代，里科夫和韦恩在美国华盛顿精神病学学院（Washington School of Psychiatry，WSP）开设了一门课程：家庭动力学。该课程后来发展为家庭治疗培训项目。夏皮罗、津纳和罗伯特·温纳（Robert Winer）也加入了他们的团队。1975年，他们聘请了吉尔·萨维奇（Jill Savege，现用名 Jill Scharff）和大卫·沙夫（David Scharff）。20 世纪 80 年代中期，美国华盛顿精神病学学院在大卫·沙夫的领导下，成为精神分析取向家庭治疗的领头羊。沙夫夫妇于 1994 年离开该学院，成立了自己的研究所。

虽然精神分析治疗并未得到广泛实践，但精神分析思想对当代多种治疗方法都产生了重大影响，如情绪聚焦伴侣治疗和内在家庭系统治疗。尽管这两种治疗方法使用了各自的语言，但它们都强调来访者的内在世界是如何体现在他们系统性的关系中的。

基本模型

精神分析治疗的本质在于揭示**无意识**（unconscious）的冲动和防御机制。精神分析不是为了分析个体或家庭互动，而是为了弄清楚个体的基本需求和恐惧，这些需求和恐惧妨碍了他们以成熟的方式进行互动。下面请参考佩姬和卡尔的案例。

案例研究：佩姬和卡尔

每当佩姬和卡尔谈起他们的关系时，她都会感到恼火并开始指责他。佩姬越生气，卡尔就越安静。但在忍受了佩姬几分钟的长篇大论之后，卡尔开始生气并对她大喊大叫。结果，佩姬得到的与她所期待的完全相反。卡尔不仅理解不了她的担忧，还因感觉受到威胁而更加退缩。但当退缩不起作用的时候，他就会发脾气。在家里，卡尔有时还会失控到扇佩姬的耳光。

治疗师希望努力打破这个循环，并帮助这对夫妻看到这种模式，这样就可以防止它再次发生。不幸的是，虽然卡尔和佩姬在治疗师的办公室里学会了更有效的沟通方式，但回到家后他们就忘记了。一周又一周过去了，同样的故事重复上演着。在咨询会谈中，他们会设法倾听对方，但回到家后他们每个月至少会发生一次严重的冲突。最终，他们感到受挫并中止了咨询，治疗师却认为他们只是没有足够的动力做出必要的改变。

作为参与者，也许我们把自己看得太重要了；作为观察者，我们对他人的重视程度又不够。作为家庭治疗师，我们将来访者的行为视为他们互动的产物。人们的确是相互联系的，但这种联系不应掩盖这样一个事实，即在某种程度上，人们互动的本质是由精神结构决定的，而精神结构具有不可预测的深度和复杂性。

在上述案例中，为什么卡尔不能（不会）停止殴打他的妻子？佩姬激怒他的事实并不能真正解释任何事情，不是每个被激怒的丈夫都会打自己的妻子。治疗师想起了卡尔曾经夸张地说过"我必须控制我的脾气"，语气中带着一种虚伪的色彩。她还想起卡尔如何戏剧化地描述自己令人生畏的暴发和妻子的畏缩。她还记得，当佩姬谈到卡尔的暴力行径时，卡尔的嘴角扬起了一丝微笑。这些蛛丝马迹表明了卡尔的虐待行为是蓄意的、有动机的，适合通过精神分析的视角来进行分析。但由于一些治疗师对精神分析不太熟悉，因此可能会以为它过于陈旧而忽视它。从精神分析的视角来看，我们可能会得到这样的解释：卡尔的无意识是他虐待妻子的罪魁祸首，而面对内心的冲突，他却无能为力。

精神分析理论可能有助于理解系统中的自我，但技术性不一定很强。如果用一种戏剧化的方式讲述卡尔的故事，我们可以说他在歪曲自己的感受和意图。他愚弄了妻子，愚弄了自己，也愚弄了治疗师（部分原因可能是治疗师对自己的攻击冲动保持着非常严格的控制）。卡尔认为自己一直在注意控制自己的脾气（他所认为的非人性的部分），但实际上，他对自己恐吓妻子的能力及其所暗示的男子气概感到满意。

这种解释并不能取代互动的解释，它只是一个补充。卡尔的攻击是由这对夫妻的互动引发的，但也是由他自己未被承认的不安全感推动的。了解卡尔行为背后的动机，使我们能够让卡尔理解他殴打妻子是为了弥补自身的脆弱感，并帮助他找到其他增强力量感的方式。如果治疗师只是停留在简单的行为互动层面，那么他们在一些个案上就很难取得进展。

认识到人类的复杂性，意味着有时我们必须更深入地探究他们的经历。当你深入地了解精神分析理论时，你会发现它非常复杂，甚至很容易让人迷失方向。下面我们将介绍几个基础理论。

弗洛伊德的驱力心理学

人性的深处存在两种驱力——力比多驱力 ① 和攻击驱力。当孩子们发现或误读了直接表达这些冲动会导致惩罚时，心理冲突便产生了。由此产生的冲突伴随着不愉快的情绪。焦虑是一种与某种信念（通常是无意识的）相联系的不快感，即一个人会因为按照某种特定的愿望行事而受到惩罚。例如，你想发脾气这件事可能会让你的伴侣不再爱你。抑郁是一种不快感加上某种信念（通常也是无意识的），即可怕的灾难已经发生了。例如，你曾经对母亲暴发的愤怒已经让她不再爱你；事实上，没有人爱你。

内部冲突可以通过以下两种方式进行转移：要么加强对驱力的防御，要么减轻防御以允许驱力的部分满足。

自体心理学

自体心理学（self psychology）的本质是每个人都渴望得到认可和欣赏。如果父母表现出对我们的认可和喜爱，我们就会内化这种肯定，进而培养出自信的人格。但如果父母对我们没有回应甚至表示拒绝，那么我们对欣赏的渴望就会以一种原始的方式保留下来。作为成年人，我们时常会压抑被关注的渴望，但只要面对愿意接纳我们的人时，这种压抑便会被突破。

有幸与欣赏自己的父母一起长大的孩子是有安全感的、独立自主的，并且有爱的能力的。而有些孩子由于没有得到充满爱意的欣赏，他们终其一生都会渴望得到曾经被拒绝给予的关注。这就是**自恋**（narcissism）的根源。

客体关系理论

精神分析是对个体及其最深层的动机的研究，家庭治疗是对社会关系的研究，二者之间的桥梁就是**客体关系理论**（object relation theory）。虽然客体关系理论的细节可

---

① 力比多驱力不仅包括性驱力，还包括广泛的寻求快感的驱力。

能相当复杂，其本质却很简单：我们根据早期经验形成的期望与他人建立联结。这些早期关系的残留物塑造了**内部客体**（internal object）——根据经验和期望建立起来的自我和他人的心理表象。这些被内化的客体构成了人格的核心——一个开放的、通过现在和过去的社会关系来发展和维持其身份的系统。

勒内·斯皮茨（Rene Spitz）和约翰·鲍尔比对婴幼儿进行观察，强调孩子对单一且恒定的客体的强烈需求。如果这种需要没有得到满足，就会导致依附型抑郁症，婴儿会变得疏远外部世界并退缩到冷漠状态。根据鲍尔比的说法，依恋不是由喂食引发的次级现象，而是所有生物的基本需求。即使环境稍有恶化，那些早年没有依恋体验的个体也会很容易受到伤害，变得过分依赖他人或离群索居。用精神分析的术语来讲，这解释了缠结关系和疏离关系的起源。

玛格丽特·马勒（Margaret Mahler）观察幼儿并描述了**分离–个体化**（separation-individuation）的过程。在完全融合的初始阶段结束后，孩子开始与母亲分离，逐渐脱离与她的共生关系。成功的分离和个体化会产生一个分化良好的自体。个体化过程的失败会破坏内聚性自体和自我分化的发展，从而导致过度强烈的情感依附。根据分离失败的严重程度不同，孩子很可能在不同的年龄阶段出现危机，比如开始上学、进入青春期或成年后准备离家时。

从驱力到客体关系的转变也可以在沙利文的精神病学的人际理论中看到，他强调了早期母婴互动的重要性。当母亲温柔地养育孩子时，孩子会感觉良好；当母亲拒绝或没有满足孩子对温柔的需要时，孩子会感觉很糟糕；当孩子暴露在极度的痛苦或绝望中时，他们会通过解离的方式逃避这种无法忍受的焦虑。这些体验创造了好我、坏我和非我的自我系统，这些自我系统会在未来成为人们人际关系反应的一部分。

客体关系的内部世界与人类的现实世界并不一一对应。它是一个近似体，深受早期的客体印象、**内摄**（introjection）和**认同**（identification）的影响。这个内部世界会不断地成熟和发展，逐渐整合并接近现实。个体处理冲突和失败的内在能力，与个体内部世界中的客体关系的深度和成熟度有关。个体信任自己和他人的善意，基于个体对来自被内化的好客体的爱的确认。

正常的家庭发展

如果一个孩子完全忽视人际世界，那么他肯定长不大。婴儿需要父母的关爱才能

苗壮成长。这种关爱不一定是理想的；一个**足够好的母育**（good-enough mothering）
就足够了。

对很小的孩子来说，父母并不是完全独立的个体；在海因茨·科胡特（Heinz
Kohut）的术语中，他们是**自体客体**（selfobject），被体验为自体的一部分。作为一个
自体客体，母亲通过触摸、语调和温柔的话语来传达她的爱，就好像这是孩子自己的
感受一样。当她低声说"妈妈爱你"时，宝宝就会知道：（1）我是一个个体；（2）我
是可爱的。

在自体心理学中，有两种体验被认为对统整性和连续性自体的发展至关重要。

第一种是**镜映**（mirroring）——理解并接纳。满怀关爱的父母对孩子的感受传达
出一种深层的理解，通过暗示"我明白你的感受"来证实孩子的内在体验。第二种是
父母提供**理想化**（idealization）的双亲影像。拥有这种体验的孩子相信："我的母亲
（或父亲）很棒，而我是她（或他）的一部分"，这为他们自尊的形成打下了坚实的基
础。孩子认同父母的力量，并从中汲取能量。

近期，在正常家庭发展的精神分析研究领域，丹尼尔·斯特恩（Daniel Stern）做
出了最重要的贡献。斯特恩通过对婴幼儿的详细观察，细致地追溯了自体的发展历程。
斯特恩最具革命性的发现是儿童的发展不是一个逐渐分离和个体化的过程，而是几乎
从出生起就开始分化，然后通过越来越复杂的关系模式得到发展。从同调（识别和共
享孩子的情感状态）到共情，依恋和依赖是贯穿个体一生的需要。

婚姻心理动力学中包含了一些最有趣和最有成效的精神分析思想。20 世纪 50 年
代，婚姻被描述为无意识幻想的结果。我们的结婚对象是一个现实与希望相混杂的模
糊的混合体。最近，精神分析学家们进一步描述了婚姻中幻想和投射的重叠和交错。

行为障碍的发展

根据经典精神分析理论，症状是个体为了解决力比多和攻击的无意识冲突而进行
的一种尝试。随着精神分析的重点从本能转向客体关系，婴儿期的依赖和不完全的自
我发展取代了俄狄浦斯情结和被压抑的本能，成为个体发展的核心问题。起源于童年
早期的恐惧驱使个体逃离客体关系，现在这被认为是心理问题的最深层的原因。

关系出现问题的一个重要原因在于，人们将一个人的品质赋予另一个人，从而形
成了扭曲的认知。弗洛伊德将这种现象称为**移情**（transference），当时他的病人杜拉将

她对父亲的感情转移到他的身上，并在治疗即将成功之际突然中止了它。其他治疗师也观察到了类似的现象，并将其称为"替罪羊效应""非理性角色分配""描述"和"家庭投射过程"。上述所有说法都是梅兰妮·克莱茵提出的概念——投射性认同的变体。

投射性认同是指，当主体的人格中存在一些不受欢迎的元素时，主体认为是客体的人格中包含这些元素，并唤起客体做出符合这种认知的反应。与投射不同，投射性认同是一个互动过程。不仅父母会将自身焦虑唤醒的因素投射到孩子身上，孩子的行为也会印证父母的恐惧。如此一来，孩子可能会被污名化或成为替罪羊，但其自身的攻击驱力也会得到满足（如在违法行为中），可以在实现自己的幻想的同时，从家人那里得到微妙的强化，并避免因行为与父母的认知不一致被拒绝而产生强烈的恐惧。同时，父母可以避免与某些冲动相关的焦虑，体验替代性满足，但还是会因孩子表现出这些冲动而施以惩罚。父母通过充当超我来惩罚孩子表现出的父母本我的冲动，就这样他们的内心冲突得以外化。这也是父母反应过度的原因之一：他们害怕自己的冲动。

案例研究：J 一家

J 一家人前来寻求帮助，希望他们的孩子——15 岁的保罗不要再做违法的事。保罗曾多次因破坏公物而被捕，但他似乎既不因此感到羞耻，也没意识到他对反抗权威具有一种难以抑制的冲动。随着治疗的深入，治疗师越来越明显地感觉到保罗的父亲对社会的怨恨，这种怨恨似乎已经积压了很久且从未被表达。他表示自己在工厂工作很长时间了，但工资一直非常低，而"那些肥猫什么都不做，却开着凯迪拉克到处兜风"。治疗师渐渐地意识到 J 先生压抑的对权威的仇恨，她也开始注意到，每当 J 夫人描述保罗最近的犯罪事迹时，J 先生都会微微一笑。

如果父母接受不了孩子是独立的个体，他们就会采取一些极端的方式，从而导致严重的心理疾病。T. 利兹（T. Lidz）描述过一位有一对双胞胎的母亲，当她便秘时，也会给她的两个儿子灌肠。

当寻求独立的发展压力与婴儿期的依恋发生冲突时，分化不良的儿童会在青春期时面临危机，结果可能是持续的依赖或强烈的叛逆。但是，对用叛逆行为来回应未解决的依赖需求的青少年而言，他们无法建立成熟的关系。在自力更生的骄傲面具之下，他们对于依赖怀有深切的渴望。结婚以后，他们可能会不断地寻求认可或自动地拒绝任何对他们的影响，抑或二者兼而有之。

案例研究：B 夫妇

B 先生和 B 夫人的主诉互为镜像。他说她"专横又苛刻"，而她说他"任何事情都要按自己的方式做"。B 先生来自一个关系密切的五口之家，也是家里最小的孩子。他形容他的母亲温暖又慈爱，但又说她试图扼杀他，对他尝试独立的努力横加阻挠。他的两个姐姐也承受着同样的压力，并且她们屈服了，至今未婚，仍与父母住在一起。然而，B 先生一直反抗母亲的统治，17 岁时便离家加入了海军陆战队。当他讲述自己在海军陆战队的经历和成功的商业投资时，可以明显看出他为自己的独立性感到非常自豪。

B 先生成功地摆脱了母亲的控制，当他说出这件事情之后，B 先生和 B 夫人都能更清晰地理解为什么他对任何所谓的控制都会反应过度了。进一步的分析表明，虽然 B 先生坚决排斥他称为"霸道"的行为，但他仍然渴望得到认可。他对自己根深蒂固的依赖需求渐渐地感到恐惧，并以"我不需要任何人提供任何东西"的幌子来保护自己。尽管如此，需求仍然存在，而且实际上，这是他选择什么样的人作为妻子的决定性因素。

精神分析学家告诉我们，当我们选择一个浪漫的伴侣时，我们的爱是盲目的。弗洛伊德指出，当坠入爱河时，我们会基于理想化对所爱对象做出过高的评价，这会导致我们做出错误的判断。坠入爱河的"坠入"反映了自恋力比多的溢出，因此我们爱的客体被升华为我们未能实现的理想化的替代品，而我们自己在理想化伴侣的反光下熠熠生辉。

在浪漫关系中，我们会隐藏自己的一些需求以赢得对方的欣赏，这使得浪漫关系进一步复杂化。孩子们也会学着压抑一些感受，因为他们害怕被父母拒绝。温尼科特将这种现象称为"假自体"——孩子表现得像一个完美的天使，假扮成并非自己的角色。在求爱期间，大多数人都会以最好的方式展示自己。在结婚前，强大的依赖需求、自恋和难以控制的冲动可能都会被隐藏起来。然而，一旦结了婚，配偶双方就会放松下来，重新成为他们自己，各种缺点便显露无遗。

家庭和个体都会经历**固着**（fixation）和**退行**（regression）。大多数家庭都能正常地运作，直到他们的负担过重，此时家庭会陷入功能失调的模式中。当面临太多压力时，家庭往往会退行到早期的发展水平。一个家庭所能承受的压力取决于它的发展水平和家庭成员的固着类型。

精神分析师常因对人们的行为进行免责的论调而受到批评。例如，某人在婚外情中"释放""被压抑"的性冲动，这是在暗示他或她不用对此负责。然而，鲍斯泽门伊–纳吉强调了家庭中伦理责任的必要性。在一个经常寻求中立幻象庇护的领域中，鲍斯泽门伊–纳吉提醒我们，体面和公正是多么重要。

鲍斯泽门伊–纳吉相信家庭成员应该对彼此忠诚，通过相互支持获得价值感。如果父母是公正且负责的，孩子便会产生忠诚感；然而，当父母要求孩子以牺牲一方为代价忠于另一方时，孩子就会产生有关忠诚的冲突。**无形忠诚**（invisible loyalty）可能会产生病理性反应——儿童为了帮助家人做出的无意识承诺，会损害他们自己的健康。例如，一个孩子可能会通过生病的方式，使父母因为担心他而团结起来。无形忠诚是有问题的，因为它们没有经过理性的审查。

治疗机制

精神分析师通过观察行为背后隐藏的动机来培养来访者的洞察力。当然，家庭会抵触袒露自己内心深处的感受。毕竟，要求任何人暴露旧伤和深层的渴望都是一件大事。精神分析师通过营造信任的氛围并缓慢推进来解决这个问题。一旦建立了安全的环境，分析师就可以开始识别投射并将它们带回到婚姻关系中。而夫妻双方一旦不再需要依赖投射性认同，他们就可以承认并接受自己之前分裂出来的部分自我。

治疗师帮助夫妻认识到，他们目前的困难是如何从无意识的原生家庭的冲突中产生的。这个过程十分痛苦，如果没有支持性治疗师提供安全保障，这项任务就无法进行下去。尼克尔斯强调需要通过共情来为整个家庭创造一个"抱持的环境"。

案例研究：巴里·J

巴里的第一次精神崩溃发生在他离家去上大学的三个月之后。短暂的住院经历表明，巴里受不了在没有代偿物的情况下与家人分离。因此，为了帮助他成为一个独立的成年人，医院的工作人员建议他应该与父母分开生活。于是，出院后他进入了一个青年人集体疗养院，每周接受两次个体治疗。不幸的是，还不到两个月他再次崩溃，只能重新入院接受治疗。

随着第二次出院的时间临近，病房的精神科医生决定召集巴里的家人讨论他出院后的调整计划。在这次会谈中，治疗师明显地感受到这个家庭的内部有一股强大的力量在阻碍真正的分离。巴里的父母很好相处，他们都非常迷人且乐于助人。然而，他们对彼此却表现出很深的仇恨。在会谈过程中相互交流的那几分钟里，他们对彼此的敌意显而易见。唯有对巴里的关心才阻止了这个家庭变成战场——巴里担心他们中的一人或两人可能会在战场上被摧毁。

在这次会谈之后的工作会议上，医生们提出了两套解决方案。一部分医生意识到家庭的破坏性影响，于是建议巴里尽可能地远离他的父母，并接受个体治疗。他们坚持认为，只有将巴里与家人分开，他才有希望成长为一个独立的人。而另一部分医生并不同意，他们认为只有让全家人一起参与治疗，才能处理巴里和父母之间的纠缠关系。经过长时间的讨论，治疗小组决定尝试第二种方法。

早期的部分家庭会谈大都被父母对巴里的焦虑主导：关于他住的公寓、他的工作、他的朋友、他如何打发闲暇时间、他的衣服、他的仪容——简而言之，关于他生活的每一个细节。渐渐地，在治疗师的支持下，巴里开始规定他的生活有多少是可以接受父母审查的。由于父母对巴里的生活不再那么投入，他们开始关注他们夫妻之间的关系。随着巴里在处理自己生活的方面变得更加成功，父母之间的矛盾也变得越来越明显。

在一次以父母的婚姻关系为主要焦点的治疗之后，治疗师建议父母参加几次夫妻治疗。由于无法将注意力转移到巴里身上，夫妻双方展开了猛烈的攻击，毫无疑问，他们的关系是非常具有破坏性的。

经过两个月的互相厮杀——在此期间，巴里不断地进步——夫妻双方提出想要合法分居。分开以后，他们双方似乎都变得更快乐了，也更多地投入到朋友和事业中，并且不再那么担心巴里了。对儿子"松绑"后，父母双方都逐渐与儿子建立起更温暖、更真诚的关系。即使在离婚后，他们仍继续与巴里一起参加家庭会谈。

治疗

评估

精神分析师不会因为缺乏对个案的详尽研究而推迟治疗，相反，他们可能直到治疗的后期阶段才得出关于个案的最终构想。尽管临床分析师可能会在治疗过程中不断地完善他们的理解，但如果没有进行初步的动力构想，治疗就无法有效地进行下去。新手治疗师——他们既缺乏理论储备也缺乏经验——有时会假设只要他们坐下来倾听，理解就会出现。这在家庭治疗中很少会起作用。以下是对一个家庭初步的精神分析评估的概述。

案例研究：莎莉·G

莎莉患有学校恐怖症，治疗师与她的家人会面两次之后，初步勾勒出了她的家庭动力。除了对家庭成员的一般性描述，即当前问题和家庭历史之外，还包括对父母客体关系及婚姻关系中共谋的、无意识的互动的评估。

G先生最初被他的妻子莎莉吸引，是因为她可以作为一个力比多客体满足他的性幻想，包括他的偷窥癖好。但他对妻子的理想化倾向平衡了这一点。因此，在与妻子的性关系上，他倍感矛盾。

在另一个层面上，G先生无意识地渴望妻子会和他的母亲一样，即那种忍辱负重、自我牺牲的人。因此，他渴望母亲般的安慰。然而，这些对依赖的渴望威胁到了他的男子气概，所以他表现得好像可以自给自足，不需要依赖任何人。只有在妻子和孩子生病时，G先生对她们的温柔关怀才表现出他的内心有一个依赖性的内部客体。但只有她们处于虚弱和脆弱的位置时，他才能克服自己的防御，替代性地满足自己的依赖需求。

G夫人则期望婚姻能给她提供一个理想的父亲，希望自己能像小女孩一样被丈夫珍视。出于这种无意识的愿望，对男性的性吸引力成了一种威胁。和丈夫一样，G夫人对性关系也感到矛盾。G夫人是独生女，希望自己永远排在第一位。她甚至嫉妒丈夫对女儿的柔情，并试图通过自己对女儿的强烈依恋来保持父女之间的距离。

在G夫人早期的自体客体意象中，她是一个贪婪、苛求的小女孩。她还内摄了母亲的形象，这为她树立了一个如何对待父亲形象的典范。不幸的是，对她母亲有用的东西对她却不起作用。

因此，在客体关系层面，夫妻双方都觉得自己是个孩子，而且是个被剥夺了权利的孩子，两个人都想要无条件地被对方照顾。当这些离谱的愿望没有实现时，双方都充满了怨恨。最终，他们被潜在的愤怒驱使，只要一方稍被招惹，可怕的争吵就会爆发。

当莎莉目睹父母的激烈争吵时，她害怕自己的杀戮幻想会成真。虽然她的父母厌恶自己内化的坏父母形象，但他们似乎在竞相扮演这两个角色。另外一个事实也让莎莉进一步卷入他们的冲突中，即她和母亲之间的边界变得模糊——几乎就像母女俩共享一个人格一样。

从动力学的角度上讲，莎莉逃学回到家可以被视为一种绝望的尝试，以保护母亲免受父亲的攻击，并保护父母免受她自己投射的杀戮幻想的伤害。

阿农·本托维姆（Arnon Bentovim）和沃伦·金斯顿（Warren Kinston）发展出了一个很好的精神分析取向焦点模型，并提出了制定焦点假设的 5 步策略。

1. 家庭如何围绕症状进行互动，家庭互动如何影响症状？
2. 当前症状的作用是什么？
3. 家庭中让成员害怕且阻碍他们直面冲突的是什么？
4. 当前的情况与过去的创伤有什么联系？
5. 治疗师如何用简短的、令人难忘的语言来总结焦点冲突？

与其他心理治疗相比，精神分析取向治疗的不同之处在于，它关注治疗师自己对来访者的情绪反应。正如来访者会体验到移情（将治疗师视为来访者过去认识的人）一样，治疗师也经常会因为来访者而体会到一些情绪。如果使用得当，这种**反移情**（countertransference）会被视为精神分析中评估和干预的重要工具。但是，如果治疗师没有意识到自己的反移情，反移情就会变成一种潜在的破坏性力量。

假设一个来访者让你想起你愤怒的父亲。过去，当父亲生气时，你会变得畏首畏尾并开始讨好他。你会感到既害怕又怨恨。如果你没有意识到这种反移情，你很可能会试图安抚你的来访者，从而将会谈的控制权交给他和他的愤怒。最终你可能会因为自己陷入困境而怨恨你的来访者。但是，如果你意识到自己的情绪反应，就能选择一种更好的回应方式。这种回应对你和来访者均有裨益。或许你可以就他的愤怒进行评论，问他是否在开始感到失控时会用愤怒来控制别人。或者你可以讲述他的愤怒带给你的感受，并询问他的伴侣是否也经历过同样的事情。这个技术的关键是注意你的情绪反应，并确定那是你自己的还是来访者的冲突（或二者兼而有之）的结果。如果是你的问题，那么你最好自己处理，不要提出来。如果是来访者的情绪造成的，并且你认为大多数人都会像你一样体验到这些情绪，那么反移情就可以成为你评估和干预的有力工具。真正的精神分析需要大量深入的个人成长——它更像一种生活方式，而不是你在工作时所使用的理论。

在描述精神分析取向治疗的隐喻中，"深入"和"揭示"占据着重要的位置。事实是，所有治疗都旨在揭示某些东西。甚至行为主义治疗师在转向指导性的立场之前，也希望发现未被注意到的强化事件。然而，使分析性治疗与众不同的是，揭示的过程是漫长的，不仅在有意识的想法和感受的层面，也在无意识的幻想和梦境的层面。

治疗技术

尽管精神分析理论很复杂，但精神分析技术相对简单——是很简单，但不是很容易。精神分析有四种基本技术：倾听、共情、诠释和分析中立。其中的两个——倾听和分析中立——听上去可能与其他治疗师所做的没有太大的不同，实际上有很大的区别。

倾听是一项费力而又安静的工作，在这个时代并不多见。大多数时候，我们敷衍地听别人讲话，心里急着想要插话。在家庭治疗中尤其如此，家庭治疗师有一种巨大的压力，觉得自己必须要做点什么来帮助陷入困境的家庭。

这时候就显示出分析中立的重要性了。治疗师必须专注于理解来访者，而不是担心能否解决问题，才有可能营造一种分析性氛围。改变可能是理解的副产品，分析性治疗师不会为了结果急于去干预。为了建立一个探索性的治疗环境，这种心态的重要性再怎么强调也不为过。

分析性治疗师抵制住给予家庭安慰和建议或面质家庭的诱惑，让自己持续而沉默地沉浸在对家庭的体验中。当分析性治疗师真的开始干预时，他们会通过共情帮助家庭成员敞开心扉；然后他们会做出诠释，以阐明家庭经历中的隐藏部分。举个例子，一对夫妻说他们在吃早饭时发生了争吵。系统治疗师可能会要求他们互相谈论发生的事情，以观察他们做了什么使得争吵难以平息。系统治疗师把重点放在行为和互动上。而精神分析师对帮助这对夫妻探索他们的情绪反应更有兴趣。他们为什么这么生气？他们想从对方那里得到什么？他们期待的是什么？这些感觉从何而来？分析性治疗师不会试图解决争论，而是会深入研究争论背后的恐惧与渴望。

情绪是内在冲突的信号。分析性治疗师并不关心谁对谁做了什么，而是关注一种强烈的情绪，并将其作为详细探究其源头的起点："当时你的感受是什么""你在之前的什么时候体验过这种感受""再之前呢""你记起了什么"。治疗师并不会停留在夫妻行为的水平维度上，而是会在他们内部体验的垂直维度上寻找出口。

总而言之，精神分析取向的家庭治疗师会通过 4 种渠道进行探索：（1）内部体验；（2）该体验的历史；（3）家庭成员如何触发该体验；（4）会谈内容和治疗师的反馈如何影响家庭成员间的互动。下面请参考安德鲁和格温的案例。

案例研究：安德鲁和格温

在最初的几次会谈中，安德鲁和格温取得了长足的进步。但是，夫妻双方对于购买新车这个问题存在激烈的争议，并且这个分歧难以解决，这让他们感到更加沮丧。其实，他们吵架不是因为买车，而是因为支付方式。安德鲁想用存款付首付，这样以后每个月的还款金额就会比较低。格温对此很生气，不明白他怎么打算动他们的存款！难道他不知道使用共同基金需要支付的利息是汽车贷款利息的 2 倍吗？

不幸的是，他们都太执着于改变对方的想法，没有用心去了解到底发生了什么。治疗师打断了他们的争论，询问他们每个人的感受和担心。治疗师的主要工作不是为了解决分歧——尽管询问争吵背后的感受通常是达成理解和妥协的有效途径。这次，他认为他们的反应强度表明了这个问题触及了核心议题。

安德鲁担心每个月的开支问题。"难道你不明白，"他央求道，"如果不拿出足够的钱支付大部分首付，以后我们每个月都要担心如何偿还贷款吗？"格温准备对此提出异议，但治疗师打断了她。他对安德鲁担忧的根源更感兴趣，而不是这对夫妻试图如何说服对方。

原来，安德鲁一直都害怕没有足够的钱。他所认为的足够的钱，并不意味着大房子和豪华汽车，而是可以放纵地消费，比如买漂亮的衣服、外出吃饭、购买鲜花和礼物等。安德鲁把用奢侈品奖励自己的冲动与自己从小成长于一个简朴家庭的记忆联系在一起。他的父母是在美国经济大萧条时期出生的，他们认为外出吃饭和买衣服之类的事情，除非绝对必要，否则就是轻率和浪费的行为。

在更深的层面上，安德鲁对艰苦条件的记忆是对妈妈的投射。他的母亲相当保守，他从来没有从她那里得到自己所渴望的关注和慈爱[①]。因此当他情绪低落的时候，他学会了用一件新衬衫或一顿丰盛的晚餐来抚慰自己。格温对他的吸引力之一，就在于她的大方和表现力。她喜欢坦然地表达自己的情感，并且总是很高兴地满足安德鲁想要买东西的愿望。

格温需要用存款应对意外情况可能带来的焦虑，她把这种焦虑与父亲联系起来。在她的记忆中，父亲应该是一个养家糊口的人，但他不太可靠。与安德鲁的父母不同，格温的父母花钱大手大脚。他们每周出去吃三四次饭，享受昂贵的假期，而且家里的每个人都穿着漂亮的衣服。尽管父亲喜欢挥霍，但格温记得他缺乏投资的远见，也没有在取得一些小的成就后扩展他的生意。虽然这从来不是她有意识记忆中的一部分，而且她的父亲似乎对她非常关心和爱护，但他从来没有真正地把她当作一个人来对待。他会用亲热的昵称叫她，比如"爸爸的宝贝女儿"，就像把她当成一只可爱而软弱的小猫咪一样。这就是为什么她会被安德鲁吸引，因为他有一种严肃和自律的气质，而且非常尊重她。

上述所有的事是如何引发安德鲁和格温之间如此剧烈的反应的呢？格温需要银行存款，安德鲁需要有钱花，他们不仅在需要上产生了冲突，而且都感到对方背叛了自己。格温的部分无意识希望丈夫成为一个安全的、稳定的、会为未来做打算的顶梁柱。而安德鲁对妻子的部分无意识期望是，她可以纵容他。所以难怪他们在这个问题上的反应如此激烈。

治疗师在这一切中的作用是什么？回想起来，他意识到自己有点急于解决这对夫妻的问题。出于自己对幸福婚姻的渴望，他控制了会谈中的冲突程度，作为调解人进行了积极的干预。但结果表明，这对夫妻的进步是有代价的。深深的渴望和怨恨被搁置一旁，没有被探索和解决。或许治疗师认为自己也被这对夫妻的恐惧传染，所以害怕面对自己的愤怒。

---

① 在科胡特的术语中，安德鲁的母亲没有充分地发挥镜映自体客体的功能。

反思并回答

1. 精神分析师可能对这件事提出什么假设？

2. 精神分析师会怎样与这对夫妻工作？

3. 这与目前为止的其他模型有何不同或相似之处？

4. 如何向安德鲁和格温表达你对他们过去经历的看法，以引起他们的反思而不是羞耻感？

5. 你是否发现自己对他们关于金钱的任何一种立场都有情绪反应？如果是这样，你如何使用这种反移情来指导治疗？

6. 如何判断你对来访者的情绪反应是你的个人冲突的结果（比如，在这种情况下，你个人对金钱的感受），还是仅仅是他们的冲突和移情的结果？这种区别为什么很重要？

7. 治疗师应该如何利用这种反移情？治疗师应该公开自己的感受吗？

我们说反移情可能包含有用的信息并不是说反移情就是万能的。也许最有用的做法是针对反移情做出假设，并在患者的体验中确认这些假设。在这种情况下，治疗师承认自己感觉就像在努力平息某些事情一样，并询问格温和安德鲁是否也有点害怕发泄他们自己的愤怒。

和许多对临床工作的描述类似，这个描述可能看起来有点轻描淡写。我们是如何从购买汽车的争论谈到渴望镜映的自体客体的呢？不可避免的是，对这个部分的解释是比较概括的。但使精神分析师能够从表面现象向下深入的条件就是知道该从哪里入手，意识到这一点非常重要。

会谈开始时，治疗师会邀请家庭成员讨论他们当前的担忧。在随后的会谈中，治疗师可能在一开始就保持沉默，或者问"你们今天想从哪里开始"。然后治疗师会靠在椅背上，让家庭成员自己交谈。治疗师的问题仅限于要求扩充和澄清的请求："你能再跟我讲讲那件事吗""你们两个有没有讨论过你们对这件事的感受"。

当最初的联想和自发的互动告一段落时，治疗师会开始慢慢地探究，引出过去的家庭故事、家庭成员的想法和感受，以及他们对其他家庭成员的观点的看法——"你的父亲是怎么看待你的问题的？他会如何解释？"这种技术突显了分析性治疗师对假设和投射的兴趣。另外，分析性治疗师也对来访者的童年记忆特别感兴趣。下面的案例显示了从现在到过去的转换是如何发生的。

案例研究：S 夫妇

在 S 夫妇对彼此的各种失望与抱怨中，都提到了对方"在我生病时不照顾我，或者一天结束时不听我发牢骚"。他们不仅都认为对方缺乏"母性"，而且都坚定地认为自己是支持和理解对方的。

S 夫人的抱怨很典型："昨天真是一场噩梦。宝宝生病了，脾气不好，我也感冒了。每件事都加倍地艰难，而我要付出双倍的努力才能应付。我一整天都在期待约翰回家。但是当他终于到家后，我发现他根本不在乎我的感受。他只听我讲了一小会儿，就开始跟我抱怨一堆关于办公室的蠢事。"S 先生用了一个类似的故事作为回击，但故事中他们的角色是颠倒过来的。

此时治疗师开始干预，要求双方描述自己与母亲的关系。然后他们讲了两个截然不同但具有启发性的故事。

S 先生的母亲是一位沉默寡言的女性，对她而言，自力更生和自我牺牲是至高无上的美德。虽然她爱她的孩子们，但从不放纵和溺爱他们，以免他们"被宠坏"。尽管如此，S 先生还是渴望得到母亲的关注，并不断地寻求这种关注。毫无疑问，他经常被拒绝。他有一段特别痛苦的、关于他在学校被霸凌后流着泪回家的记忆。他的母亲没有安慰他，还责备他"像个婴儿一样"。多年来，他学会了营造一个独立的形象以使自己免遭拒绝。

对于他生命中的第二个重要的女人——他的妻子，S 先生还是保持着他僵化的防御。他从不谈自己遇到的问题，但又一直渴望被理解。他怨恨妻子没有把他拉出来。他不敢冒着被拒绝的风险寻求支持，而这又变成了一个自证预言，证实了他的期待：她不在乎我。

S 夫人的背景则完全不同。她的父母既宽容又情感外露。他们溺爱自己的独生女，时刻关注她的喜怒哀乐，通过对她健康的持续且焦虑的关心来传达自己的爱。当她还是一个小女孩时，就算受到最轻微的撞击或擦伤，也能获得父母的关注。她结婚后还是习惯于谈论自己及自己的问题。起初，S 先生被她迷住了。他想，这是一个真正关心感受的人。但是当发现妻子并没有让他谈论自己的烦恼时，他心生怨恨，并越来越没有同情心。这也使她确信：他不在乎我。

反思并回答

　　1. 在这个案例中，精神分析师有什么样的假设？

　　2. 如果你是这位精神分析师，你的下一步行动是什么？

　　3. 什么样的无意识冲动可能在这里起作用？

　　4. 如何让来访者关注这些冲动而不产生防御？请给出具体的例子。

　　5. 如何判断精神分析师提供的诠释是否引起来访者的共鸣？如果没有，你会怎么做？

　　当家庭冲突的根源被揭示后，治疗师会对家庭成员如何重演过去和童年时扭曲的角色做出诠释。这种诠释是根据来访者对治疗师或其他家庭成员的移情反应，以及他们自己有关童年的记忆。精神分析师处理的不是来访者对过去的回忆，而是关注过去对现在的影响。

　　唐·凯瑟罗尔（Don Catherall）描述了一个可以有效诠释投射性认同的过程。投射性认同并不是某种神秘的力量。准确地说，感受是由微妙但可识别的信号传达和激发的。如果你觉得有人在勾引你，但他在你更进一步时显得很震惊，那么你可能经历了投射性认同。

　　治疗师处理投射性认同的第一步就是打断重复的争吵，争吵可能会阻碍真实感受的表达。一旦家庭停止了争吵，治疗师就可以探索个体的真实感受了。

　　凯瑟罗尔建议首先关注被投射者的感受。一旦这一方的感受得到澄清，治疗师就可以帮助他或她将这些感受传达给伴侣。为了避免激起防御，治疗师应指导被投射者只描述先前被否认的感受，而不是投射者做了什么激起了这些感受。同时，治疗师要指导投射者只倾听而不发表评论。

　　治疗师还要鼓励投射者共情被投射者。在理想的情况下，伴侣双方将在这时停止互相指责并开始尝试了解对方的感受。这种交流感受的过程将有助于拉近伴侣之间的距离，最终达成相互理解。

案例研究：大卫和希拉

　　凯瑟罗尔引用了大卫和希拉的例子。大卫对自己与希拉的性生活越焦虑，就会对希拉任何拒绝的暗示越敏感。他会通过退缩的方式来回应她的不感兴趣，最后只有希拉主动靠近才能终结这种疏离的局面。大卫曾在被母亲拒之门外时感受过不被爱的感觉，这种感觉希拉也感受到了。希拉曾经被叔叔猥亵时感受过无能为力，此时，这种感觉大卫也感受到了。换句话说，双方都经历了在对彼此的投射性认同过程中激发出来的一致性认同。

治疗师询问希拉，当大卫疏远她时，她的感受如何。她最初的回答是，这让她生气。接着，治疗师问她生气的原因是什么，以及生气前的感受。然后，希拉识别出一种不被爱、不被关心和孤独的感觉。这些是大卫的投射性认同所激发的感觉，而希拉通常会通过生气和冷漠来否认这些感觉。

然后治疗师让希拉跟大卫谈谈，说说她所感受到的孤独和不被爱是什么样的感觉。治疗师努力地让希拉专注于自己和自己的感受，而不是关心大卫和他的行为可能会导致这些感受。由于大卫没有被指责，他开始同情和理解希拉所描述的孤独感。当治疗师问他是否知道那种感觉是什么时，大卫终于能够更直接地谈论它们，说自己是通过将这些感觉投射到希拉身上来逃避痛苦的。

精神分析取向的家庭治疗师强调，家庭对话中的大部分内容并非被有意隐瞒，而是被压抑到无意识中了。接近这些内容通常会遇到阻抗，而阻抗通常以移情的方式表现出来。下面这个案例研究解释了阻抗的含义。

案例研究：Z 夫妇

Z 夫妇为了维持婚姻给他们带来的脆弱的安全感，坚持了 10 年无爱的婚姻。然而，Z 夫人出人意料和异乎寻常的外遇迫使这对夫妇承认他们的关系存在问题，因此他们咨询了家庭治疗师。

尽管 Z 夫妇不再继续否认冲突的存在，但对于公开面对他们的问题，夫妻双方都表现出了强烈的阻抗。在第一次会谈中，双方都说婚姻生活"还凑合"，并表示 Z 夫人有某种"中年危机"，是 Z 夫人需要治疗。

这种要求个体治疗的行为往往被视为一种阻抗，以避免对婚姻进行痛苦的审视。于是，治疗师说："Z 先生，看起来你宁愿责怪你的妻子，也不愿意考虑你们俩是如何一起造就了今天的困境。而你，Z 夫人，似乎更愿意承担所有的过错，以避免向丈夫表达你的不满。"

Z 夫妇接受了治疗师的诠释，并同意一起审视他们的关系。这使得这对夫妇抛弃了某种形式的阻抗，就好像一道逃生舱门被关闭了一样。在接下来的几次会谈中，双方开始互相攻击，但他们只谈论她的外遇，而不是他们关系中出现的问题。但是，这些争论并没有结果，因为每当 Z 先生感到焦虑的时候，他就会攻击他的妻子；而每当 Z 夫人生气的时候，她就会变得内疚和沮丧。

治疗师感觉到他们的争论是一种徒劳，于是说道："很明显，你们让彼此经历了很多不快乐，你们都很痛苦。但除非你们开始认真地谈论婚姻中的具体问题，否则你们不可能取得任何进展。"

接着，问题开始聚焦。Z 夫人羞怯地说，她从来没有享受过与丈夫的性爱，并希望他能花更多的时间在前戏上。Z 先生反驳道："好吧，所以我们的性生活没那么好。但这是你抛弃 10 年的婚姻去外面找其他人的理由吗？"说到这里，Z 夫人将脸埋在双手中，控制不住地抽泣起来。在她恢复镇静后，治疗师进行了干预，再次面质这对夫妇的阻抗："Z 先生，似乎只要你生气，你就会进攻。是什么让你对谈论性如此焦虑？"在此之后，这对夫妇开始谈论他们对婚姻中的性的感受，直到会谈接近尾声。这时，Z 先生又对自己的妻子大发雷霆，骂她是荡妇。

Z 夫人在下一次会谈开始时说她整个星期都很沮丧和不安，一直在哭。"我感到很内疚。"她抽泣着说。"你应该感到内疚！"丈夫反驳道。治疗师再次介入："Z 先生，你在把妻子的外遇事件当作挡箭牌。你还在害怕讨论婚姻中的问题吗？而你，Z 夫人，在用抑郁来掩饰你的愤怒。你因为什么而愤怒？你们的婚姻中缺少了什么？你想要的是什么？"

这种模式持续了几次会谈。这对夫妇 10 年来一直避免讨论甚至思考他们的问题，在治疗中也使用了各种阻抗来远离它们。治疗师坚定地指出他们的阻抗，并鼓励他们谈论具体的问题。

精神分析师努力培养来访者的洞察力和理解力；他们还鼓励来访者思考如何解决正在讨论的问题。这种努力属于修通过程的一部分，在家庭治疗中比在个体治疗中更为突出。

模型现状

大多数家庭治疗师忽视了心理学，特别是精神分析理论。不管治疗师使用什么治疗方法，精神分析取向临床医生的著作对他们来说都是丰富的资源。

话虽如此，我们还是希望给大家提个醒。训练有素的精神分析师在进行精神分析取向家庭治疗时，疗效显著。然而，一些对家庭的争论感到沮丧的治疗师，会倾向于采用精神分析技术来越过防御性的争吵。通过探索个体感受来中断家庭的争论是阻止争论的一个好方法。但是，如果治疗师让自己过于中心化（治疗师自己引导所有对话）或过分强调个体而忽视家庭互动，那么家庭治疗的力量（直接处理关系问题）可能会丧失。打断防御性的争吵来接近隐藏在争吵之下的希望和恐惧是件好事。不过，在这些探索之后必须要伴随家庭成员之间的非结构化的交流，否则这些探索所带来的改变可能会化为幻觉，只有治疗师在场充当侦探和裁判时才会出现。

精神分析师通常拒绝用实证标准来评估他们的工作。因为症状消退并不是目标，所以它不能作为衡量成功的标准。而且由于通过外部观察很难判断无意识冲突是否存在，因此分析的成功与否取决于主观判断。精神分析取向的临床医生认为治疗师的观察是评估理论和治疗的有效手段。

以下引自两位布兰克（G. Blanck 和 R. Blanck）的论述说明了这一点。在谈到玛格丽特·马勒的观点时，他们提道：

> 实践马勒理论的临床医生既不会质疑方法论也不会质疑研究结果，因为他们可以在临床上验证它们。这种验证方法就好像实验主义者坚持将可重复性作为科学方法的标准一样。

类似的观点也能在罗伯特·朗斯（Robert Langs）的著作中找到。朗斯说："对治疗师构想的最终检验，依赖于将治疗师的影响用作干预的基础。"

那么，是什么决定了这些干预措施的有效性呢？朗斯毫不犹豫地回答：患者的反应，有意识和无意识的反应构成了最终的试金石。"真正的检验涉及患者在认知和人际关系两方面的反应。"

那么，治疗的最终检验是患者的反应吗？既是，也不是。首先，患者的反应是可以被诠释的——特别是不仅可以从明显的反应中，而且可以从无意识编码的衍生物中寻求验证。但是，这种观点并没有考虑到患者在诊室外生活的变化。治疗师偶尔会报告精神分析取向家庭治疗的结果，但主要都是没有控制变量的个案研究。其中一份报告是狄克斯对塔维斯托克诊所的精神分析取向夫妻治疗结果的调查，他报告在随机抽查的样本中，治疗成功的概率为 72.8%。

最近，精神分析取向家庭治疗的支持者们发表了一些个案研究，旨在说明各种情绪和行为问题的治疗方法，包括青少年创伤后适应问题、青春期抑郁症、精神分裂症和边缘型人格障碍。这些案例研究提供了基于精神分析理论的清晰的个案概念化，并概述了治疗过程和最终的结果。

复习题

1. 驱力理论、自体心理学和客体关系理论的基本原理是什么？

2. 根据自体心理学，培养安全自信的人格的必要条件是什么？

3. 弗洛伊德的驱力理论和自体心理学分别最能解释当前的哪类问题？

4. 本章重点介绍的 4 种基本的精神分析技术是什么？

5. 解释投射性认同，并举例。

思考题

1. 鉴于许多动机和冲突都是无意识的，我们如何评估精神分析理论的合理性？

2. 比较弗洛伊德的理论和自体心理学对于抑郁症的解释。

3. 鉴于我们大部分的情绪问题都来源于自己的驱力和防御之间的冲突，那么"大多数心理问题都由童年创伤引起"的观点为什么仍然如此流行？

4. 精神分析师如何看待认知行为治疗和精神药理学？

5. 有时，精神分析取向家庭治疗会被批评为是在其他家庭成员的观看下进行的个体治疗。这个批评合理吗，或者这构成一个问题吗？为什么是或为什么不是？

第**9**章
认知行为家庭治疗

阅读时，请思考

- 你可以利用系统脱敏技术来应对你所害怕的事物吗？在你看来，如果你在想象中可以自然地面对恐惧的话，它会让你在现实生活中更容易面对恐惧吗？

- 你认为使用简单的操作性条件反射策略，可以修正哪些你在生活中遇到的具体行为？

- 你在什么时候可能会使用契约来改善亲密关系？你认为自己更适合交换条件契约还是诚信契约？

- 在你看来，认知行为治疗在多大程度上缺乏对更深层次的情感问题及对家庭组织的关注？这些缺点是该模型的必要特征，还是某些治疗师在应用上的疏漏？

- 你在成长过程中所处的家庭图式（关于家庭生活的假设）是什么？

- 你自己是否也有一些对生活和人际关系的不合理信念？

当行为治疗师第一次与家庭开展工作时，他们运用学习理论来指导父母练习行为矫正技术，并向伴侣传授沟通技巧。尽管这些方法对简单问题很有效，但行为治疗师并不了解不当的行为和不畅的沟通如何混入了家庭系统中。然而，从那时起，随着行为治疗师越来越多地使用认知原则及更加关注家庭互动，行为家庭治疗也发生了演变。

模型演变

行为治疗的早期原则是由两位关键人物发展出来的，他们分别是约瑟夫·沃尔普

（Joseph Wolpe）和伯尔赫斯·弗雷德里克·斯金纳（Burrhus Frederic Skinner）。1948年，沃尔普引入了**系统脱敏技术**（systematic desensitization），并使用该技术在治疗恐怖症方面取得了巨大成功。系统脱敏技术通过将与焦虑不相容的反应与先前引起焦虑的刺激物联系在一起来消除焦虑。例如，如果一名女性来访者害怕蜘蛛，沃尔普首先会教她肌肉深层放松技术，然后再让她想象逐步接近蜘蛛。每当她感到焦虑时，沃尔普都会教她放松。这样她的焦虑就会得到系统性的消除。

对行为治疗产生更大影响的是斯金纳的**操作性条件反射**（operant conditioning）。斯金纳告诉我们，行为受其结果的影响。那些受到积极强化的行为将增加，而受到惩罚或忽视的行为将消退。

操作者会仔细观察目标行为，并量化其频率和速率。在此之后，操作者会记录行为的结果来确定**强化**（reinforcement）偶联，以完成**行为的功能性分析**（functional analysis of behavior）。例如，担心孩子发脾气的家长首先需要观察孩子发脾气的时间和结果。一个典型的发现可能是，只要父母拒绝孩子的需求，孩子就会发脾气，但如果孩子发脾气的时间延长，父母就会让步。由此，父母强化了一个他们本来不允许的行为。

操作性条件反射对孩子特别有效，因为父母可以控制他们的奖惩措施。俄勒冈大学的杰拉德·帕特森（Gerald Patterson）开创了父母行为训练的先河。帕特森的治疗基于这样一个前提：如果父母改变他们的强化偶联，孩子的行为就会改变。玛丽安·S. 福加奇（Marion S. Forgatch）和帕特森描述了一个使用帕特森方法进行治疗的优秀案例。当时，治疗师指导一位单身母亲为她不听话的孩子制订家庭管理计划。首先，治疗师根据孩子具体的和容易观察到的行为，帮助母亲定义孩子的积极行为和问题行为。然后，母亲对孩子的目标行为进行了为期一周的记录。最后，治疗师指导母亲使用激励图表的偶然鼓励来增强孩子的亲社会行为。当儿童在学习亲社会技能并获得奖励时，他们的自尊水平就会随着他们的成功和父母的积极关注而提升。

帕特森还率先引入了纪律技术，如计时暂停，因为他发现忽视问题行为不总是管用，尤其对那些具有攻击性的孩子来说。

20 世纪 70 年代，行为家庭治疗出现了 3 个主要的分支：父母训练、夫妻行为治疗和性治疗。夫妻行为治疗的领军人物包括罗伯特·韦斯（Robert Weiss）、理查德·斯图尔特（Richard Stuart）、迈克尔·克劳（Michael Crowe）、马克·达兹（Mark Dadds）、伊恩·法伦（Ian Falloon）、加约拉·马戈林（Gayola Margolin）和马修·桑德斯（Matthew Sanders）。

尽管最初的家庭系统治疗师认为强调刺激和反应的行为治疗过于简单，但现在行为主义学派对于家庭互动的理解已经越来越复杂。

认知行为治疗（cognitive-behavior therapy）受到阿尔伯特·埃利斯（Albert Ellis）和亚伦·贝克（Aaron Beck）工作的启发，强调改变态度以促进和维持行为矫正。根据贝克的说法，行为是由特定的认知导致的。了解这些认知（信念、归因和期望）可以识别触发和维持功能失调的情绪 – 行为模式的因素。在实践中，这可以归结为揭示让人们陷入困境的隐藏假设。

认知行为治疗平衡了对认知和行为的强调，通过更深入地关注家庭互动模式来选取更广泛的治疗方法。认知、情绪和行为被看作相互影响的，因此认知推理可以唤起情绪和行为，情绪和行为又可以影响认知。认知行为家庭治疗的领军者包括北卡罗来纳大学的唐纳德·鲍康（Donald Baucom）、马里兰大学的诺曼·爱泼斯坦（Norman Epstein）以及哈佛医学院和宾夕法尼亚大学的弗兰克·达蒂里奥（Frank Dattilio）。

基本模型

行为主义的基本前提是：行为是由其结果维持的。那些能够增加行为的结果是强化物，而那些减少行为的结果则是惩罚物。

操作性是指为了得到一些东西而去做一些事情。有些反应可能不被认为具有操作性，这是因为人们没有意识到强化的效果。例如，抱怨常常通过获得注意来得到强化，尽管强化者可能并没有意识到这一点。

随着行为治疗师将注意力从个体转移到家庭关系上，他们开始重视 I.W. 蒂博特（I.W.Thibaut）和 H.H. 凯利（H.H. Kelley）的**社会交换理论**（social exchange theory）。该理论认为，人们努力在关系中获得最大收益，同时付出最小成本。在成功的关系中，伴侣双方都努力使收益最大化。在失败的关系中，伴侣双方都忙于使自己免受伤害，而无暇顾及如何使对方感到快乐。

尽管行为主义具有"最大化收益和最小化成本"的机械论色彩，行为治疗师还是越来越多地意识到人们不仅有行为，还有思想和感受。这种认识促进了刺激 – 反应行为主义与认知理论的结合。认知治疗的核心原则是，我们对他人行为的解释会影响我们对他人的反应方式。自动化思维中最麻烦的是那些基于任意推断的想法，即由一个人的**图式**（schema）或核心信念塑造的扭曲的结论。这些潜在信念的问题在于，尽管人们通常意识不到它们，但它们会影响人们对每件事和每个人的反应方式。

正常的家庭发展

根据**行为交换理论**（behavior exchange theory），良好的关系是一种供给平衡的关系。如果用模型的术语来说，良好的关系是一种成本收益率很高的关系。"成本"的例子可能包括伴侣乱发脾气，或者兄弟姐妹之间不打招呼就穿对方的衣服。在某些关系中，收益会超过成本，比如伴侣之间的感情或兄弟姐妹之间的忠诚。因此，决定家庭满意度的是成本和收益的平衡。

韦斯和 J. 艾萨克（J. Isaac）发现，爱情、沟通和孩子的养育是婚姻满意度中最重要的因素。在这之前，T.A. 威尔斯（T.A.Wills）、韦斯和帕特森发现，是不愉快的行为降低了婚姻满意度，而并非积极的行为增加了婚姻满意度。可见，一段良好的关系不仅要进行积极反应的交换，更重要的是要将关系中的不愉快降至最低。换句话说，良好的关系处于积极强化的控制下。

随着时间的推移，所有夫妻都会遇到冲突。因此，维持家庭和谐的一项关键技能是解决冲突。健康的家庭有能力解决冲突，它们的家庭成员关注问题并客观地看待问题，讨论他们所关心的具体行为。比起单纯地批评和抱怨，他们会描述自己的感受并提出要求，希望他人的行为有所改变。例如，伴侣一方提出"我最近感觉很孤单，我希望我们一起出去玩的机会更多一些"比"你从来都不做任何我想做的事"更有可能得到另一方积极的回应。

有些人认为，如果人们彼此相爱，关系就会自然而然地保持良性发展。行为主义者则强调发展人际关系技巧的必要性。他们相信，幸福的婚姻不是"姻缘天注定"，而是有效地应对行为的学习的产物。已故的尼尔·雅各布森（Neil Jacobson）将良好的关系描述为伴侣努力保持高收益的关系。

成功的伴侣通过频繁地接触新领域以获得积极交换，这样可以增强他们强化的强度。依赖于少量强化物的伴侣必然会遭受餍足的不良影响。结果，随着时间的推移，他们的互动会减耗先前的强化物的价值。成功的伴侣通过改变共同的活动、发展新的共同兴趣、丰富性生活以及改善交流方式来应对这种不可避免的强化物贬值。他们通过这些方法对彼此继续保持兴趣。

行为障碍的发展

行为主义者将症状视为习得的反应。他们不会寻找隐藏的动机，也不会将孩子的问题归咎于婚姻冲突。相反，他们会寻找强化问题行为的具体反应。

乍一看，"家庭成员会强化不良行为"的观点似乎令人费解。为什么父母会奖励脾气暴躁的孩子？为什么妻子会强化丈夫的疏离？答案不在于某些令人费解的受虐动机，而在于一个简单的事实，即人们通常没有意识到他们会强化那些让他们痛苦的反应。

父母一般通过责骂和说教来回应孩子的不当行为。这些反应可能看起来像惩罚，但实际上它们可能具有强化性质，因为关注——即使是来自挑剔的父母——也是一种强大的社会强化物。这个原理可以在一些格言中找到，比如"不理它，它就会自动消失"。

问题是大多数父母都难以忽视孩子的不当行为。例如，留心那些孩子们很快学会了某些词并引起了家长的强烈反应的时刻（这些孩子长大后成为了脱口秀演员）。此外，即使父母确实试图忽略不当行为，他们通常也很难始终如一地这样做。这反而会使事情变得更糟，因为间歇性强化最难产生消退（这就是强迫性赌博如此难以根除的原因）。

一些行为问题之所以长期存在，除了父母的关注在不知不觉中维持了行为问题之外，还因为父母不知道如何有效地利用惩罚。他们可能是用惩罚威胁孩子，却没有贯彻执行；可能是在事情已经过去很久之后才实施惩罚；可能是实施的惩罚太轻以致没有效果；也可能是在使用惩罚时过于严厉，导致孩子不仅没有长进，反而产生了更多的焦虑。

而且，学习不是一条单行道。我们可以想象一对母女逛超市时的场景。

小女孩向妈妈索要一块糖果。妈妈说不行。孩子就开始哭泣和抱怨。妈妈说："像你这样大吵大闹是不可能得到糖果的，而且我还会惩罚你，小姑娘！"但是孩子的脾气越来越暴躁，声音也越来越大。妈妈逐渐感觉到既生气又尴尬，只好让步："好吧，如果你安静点，我就给你买些饼干。"

通常，父母通过让步或仅仅是给予发脾气的孩子额外的关注便在无意间强化了发脾气的行为。显然，这个孩子因为发脾气被强化了。尽管不那么明显，但另一个强化过程也在发生，即母亲的让步行为通过孩子平静下来的过程而得到强化。因此，这样的**互惠强化**（reinforcement reciprocity）让不良行为的螺旋得以维持。

在家庭互动中，不良行为的强化可能有更复杂的形式。以下是一个典型的例子：父亲、母亲和孩子一家三口都在车上。父亲闯黄灯通过一个路口，妻子让他开慢点，要小心驾驶。父亲讨厌被说教，觉得很生气，于是开始加速。这时他的妻子开始大吼大叫，让他放慢车速。争吵不断升级，直到孩子哭着说："爸爸妈妈，不要吵架！"母亲转向孩子说："没关系，亲爱的。别哭。"这时父亲感到内疚，开始放慢车速。因此，孩子在很小的时候就知道自己在家庭中的影响力和控制权。

厌恶控制（aversive control）的使用，如哭泣、唠叨、疏离，是婚姻不幸福的决定性因素。配偶倾向于对伴侣的厌恶行为给予反击，从而形成恶性循环。

处于不良关系中的人也表现出较差的问题解决能力。在讨论问题时，他们经常转移话题；他们以含糊的和批判的方式表达愿望和抱怨；他们用抱怨来回应抱怨。下面的沟通过程展示了不幸婚姻的典型症状，包括纠缠不清、互相抱怨和诋毁。

"我想和你谈谈你最近怎么总给孩子们吃糖果。"

"什么糖果！你还说我，明明是你吃了很多糖！你为孩子们做过什么？你回家就只会抱怨！你怎么不一整天都待在办公室里！没有你，我和孩子们会过得更好。"

大多数行为分析都指出，有婚姻困扰的家庭缺乏对积极行为的强化。有句老话说得好，"会哭的孩子有奶吃"。抑郁、头痛和发脾气往往会引起父母的关注，甚至比愉快的行为更受关注。但因为这个过程通常不被意识到，家庭成员常常对他们在强化问题行为方面的作用感到困惑。

根据认知行为主义者的观点，困扰人际关系的图式是在个体成长的过程中习得的。其中一些功能失调的信念是关于特定家庭角色的假设，而另一些则是关于一般家庭生活的假设。这些图式是带有偏见的假设的基础，而这些假设扭曲了家庭成员对彼此的反应，从而毒害了关系。以下是典型的认知歪曲。

1. 随意推论：在没有证据支持的情况下得出结论。例如，妻子下班后回家晚了，丈夫就得出"她一定有外遇"的结论；或者孩子回家晚了，他的父母就推测"他一定是在做坏事"。

2. 选择性概括：突出某些细节而忽略其他重要信息。例如，如果丈夫早上没有第一时间回应妻子的问候，妻子就得出"他一定又生我的气了"的结论；或者一个心情不好的孩子可能会被兄弟姐妹视为有意忽视他们。

3. 过分概括化：将孤立的事件当作一般模式。例如，在约会被拒绝后，一个年轻人得出"女人不喜欢我，没有人愿意和我约会"的结论；或者一名不被父母允许出去过夜的青少年将父母的行为概括为"他们从不让我做任何我想做的事情"。

4. 夸大或缩小：事件的意义被不切实际地放大或缩小。例如，丈夫认为自己一个月购买两次物品是在做家务，而妻子则认为"他什么都不做"。

5. 个人化：事件都被解释为是针对自己的。例如，一个青少年想花更多的时间和他的朋友在一起，而他的父亲却认为儿子不喜欢和自己待在一起。

6. "全或无"思维：体验被解释为非好即坏。例如，杰克和黛安有一些好时光和一些坏时光，但他只记得好时光，而她只记得坏时光。

7. 贴标签和乱贴标签：将行为归因于不良的人格特质。例如，一名女士因为妈妈总是指责她而避免和妈妈谈论她的职业生涯，却被妈妈认为是"有城府"的。

8. 读心术：这是一种神奇的天赋，无须借助语言交流就能知道别人在想什么。例如，丈夫不会问妻子想要什么，因为他"知道她在想什么"；孩子们常常相信，他们不需要告诉父母，父母就知道困扰他们的是什么。

治疗机制

行为治疗的基本前提是，当强化偶联改变时，行为也会改变。

治疗师的第一个任务是观察问题行为的频率，以及在它之前的刺激条件和在它之后的强化。除了紧随特定行为后的强化反应外，更远距离的强化物也能起到部分作用。这些远距离的强化物可能包括对攻击性行为的默许，特别是家庭中的男性通常起到了这种行为的榜样作用。比如，父母通过打孩子的方式来惩罚打架的孩子反而助长了暴力，尽管打架是他们希望消退的行为。此外，被同伴强化的行为可能很难在家里得到修正，特别是如果治疗师也没有考虑到这个更广泛的背景的话。

家庭行为训练的主要方法是操作性条件反射技术，其中使用的强化物可能是物质的或社会关系性的。实际上，研究已经发现，表扬和关注与金钱或糖果一样有效。操作性技术可以进一步细分为**塑造**（shaping）、**代币制**（token economy）、**偶联契约**（contingency contracting）、**偶联管理**（contingency management）和计时暂停。

塑造是指强化每一步的变化。代币制是指使用积分奖励孩子的良好行为。偶联契约是指父母同意在孩子做出改变后也做出某些改变。偶联管理是指根据孩子的行为给予或收回奖励。计时暂停是一种惩罚，即让孩子坐在角落里或把他送回他的房间。

亚历山大和T.L.塞克斯顿（T.L.Sexton）将他们的方法称为"功能性家庭治疗"，他们指出，缺乏幸福感的家庭成员倾向于将他们的问题归咎于其他成员的负面特征（如懒惰、不负责任、冲动控制能力差）。这种消极的归因方式使这些家庭成员感觉对自己的生活缺乏掌控感。毕竟，一个人可以做些什么来改变另一个人的懒惰、不负责任或糟糕的冲动控制能力呢？

由于认知评价在家庭成员的反应中起着非常重要的作用，因此重构扭曲的信念被认为在改变功能失调的行为方面有关键作用。因此，发现和重新评估家庭成员的图式或核心信念，对于帮助他们改变围绕问题行为的情绪和互动至关重要。

治疗

家长行为训练

评估

与其他形式的行为治疗一样，家长行为训练从全面评估开始。虽然每个诊所的程序各异，但大多数评估都基于弗雷德里克·H.坎弗（Frederick H. Kanfer）和珍妮·S.菲利普斯（Jeanne S. Phillips）的SORKC行为模型：S表示刺激，O表示个体状态，R表示目标反应，KC表示结果的偶然性。例如，父母抱怨儿子在正餐以外的时间缠着他们要饼干吃，如果不给，他就会发脾气。在这个例子中，发脾气将被视为目标反应R；个体状态O可能是饥饿，或者更有可能是无聊；刺激S可能是看到饼干罐里的饼干；而结果的偶然性KC可能是父母偶尔让步，给男孩吃饼干，特别是在他大吵大闹的情况下。

在这类简单的情况下，我们可以直接应用SORKC模型。但对那些存在长链的相互关联行为的家庭而言，应用该模型就会变得很复杂，请参考下面的案例。

案例研究：J夫妇

J先生向J太太抱怨，他们两个年幼的孩子在餐桌上一直哭闹。家庭观察显示，当J先生因孩子们的不当行为而对他们大吼大叫时，孩子们会站在母亲的椅子旁边呜咽。

根据上述行为序列，应用SORKC模型并不困难。然而，假如上述过程只是更加复杂的图景的一部分呢？

早上，J 先生想和 J 太太亲热，但 J 太太因为照顾孩子而感到疲倦，就翻身继续睡觉了。J 先生感到很受伤，对妻子说了一些不好听的话后便去上班了。J 太太觉得自己被丈夫嫌弃了，整天都在和孩子们玩耍以寻求安慰。

当 J 太太必须做饭的时候，她对孩子们感到有些恼火。J 先生在办公室辛苦工作了一天后回到家，试图通过拥抱妻子来和好。但 J 太太只是敷衍地回应，因为当时她正忙着做饭。当她在厨房做饭时，孩子们和 J 先生争相吸引她的注意力，似乎每个人都想和她说话。最后，她对丈夫大发雷霆——"你没看到我很忙吗！" J 先生走进书房生闷气，直到晚餐准备好了才出来。

J 太太难以向孩子们表达她的愤怒，就将其发泄到 J 先生身上。和这个过程一样，J 先生也难以将愤怒指向妻子，因此将愤怒转嫁到孩子们身上。在餐桌上，他因为孩子们做错一点小事就对他们大吼大叫。这时，孩子们呜咽着投入母亲的怀抱。她让一个孩子坐在她的腿上，同时抚摸着另一个孩子的头发。

在这个较长但十分典型的行为序列中，什么是刺激？什么是反应？显然，这些定义变成了循环论证的，如何应用取决于观察者的视角。

家长行为训练中的评估需要观察和记录需要改变的行为的频率，以及在行为之前和之后发生的事件。通常，与母亲的会谈旨在提供问题的定义和潜在强化物的列表。观察可以在单向镜后面或在家访期间进行。通常情况下，父母会接受训练来明确问题行为，记录其发生的过程，并注意可能作为刺激和强化物的各种行为。检查表和调查问卷提供了在会谈中可能被忽视的信息。

案例研究：丽贝卡

单身母亲丽贝卡带着她的两个孩子来做咨询。12 岁的迈尔斯和 10 岁的艾米丽总是吵架，丽贝卡感到不知所措，表示自己越来越管不住孩子们了。在周末和夏天，他们都过得很顺利，因为他们可以有很多时间一起做有趣的事情。但在上学期间这就变得艰难了——早上匆忙出门，晚上忙于吃饭、做作业和洗漱，这就导致了很多争吵。

丽贝卡的家庭治疗师让她描述他们早上的日常生活。丽贝卡会在 6 点 30 分起床、锻炼，并在 8 点前做好准备。然后她会叫醒迈尔斯和艾米丽，（用尖锐的声音）告诉他们做好准备，并在她做好早餐和准备好午餐的便当之前下楼。在接下来的15分钟里，她每隔几分钟就会冲他们大喊大叫一次，直到她上楼看到他们还躺在床上。然后，丽贝卡会把他们从床上拉起来，让他们赶紧穿衣、洗漱，自己则生气地站在一旁监督。接着，他们会下楼吃早餐，但对彼此生一肚子气。吃早餐的时候他们要么谁也不说话，要么不停地抱怨，直到他们各自出门上班和上学。

治疗师假设，丽贝卡在孩子们洗漱的时候上楼监督他们的做法，无意中强化了迈尔斯和艾米丽赖床的行为。虽然她很生气，但对孩子们来说，和妈妈待在一起总比分开要好。治疗师还想知道，孩子们拖拖拉拉是否可能只是因为太累了。治疗师向丽贝卡解释了他的假设，要求她比平时早10分钟叫醒他们，并花一些时间坐在床上与他们交谈和拥抱，但只能谈论愉快、有趣的事情，不要责骂、纠正他们。然后，在她离开孩子们去准备饭菜之前，她要确保他们已经下床去洗漱了。她还要确保，孩子们在前一天晚上的8点30分之前睡觉，不能有任何干扰（以前是9点30分左右）。

正如预期的那样，他们早上的相处变得融洽了很多。迈尔斯和艾米丽相处得更愉快了，丽贝卡也更平静了，问题解决了。丽贝卡在晚上也使用相同的策略，结果也差不多。然而，几周后，进展开始变得缓慢，这次是丽贝卡自己没有坚持下去。治疗师与她一起探讨了这种波动，他们发现，每当她与孩子们冷漠的、不可靠的父亲有不良的沟通时，就会"掉链子"。离婚后，她还是有点生气，时常怨恨他，并为自己感到难过。她承担了所有的责任，他却想做什么就做什么，这是不公平的！治疗师与丽贝卡进行了几次会谈，试图帮助她平静下来（她承认自己一直在努力实现这一目标——她想要孩子们的唯一监护权）。现在，她对自己的处境有了更健康的看法，不再将她对前夫的沮丧情绪发泄到孩子们身上，整个家庭也恢复了健康的模式。

反思并回答

1. 认知行为家庭治疗师接下来可能会收集有关丽贝卡一家的哪些信息？
2. 认知行为家庭治疗师对丽贝卡一家可能有哪些假设？
3. 你在丽贝卡的家庭中看到了哪些互相强化的模式？
4. 作为一名认知行为治疗师，你会建议丽贝卡采取哪些不同的做法，为什么？
5. 在丽贝卡的治疗中，哪些是行为层面的，哪些是认知层面的？
6. 治疗的认知和行为层面如何相互补充？

治疗技术

一旦完成评估，治疗师就会决定哪些行为应该增加，哪些行为应该减少。为了促进行为的发生，治疗师可以应用**普雷马克原则**（Premack principle），也就是说，选择高概率行为（受欢迎的活动）来强化低概率行为的发生。人们曾经认为强化物必须满足一些基本的驱力，比如饥饿或口渴，现在人们发现，任何更频繁地被选择的行为（假如有多种选择）都可以作为不那么频繁地被选择的行为的强化物。例如，G 夫人抱怨她做不到让她 5 岁的儿子亚当早上起来整理房间。她尝试过使用糖果、金钱和玩具来奖励儿子，但"没有任何效果"！针对亚当的行为的功能性分析表明，考虑到他自己选择想做的行为，最有效的奖励是看电视、骑自行车和在他家后院的泥坑中玩耍。一旦从事这些活动的前提是整理房间，他很快就能学会整理房间。

各种物质的和社会性的强化物都可以用于促进期望行为，但正如普雷马克原则所表明的那样，为了达到效果，强化物必须受到孩子们的欢迎。所以，即使金钱和糖果看起来是强有力的奖励，但对一些孩子来说，它们可能不如玩泥巴那么有效。

一旦选择了有效的奖励，父母就需要学会对逐步接近目标的行为进行强化，以塑造期望行为。父母需要逐渐提高强化的标准，并在期望行为出现后立即给予强化[①]。一旦孩子规律地表现出期望行为，父母就可以进行间歇性强化，以增加新行为的持久性。

惩罚技术通常是在加强积极行为取得进展之后才开始应用的。对于青春期之前的孩子，使用最广泛的惩罚是计时暂停。计时暂停意味着在一个无聊的地方待 5 分钟（年龄大一点的孩子会被送去研究生院，并被要求坐着听完整节课）。当孩子反抗计时暂停时，父母需要增加时间，但最多增加 10 分钟。如果孩子继续反抗，特权将被取消。当父母保持一致时，孩子很快就能学会接受计时暂停，不会沦落到可能失去看电视或使用电脑的机会。

用于减少问题行为的其他技术包括口头谴责和无视，最无效的方法是简单地向孩子重复指令。家庭任务可以被分解成几个步骤，每个步骤都可以得分。得分奖励包括美食、与父母在一起的特殊时间、家庭资源（如玩电脑或看电视的时间）、特权和玩具等。奖励需要定期更改，以保持其趣味性。

由于在期望行为出现后立即给予强化存在一些不方便的地方，所以代币系统一直受到家长训练师的欢迎。期望行为可以得分，不良行为则会扣分。

---

① 即时性非常重要，这也是为什么计时暂停有效而禁足无效的原因。

案例研究：F夫人

F夫人是两个小孩的母亲，她的主诉是头痛和经常性流泪。医生发现她有轻度抑郁，并认为她的抑郁主要是因为和孩子相处的问题。她的小女儿苏茜当时5岁，是一个害羞的孩子，却经常发脾气。她的大儿子罗伯特8岁了，更善于交际，但在学校表现不佳。F夫人觉得孩子们很难管教，在与他们打交道时感到无助。

行为的功能性分析表明，苏茜的害羞引起了她焦虑的母亲的额外关注。每当苏茜拒绝与其他孩子一起玩耍时，F夫人都会花很多时间做点什么来让她感觉好一些。治疗师选择把社交行为（而不是羞怯）作为第一个目标反应，并指示F夫人对苏茜在社交方面做的所有努力给予强化，并在苏茜回避社交时不理她。此后，每当苏茜试图与其他孩子交往时，F夫人都会立即给予她关注和表扬。当苏茜选择待在家里而不是和其他孩子一起玩耍时，母亲则不理睬她，而是忙自己的事情。3个星期后，F夫人报告说："苏茜似乎已经克服了羞怯。"

在取得初步的成功后，治疗师认为是时候帮助F夫人解决苏茜乱发脾气这一更困难的问题了。由于家庭成员在诊所或家访期间不太可能发脾气，治疗师指示F夫人做一周的观察记录。记录显示，当父母拒绝苏茜对美食或一些特殊的嗜好（如熬夜看电视）的要求时，苏茜通常会发脾气。当苏茜（和她的父母）活动了一天后，也特别容易发脾气。至于父母如何应对这些折磨人的情绪暴发，F夫人说："我们已经尝试了一切办法。有时我们试图忽视她，但这是不可能的；她一直尖叫，直到我们再也受不了了。有时我们会打她的屁股或给她她想要的东西，只是为了让她闭嘴。如果我们打了她一巴掌后她哭得更厉害了，我们就让她看电视，直到她平静下来。这种做法通常有效果。"

听完这些描述后，治疗师解释了F夫妇是如何在不经意间强化了苏茜发脾气的行为的，并告诉他们必须采取什么措施停止这样做。在接下来的一周里，治疗师告诉F夫妇在苏茜发脾气时不要理会她。如果苏茜在就寝时发脾气，就把她放在床上；如果她继续哭泣、大吵大闹，就让她独自一人待着，直到她平静下来。只有当她平静下来时，父母才会和她谈论她的想法。

一周过后，F夫人报告说，苏茜发脾气的频率确实减少了，只是有一天晚上她发脾气时采取了一种新的、更令人不安的方式。当苏茜被告知不能熬夜看电视时，她开始像往常一样大喊大叫。F夫人没有让步，而是让苏茜回到自己的房间，并告诉她准备睡觉。然而，当苏茜意识到父母会像这周早些时候那样无视她时，便开始尖叫并砸碎房间里的东西。"这太糟糕了，她完全失控了。她甚至把我给她买的小狗形状的灯都砸碎了。我们不知道该怎么办，所以我们就让步了。"治疗师再次描述了苏茜的这种行为的后果，并向 F 夫人解释，如果苏茜的行为再次变得具有破坏性，父母就应该抱住她，直到她平静下来。

在下一次的会谈上，F 夫人描述了苏茜是如何"再次失控"的。然而，这一次父母没有让步，而是按照治疗师的建议抱住了苏茜。F 夫人对苏茜这次发脾气的强度和持续时间感到惊讶。"但我们记住了你的话——我们绝不会让步！"过了 20 分钟，苏茜终于平静下来了。事实证明，这是苏茜最后一次在发脾气时变得具有攻击性。尽管如此，在接下来的几周里，她确实偶尔还是会发脾气。

根据 F 夫人的说法，苏茜现在很少发脾气了，如果她发脾气，似乎也总是发生在与家里的一般情况不同的环境或条件下（苏茜现在已经知道在家发脾气不会得到强化）。例如，有一次在超市里，苏茜得知自己不能吃糖果。然而，此时 F 夫人已经完全明白一定不能强化发脾气的行为，所以没有让步。但她确实对女儿在公共场合制造噪声感到尴尬，因此她认为有必要将苏茜带出超市。她让苏茜坐在车里，努力不让这成为一次愉快的经历。在这之后，苏茜就很少发脾气了。

接下来，治疗师将注意力转向罗伯特在学校的表现。详细的评估表明，罗伯特通常会否认自己有任何家庭作业。在与罗伯特的老师核实之后，治疗师发现罗伯特通常应该有家庭作业，而且他每晚需要花 30 分钟到 1 个小时的时间来完成作业。F 夫人选择了一种高概率行为——看电视——作为罗伯特完成家庭作业的奖励。在实施这个方案的前两周，F 夫人发现有必要每天晚上给老师打电话核实是否有作业。但很快这不再是必要的了。完成作业成为了罗伯特的习惯，他的成绩从 D 和 C 上升到 B 和 A。此时，大家都更愉快了，F 夫人也觉得家庭不再需要帮助了。

在秋季的一次随访会谈中，治疗师发现事情保持得很好。苏茜现在更善于交际了，几个月以来没有再乱发脾气。罗伯特在学校里表现得不错，尽管他开始忽视一些很难的作业。为了解决这个问题，治疗师向 F 夫人解释了如何建立一个代币系统，通过它取得很好的效果。

对青少年来说，偶联契约的使用更为广泛。引入契约的目的是为了让家庭中的每

个人都通过妥协来获得一些东西。治疗师会邀请父母和青少年指出他们希望彼此改变的行为。

这些要求构成了初始契约的核心。为了帮助家庭成员达成所有契约，治疗师要鼓励家庭：（1）清楚地表达愿望和感受；（2）清楚地提出要求；（3）谈判，每个人都会让步以换取一些东西。

夫妻行为治疗

评估

夫妻行为治疗中的评估通常包括临床会谈、特定目标行为评级及婚姻满意度问卷。使用最广泛的是《洛克 – 华莱士婚姻适应量表》（*Locke-Wallace Marital Adjustment Scale*），这是一份包括 23 道题目的量表，涵盖婚姻满意度的各个方面，包括沟通、性、情感、社会活动和价值观。

评估旨在揭示夫妻关系中的优缺点及交换奖惩的方式。会谈和问卷用于指定和阐述目标行为。雅各布森提供了治疗前评估的概要（见表 9.1）。

表 9.1 雅各布森婚姻治疗的治疗前评估

1. 关系的优势和技能
这段关系的主要优势是什么
伴侣的哪些行为受到对方的高度重视
这对伴侣到目前为止一起参加过哪些活动
他们有什么共同的兴趣
2. 提出问题
这对伴侣的主诉是什么，这些抱怨如何转化为明确的行为术语
维持这些行为的强化物是什么
从伴侣双方的角度来看，哪些行为发生的频率低于预期或未能在适当的时间内发生
当这些行为发生时，结果是什么
随着时间的推移，当前的问题是如何发展的
什么样的决定是伴侣双方一起做出的，而不是单方面做出的

（续表）

3. 性与情感
伴侣双方目前是否对性生活的频率、质量或多样性感到不满意
如果目前性生活构成一个问题，那么是否有过双方都对此满意的时候
哪些性行为似乎与当前的不满有关
伴侣中的一方或双方是否对与性无关的身体接触的数量或质量感到不满意
这对伴侣是否有过婚外情

4. 未来规划
伴侣寻求治疗是为了改善他们的关系，还是为了分开，又或者为了决定这段关系是否值得继续经营下去
虽然目前存在问题，但伴侣双方继续维持关系的原因是什么

5. 社会环境评估
伴侣双方对当前关系的替代性选择是什么
这些替代性选择对双方的吸引力有多大
环境（父母、亲戚、朋友、同事、孩子）是否支持维持或中断目前的关系

6. 伴侣的个体功能
伴侣中的任何一方是否表现出情绪问题或行为问题
伴侣中的任何一方是否有精神病史？如果有，请详细说明
他们以前单独或一起接受过心理治疗吗？使用过什么样的疗法？结果怎样
伴侣双方过去在亲密关系中的经历是什么
现在的关系与过去有何不同

治疗技术

斯图尔特针对夫妻行为治疗提出了几种策略，即夫妻双方要共同努力以成功实现如下目标。

1. 使用具体的行为词来解释他们的观点，而不是使用模糊的描述或不清楚的陈述。

2. 实践**行为改变程序**（behavior change procedure）。这些程序强调使用积极的方法而不是对抗性的方法在关系中获得掌控感。

3. 努力改进彼此沟通的方式和内容。

4. 确定如何在关系中做出决定。

5. 学习如何将他们在治疗中学到的东西应用于未来他们的关系中出现的任何问题。

行为交换程序可以增加期望行为出现的频率。一个典型的方法是让夫妻双方列出他们希望对方更经常做的 3 件事。在使用这种方式来明确交换行为的同时，夫妻也在潜移默化地学习如何通过积极强化来相互影响。理查德·斯图尔特让夫妻交替庆祝"关爱日"，在"关爱日"当天，伴侣一方要以尽可能多的方式向另一方表现出关爱。

以下案例研究选取自斯图尔特系列工作坊的视频内容，该案例展示了斯图尔特如何帮助一对夫妻学会让彼此快乐，而不是试图解决导致他们前来寻求治疗的问题。

案例研究：韦斯利和阿黛尔

韦斯利和阿黛尔是一对工薪阶层的中年夫妻。这是阿黛尔的第 3 次婚姻，也是韦斯利的第 3 次婚姻。韦斯利有种被嫌弃的感觉，因为阿黛尔经常工作到很晚；同时，阿黛尔也觉得韦斯利对自己没有感情，每当她提出性方面的要求时，他都会躲得远远的。斯图尔特博士先探索了伴侣双方的简短家族史，然后又探讨了他们的关系史。在会谈的后半段，斯图尔特博士提出了改善夫妻关系的建议，要他们努力表现得"好像"一切都好，并且互相关心。

当斯图尔特博士告诉这对夫妻可以选择以爱的方式来对待彼此，以使他们的婚姻顺利进行时，他们似乎有些怀疑。阿黛尔坦白自己不知道韦斯利是否愿意花心思维持这段关系，斯图尔特博士建议她相信韦斯利的承诺，并以自己的婚姻为例再次告诉这对伴侣，他们可以通过表达对彼此的关心来强调积极的一面。

后来，斯图尔特建议韦斯利表现得"好像"和阿黛尔很亲密，并向他保证，如果他表现出深情，阿黛尔会做出善意的回应。再一次，斯图尔特以自己的婚姻为例，说明两个人如何通过强调对彼此的爱意来使自己幸福。他再次向韦斯利保证，如果他表现出深情，阿黛尔一定会做出回应。斯图尔特邀请韦斯利尝试一下这种做法。虽然韦斯利和阿黛尔似乎仍然对此有些疑虑，但双方都同意尝试对彼此采取积极的行动。

在一项精心设计的纵向研究中，约翰·戈特曼（John Gottmann）和 L.克罗科夫（L.Krokoff）发现，人们通常会认为充满争吵和愤怒的交流对关系具有破坏性，但从长远来看，它们可能并无害处。这些模式与当下的不满相关，但也预示着 3 年后夫妻的

婚姻满意度会提高。相反，防御、固执和回避冲突会导致婚姻长期恶化。争吵让大多数人感到不安，但它们可能是面对问题和解决问题必不可少的前奏。

戈特曼和克罗科夫总结道："我们的数据表明，为了长期改善婚姻满意度，妻子还是需要提出并说明婚姻中的分歧，让丈夫正面回应有分歧的问题，一起开诚布公地讨论关系中的分歧和愤怒。"换句话说，面质只有在伴侣卸下防御的情况下才有效。重要的不仅仅是坦诚，还要用伴侣可以接受的方式来表达坦诚。

沟通技巧的培训可以采用团体的或夫妻的形式进行。治疗师要教导夫妻通过具体的、积极的方式提出要求，直接回应批评而不是互相抱怨；谈论现在和未来而不是过去；持续倾听，尽量减少惩罚性陈述，并避免类似于定论的问题。

一旦夫妻学会了以有利于问题解决的方式进行沟通，他们就理解了偶联契约的原则——同意根据伴侣的变化做出改变。在**交换条件**（quid pro quo）契约中，一方同意在另一方发生改变之后也做出改变。每位伴侣指出需要对方改变的行为，并在治疗师的帮助下对契约内容进行协商。在会谈结束时，治疗师会制作一份书面契约，并交由双方签署。

另一种形式的契约是诚信契约，即双方都同意做出改变，但不取决于对方做了什么。伴侣双方各自的变化都是被单独强化的。例如，每天下午 6 点前回家的丈夫可以在晚饭后和孩子们一起玩耍，而且他可能会在周末买件新衬衫来奖励自己，或者他的妻子会用帮他擦背来作为奖励。

当情况过于复杂以至于简单的交换契约难以处理时，就可以采用问题解决训练。双方在协商之前要仔细定义问题，并且一次只能讨论一个问题。每个人都要从转述对方所说的话开始，避免推测对方的动机，尤其是对恶意意图的推测。治疗师也要嘱咐他们避免厌恶反应。在定义问题时，从正面陈述开始更加有效，与其说"你不要再……"，不如教伴侣说"我欣赏你……的方式；此外，我还希望……"。

以下关于解决问题沟通的指南改编自《失落的倾听艺术》（*The Lost Art of Listening*）一书。

1. 代表自己说话。把你所表达的观点视作自己的想法和感受，而不是绝对的真理。

2. 把你想得到的东西以具体要求的形式表达出来，而不是泛泛地表达抱怨。

3. 心平气和地说话，不要滔滔不绝。给你的伴侣一个回应的机会。

4. 非礼勿入：当你的伴侣没有准备好或正在做其他事情时，不要试图与其说话。

5. 邀请你的伴侣表达他或她的想法和感受。

6. 用心倾听，而不是急着回应。

7. 试着理解对方的感受，而不是只对字面意思做出反应。

8. 通过确认伴侣所说的话让对方知道你理解他或她，并邀请伴侣详细地阐述或更正对你的印象。

9. 当有重大冲突或误解时，用一次完整的对话来引出并确认对方的想法。等到你证明自己理解对方时，再尝试表达你的想法，也可以在下一次的对话中表达你的想法。

10. 在讨论解决方案时，邀请你的伴侣先谈谈他或她的想法。倾听并确认这些想法。

11. 在提出你自己的解决方案时，请确保这个解决方案满足你们两个人的需求。

12. 找到一个双方都同意的解决方案，但先在试行的基础上实施，试行期结束时重新考虑该解决方案。

认知行为家庭治疗

评估

认知行为治疗师寻找的家庭模式包括家庭成员相互表达想法和感受的方式与程度，如谁打断谁、谁为谁说话。在最初的会谈中，这些非结构化的观察可能会通过结构化的沟通任务来补充。

根据来访者提供的信息，治疗师可以选择家庭中未解决的一个问题，并要求家庭成员花 10 分钟的时间来讨论它。治疗师可能会要求家庭成员只是单纯地表达自己对当前话题的感受，或者让他们在规定的时间内尝试解决问题。无论采用哪种方式，治疗师都有机会观察家庭成员如何看待问题及如何互动。

一些认知行为主义者使用编码系统，如第 4 版婚姻互动编码系统，来识别家庭成员的互动序列（如积极的身体接触、建设性的和破坏性的行为及抱怨）。治疗师根据这些结果生成假设，然后通过反复观察和收集家庭成员在家中互动的报告来验证这些假设。例如，如果父母说他们给十几岁的儿子制定了规则，并且他们在共同努力执行这些规则，那么治疗师可能会假设这个家庭有明确的权力等级。然而，如果在随后的会谈中，儿子说他可以轻易地打破规则，常常逃脱父母的惩罚，而且儿子在会谈中反复打断父母讲话，父母却没有对此做出任何反应，那么治疗师可能会修改最初的假设，并得出结论：父母几乎没有权威，并且他们的养育策略十分混乱。

在从会谈、问卷调查和行为观察中收集到足够多的信息后，治疗师会和整个家庭会面，总结当前出现的模式，包括家庭的优势、主要的关注点、压力源，以及造成他们当前困境的互动模式。此时，治疗师会和家庭一起设定改变的优先顺序，并讨论一些可能有助于减轻问题的干预措施。

治疗技术

认知行为家庭治疗假设，家庭成员之间存在相互影响。家庭成员 A 的行为会影响家庭成员 B 的行为、认知和情绪，而这又反过来引起家庭成员 A 的反应性认知、行为和情绪。爱泼斯坦和 S.E. 施莱辛格（S.E.Schlesinger）列举了家庭成员的认知、行为和情绪可能导致冲突螺旋式上升的 4 种方式：

1. 个体关于家庭互动的认知、行为和情绪（如注意到自己在疏远其他家庭成员）；
2. 个别家庭成员对他或她的行为；
3. 几个家庭成员对他或她的联合（并不总是一致的）反应；
4. 其他家庭成员之间的关系特征（如注意到另外两个家庭成员通常支持彼此的意见）。

正如个体会维持有关自己和世界的图式或核心信念，个体也维持有关家庭的信念。弗兰克·达蒂里奥认为个体持有两套有关家庭生活的图式：（1）与父母在其原生家庭中的成长经历有关的图式；（2）与一般家庭有关的普遍图式。这两种类型的图式都会影响个体在家庭环境中的反应。例如，一名女性带着"家庭成员应该一起做事"的信念长大，如果她的丈夫想要自己做些事情，她可能就会感觉受到了威胁。

向家庭传递认知行为主义原则，可以促进家庭成员间的协作关系，并增加他们对治疗的参与性。治疗师通常会对该原则进行简要概述，并在治疗过程中适时地引入特定的概念。除此之外，治疗师还会给来访家庭布置额外的阅读任务。对该原则的认识可以让家庭成员进一步理解治疗过程，并强化他们对自己的想法和行为负责的意识。

认知干预旨在提高家庭成员监测自身认知有效性的能力。需要注意的是，认知治疗不应该沦为一般性的解释（"依赖他人是错误的""谁说做错了事就一定会带来毁灭性的结果"），治疗师也不应该做所有的工作。相反，为了使认知干预有效，治疗师需要发现来访者特定的认知歪曲，来访者也必须学会检验他们自己的想法。这种探索是在苏格拉底式提问的过程中进行的。

认知治疗的一个主要目标是，帮助家庭成员学会识别在他们的脑海中闪过的自动化思维。识别这些自动化思维（比如，她在哭，那么她一定是生我的气了）的重要性在于，它们往往反映了潜在的图式（女性倾向于让男性为她们的不快乐负责），而这些图式可能是不准确的。

为了提高来访者识别自动化思维的能力，治疗师鼓励他们记日记，记录下引发他们自动化思维的情况和由此产生的情绪反应。治疗师要对这些自动化思维提出一系列问题，而不是直接挑战它们，详细的内容请参考下面的案例研究。

案例研究：凯莉

凯莉今年13岁，她的父母发现，她在放学后和一个男孩一起走路回家，而这个男孩正是凯莉的父母不允许她交往的那个人。父母的反应是"你不值得我们信任"，并把她禁足了一周。凯莉的自动化思维是"他们再也不会相信我了"，但这反过来又让她感到担心和愤怒，因为这个结论会导致如下想法："反正我现在再也不会有任何自由了。见鬼去吧，我想做什么就做什么！"

在帮助凯莉识别出这些想法后，治疗师让她检验这些想法，然后再考虑其他解释。"有什么证据可以证明这个想法吗？""可能有其他解释吗？""你将如何检验这个想法？"

凯莉认为，现在要确定她的父母以后会如何对待她还为时过早。她决定做个试验，如果她不再对他们撒谎，他们是否会重新信任她，或许这样她可以慢慢地赢回自由。治疗师还让凯莉反思她的叛逆行为并思考它的具体含义（是愤怒、解放，还是骄傲）。

治疗师可能会问以下问题，来帮助家庭成员检验他们的想法。

- 根据你过去的经验，有什么证据可以支持你刚才分享的想法？如何获得更多信息来更好地帮助你评估这个想法是否准确？
- 你能否想到用另一种解释方式来解释伴侣（或孩子、兄弟姐妹）的行为吗？
- 请参考认知歪曲的列表，你认为你的自动化思维是否属于某种认知歪曲？

下面这个案例展示了检验过程是如何在治疗中发挥作用的。

案例研究：帮助家庭成员检验他们的想法

一个家庭因母亲的态度强硬导致其他家庭成员很容易和她产生冲突而前来寻求治疗。这位母亲的父母脆弱而苛刻，基于这样的经历，她倾向于对丈夫或孩子们的任何问题都反应过度。焦虑让她无法容忍孩子们的哭闹和抱怨。家庭成员觉得自己需要"在蛋壳上行走"，以免让她担心。因此，父亲和孩子们开始联合起来反对母亲，将她视为"疯子"。

在这个家庭中，父亲的母亲控制欲级强，专横霸道，导致他形成了"女性专横、不讲理"的图式。出于与母亲的经历，他未能对妻子的不合理信念提出质疑。虽然他没有直接对抗他的妻子，但他与孩子们结成了联盟来对抗她，就像他和他的父亲联手对抗他霸道的母亲一样。

治疗师使用**盘问追根法**（downward arrow）的认知技术来识别母亲的核心信念（见图 9.1）。这项技术是通过提出一系列问题来揭示每个人想法背后的基本图式："如果事情真的发生了，那么它意味着什么？"

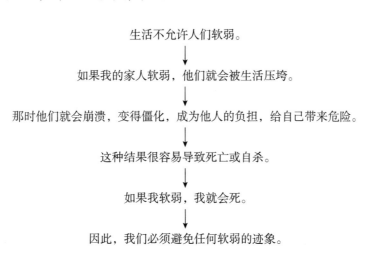

生活不允许人们软弱。

↓

如果我的家人软弱，他们就会被生活压垮。

↓

那时他们就会崩溃，变得僵化，成为他人的负担，给自己带来危险。

↓

这种结果很容易导致死亡或自杀。

↓

如果我软弱，我就会死。

↓

因此，我们必须避免任何软弱的迹象。

图 9.1　盘问追根法

孩子们害怕待在母亲身边。他们认为母亲蛮不讲理，并把母亲的固执归咎于她的成长经历。她自己的母亲曾经企图自杀，还指责女儿不关心自己。当治疗师试图揭示孩子们对这种情况的核心信念时，其中一个女儿说："我认为我的母亲一直战战兢兢地活着，因为她一生都承受着很大的压力。我们必须顺着她，否则可能会在她身上发生一些不好的事情，我们不想那样，但我们也很讨厌现在这样的生活——这一切都是因为我那个愚蠢的外祖母。"这个孩子采用的图式是"孩子要小心有问题的父母"。

在处理这个家庭的图式时，治疗师遵循如下 8 个步骤来发现和重新检验它们。

1. 确定家庭图式并突出由它们引发的冲突（如"我们和妈妈在一起时像'在蛋壳上行走'一样。如果我们表现出任何软弱的迹象，她就会生气"）。通过诸如盘问追根法技术探索自动化思维，可以发现图式。一旦确定了图式，就应该通过获得其他家庭成员的同意来进行检验。

2. 追溯家庭图式的起源及它们在家庭中变得根深蒂固的过程。这可以通过探索父母的成长背景来完成。应该着重关注父母成长背景之间的异同，以帮助他们了解冲突的领域。在这个案例中，父亲受到的教育是"你可以向你所爱的人展示脆弱"，而母亲受到的教育是"任何表现出软弱的迹象都是危险的"。

3. 指出改变的必要性，说明重构图式如何促进更和谐的家庭互动。治疗师向这位母亲指出，她认为自己总是要对家庭中的其他成员负责，而这让她不堪重负。治疗师强调，她与自己母亲的经历在多大程度上扭曲了自己的想法，以及她如何在无意中给丈夫和孩子们施加了类似的负担。

4. 促使家庭成员认识到改变或调整现有功能失调的图式的必要性。这一步为家庭成员共同努力做出改变铺平了道路。当家庭成员有不同的目标时，治疗师的工作是帮助他们找到这些目标的共同点。

5. 评估家庭做出改变的能力，并制订促进他们改变的计划和策略。在这个案例中，母亲被问及有什么证据支持她"任何软弱的迹象都会带来问题"的想法。治疗师帮助她认识到这个想法可能是基于她自己童年扭曲的经历。治疗师会请她尝试偶尔在家人面前哭泣，看看这样是否真的很危险。而她的丈夫和孩子们看到她开始表达自己的感受时，似乎也松了一口气。这一事实帮助她思考，也许有时表现出不愉快的情绪并没有那么可怕。她说，"事实上，这种感觉还不错"。在类似的过程中，丈夫发现，如果在妻子看起来不高兴的时候，他不去插手保护她，孩子们就会变得具有支持性，而且"并没有什么可怕的事情发生"。孩子们发现，当他们表达了自己不想陷入父母的冲突中的愿望时，他们就可以自由地做自己，而不必担心后果。

6. 实施改变。治疗师鼓励家庭成员考虑通过集思广益和权衡利弊的方式来修改他们的一些信念。这个家庭开始思考如果他们决定采纳"家庭成员应该自由地分享感受"的信念，他们会如何对待彼此。

7. 实施新的行为。这个步骤涉及尝试改变并观察它们的有效性。每个家庭成员都被要求选择一种与修改后的图式一致的替代行为，并观察这个新行为如何影响家庭。一旦孩子们开始将母亲的行为视为一种向他们表达爱意的方式，以保护他们免受她小时候所经历的伤害，他们就会减少对她的防御，更多地表示支持——这反过来又缓和了她的警戒态度。

8. 巩固变化。这一步包括建立新的图式，并使其成为家庭的永久图式。虽然母亲可能被视为这个家庭中的索引患者，但治疗师认为让父亲和孩子认识到自己在维持现状中的作用也很重要。他们通过表达自己的感受而不再回避母亲来开始这个新的过程。然后，为了挑战对家庭的自动化思维，并认识到自己的信念如何成为问题的一部分，所有家庭成员都被要求思考其他替代性解释并考虑其影响。这个过程类似于重构，但有一个重要的不同之处：在认知行为治疗中，家庭成员被要求收集信息并权衡证据以支持他们想法的改变，而不仅仅是接受治疗师的替代性解释。

想象和角色扮演可用于帮助家庭成员回忆起过去让他们形成那些想法的事件。有时，治疗师会指导家庭成员在角色扮演中交换位置，以增加他们对彼此感受的共情。例如，让兄弟姐妹重演最近的争论，并在重演的过程中扮演对方的角色。关注对方的参考框架给个体提供了新的视角，也能帮助家庭成员缓和对彼此的意见。

即使认知干预变得越来越重要，认知行为治疗师仍然使用了许多传统的行为治疗的元素，包括沟通训练、问题解决训练和家庭作业。爱泼斯坦和鲍康总结了认知行为治疗中教授的一些问题解决的策略，包括：帮助来访者学习设定明确的行为目标，而不攻击其他家庭成员的观点；评估每一个被提出的解决方案的优缺点，然后选择一个所有人都同意的可行的解决方案；设置一个试行期，来测试这个解决方案的可行性并评估其有效性。

认知行为治疗中常用的家庭作业包括：沟通技巧练习，如在不使用攻击性或挑衅性语言的前提下进行辩论练习；布置阅读任务，任务应与治疗过程中出现的特定问题有关；自我监控练习，要求来访者记录自己在两次会谈之间的想法和情绪。来访者被要求在"日常功能失调思维清单"中记录他们的想法，并把他们的想法、情绪和行为联系起来。

早期对认知行为治疗的批评之一是它忽视了情绪的作用。或许认知行为治疗确实曾有过这个问题，但现在这个问题已经不存在了。当代认知行为主义者认为情绪和认知是相互关联的。研究表明，烦躁情绪会干扰认知过程并导致抑郁的心境。戈特曼发现，悲观情绪会启动悲观的认知过程，导致对消极事件的选择性注意。这种选择性注意会发展出消极的归因模式，并导致对未来的消极期望。贝克将其描述为"消极框架"，它使个体容易以悲观的眼光看待世界。

认知行为治疗还提供了许多干预措施来改善来访者情绪调节的能力。治疗师提供指导和训练，帮助来访者学习以不会引起互相指责的方式来表达自己。这可能包括使用盘问追根法来帮助来访者学会区分和表达他们的感受及其背后的认知；指导来访者注意他们情绪状态的内在线索；让来访者学会用可以理解的方式表达自己的情绪；在来访者试图改变谈话的主题时引导他们重新关注自己的情绪；让家庭成员参与有关关系冲突的角色扮演，在引起情绪反应后学习建设性的情绪表达方式。

最近，正念冥想已被用作认知行为治疗的辅助措施。正念强调对当下时刻的开放性和接受性关注，以减少对挑衅性情绪的被动反应。最近的研究表明，改善情绪技能和正念与促进婚姻适应有关。也有研究证明，正念冥想有助于增强夫妻对彼此的共情，提高关系的亲密度。

性功能障碍的治疗

系统脱敏技术和自信训练的引入使得性功能障碍的治疗工作取得了重大进展。虽然这些行为治疗技术通常很有帮助，但真正的突破出现在 W. H. 马斯特斯（W. H. Masters）和 G. R. 约翰逊（G. R. Johnson）的方法发表之后。接着，其他人应用和扩展了马斯特斯和约翰逊的基本程序。最近，G. R. 威克斯（G. R. Weekes）和 N. 甘贝夏（N. Gambescia）提出了一种整合了夫妻治疗、性治疗和药物治疗的综合性治疗模型。

尽管细节各不相同，但大多数性治疗师都遵循一种普遍的方法。与其他行为治疗一样，性治疗的第一步是全面评估，包括完整的医学检查和详细的会谈，以确定功能障碍的性质及治疗目标。在没有病理性问题的情况下，最适合进行性治疗的案例包括信息缺乏、技术不佳和沟通不畅。

学习马斯特斯和约翰逊方法的治疗师倾向于将性问题归因为一种焦虑，这种焦虑会干扰夫妻放松地进入激情状态的能力。海伦·辛格·卡普兰（Helen Singer Kaplan）指出，性反应分为三个阶段，因此也存在三种类型的问题：性欲障碍、性唤起障碍和性高潮障碍。性欲障碍的范围包括从性冷淡到性厌恶的症状。治疗应侧重于"消除焦虑"和"帮助来访者抵制消极想法"。性唤起障碍包括情绪唤醒能力下降，以及难以实现和维持勃起、扩张或润滑。治疗师会教导夫妻一边放松一边专注于触摸和爱抚的身体感觉，而不是担心接下来会发生什么。这种方式通常有助于解决这类问题。性高潮障碍包括性高潮的时间（过早或延迟）、性高潮的质量和对性高潮的要求。

早泄通常对性治疗反应良好，性治疗对女性缺乏性高潮的症状可能有帮助。

虽然性治疗需要针对特定的问题对症下药，但大多数治疗都是以感觉集中训练开始的。在这个练习中，夫妻会学会如何放松并享受触摸和被触摸的乐趣。他们被告知要找一段空闲的时间，在这段时间里他们需要非常放松，不受干扰。然后他们需要躺在床上，轮流轻轻地爱抚对方。被抚摸的一方需要放松下来，并专注于被抚摸的感觉。稍后，被抚摸的一方要告诉伴侣哪种触摸最令人愉悦或不太令人愉悦。起初，治疗师会告诉夫妻避免在敏感区域互相抚摸，以避免可能的焦虑。

在夫妻学会放松和相互温柔地爱抚之后，治疗师会鼓励他们变得更加亲密。但如果双方感到焦虑，就放慢速度。感觉集中是现实生活脱敏技术的一种形式。极度焦虑和害怕发生性行为的夫妻（有些人将这种行为减少到几分钟之内），通过循序渐进的和日益增多的相互爱抚的亲密体验来克服他们的恐惧。随着焦虑的减少和欲望的增加，治疗师鼓励他们进行更亲密的交流。在这个过程中，夫妻被教导针对喜欢什么和不喜欢什么进行交流。例如，对一名女性来说，她不需要在与伴侣亲热时忍受一些让她感觉不愉快的行为，因为她最后会感到很沮丧，并对伴侣厉声斥责或以后完全避免发生性行为。治疗师要教她如何温柔地向伴侣展示"你可以像这样"。

在感觉集中训练顺利进行之后，治疗师会介绍处理特定问题的技巧。在女性群体中，最常见的性功能障碍是难以到达性高潮。通常，这些问题是源于信息的缺乏。对于男性而言，最常见的问题是早泄，有一种治疗方式是挤压技术。女性持续刺激男性的敏感部位，直到他感觉到性冲动。这时她用拇指、食指和中指持续挤压，直到射精的冲动消退。女性再次开始刺激，直到需要再次挤压为止。

治疗勃起失败的技术旨在减少表现焦虑并增加性唤起，包括对男性的焦虑进行脱敏、向伴侣讨论自己的期望等。

成功的性治疗通常以夫妻的性生活大为改善作为结束，但并不像他们想象中的那样完美——不过过高的期望原本也是问题的一部分。与任何形式的指导性治疗一样，性治疗师的逐渐淡出是很重要的。通过回顾已经发生的变化、预测未来可能出现的问题，以及根据治疗中学到的原则提前计划问题的处理办法，治疗效果可以得到巩固和扩展。

模型现状

行为家庭治疗的原则源自**经典条件反射**（classical conditioning）和操作性条件反射，以及越来越多的认知理论。通过操作性术语对目标行为进行仔细地定义，然后使用操作性条件反射、经典条件反射、**社会学习理论**（social learning theory）和认知策略来促进改变。随着行为治疗师在处理家庭问题方面积累了越来越多的经验，他们开始处理一些传统的非行为问题，如治疗联盟、对共情的需要、阻抗问题、沟通，以及解决问题的技巧。

行为治疗诞生于研究传统，因此它成为家庭治疗中最为严谨的研究形式也就不足为奇了。从大量的数据中，我们可以发现两个趋势。第一个趋势是家长训练和夫妻行为治疗都被反复证明是有效的。这些治疗方法中最受支持的形式包括杰拉德·帕特森的家长训练疗法、尼尔·雅各布森的夫妻行为疗法，以及福斯－斯图尔特（Fals-Stewart）及其同事提出的夫妻行为疗法。

第二个趋势是，行为治疗的倡导者已经发现，他们需要在简单的偶联契约和操作性学习程序之上扩展他们的治疗方法，将认知治疗纳入传统的刺激－反应行为主义治疗中。

当来访者的态度和假设不利于积极的行为改变时，认知行为中治疗的认知成分就会发挥作用，比如当家庭成员只注意彼此的消极事件时。认知行为治疗师在苏格拉底式提问的过程中帮助来访者探索自己的假设。由此可见，认知行为治疗仍然侧重于行为，治疗师仍然处于一个积极主动的位置，但更多地关注不愉快的情绪及其背后的假设。

已故的尼尔·雅各布森曾经与安德鲁·克里斯滕森（Andrew Christensen）合作，通过融入体验式治疗的元素，进一步改进了传统的夫妻行为疗法。他们保留了行为改变技术，增添了提高来访者情感接受度的策略。换句话说，在他们开始与夫妻合作以改变其行为之前，他们会努力帮助夫妻变得更加能够接受对方。事实上，他们最终使用的方法独树一帜，我们将在关于整合治疗的内容（第 14 章）中更详细地介绍它。

福斯－斯图尔特、奥法雷尔·TJ（O'Farrell TJ）及其同事开始使用另一种新型的夫妻行为疗法来治疗物质滥用问题，这种方法获得了大量的研究支持。这种夫妻行为疗法强调了伴侣有益的节制行为的治疗益处，这表明减少婚姻困扰可以降低物质滥用和复发的可能性。该模型主要针对与物质滥用有关的夫妻互动，希望通过改善夫妻互动来强化物质滥用行为的积极变化。特别是有研究表明，夫妻行为治疗不仅可以成功地减少酒精摄入和非法药物滥用，还可以改善关系适应和儿童的心理社会问题。许多研究还聚焦于夫妻行为治疗在减少亲密关系中的伴侣暴力方面（通常发生在夫妻中的一方滥用药物时）的效果[①]。

你或许已经知道，认知行为治疗是目前被最广泛教授的治疗方法之一。在美国婚姻与家庭治疗协会进行的一项调查中，家庭治疗师被要求描述他们主要的治疗方法，结果应用认知行为治疗的人数最多（在 292 名随机选择的治疗师中占 27.3%）。

认知行为治疗流行的一个原因在于，与其他任何疗法相比，认知行为夫妻治疗得到了更多控制性的研究结果。一项关于认知行为治疗的研究综述表明，认知行为夫妻治疗可以有效地减少关系困扰，尤其是作为沟通训练、问题解决训练和行为契约等治疗方案的补充。虽然研究结果已经证明了行为取向的家庭干预对儿童行为障碍的有效性，但认知干预本身的效果并未得到充分的评估。

尽管大众和专业人员对性治疗的关注度逐渐增加，但关于其有效性的严格的对照研究并不多。在一篇详细的文献综述中，D.R. 霍根（D.R.Hogan）发现大部分文献都是临床案例研究。这些报告只不过是成功和失败案例的冰山一角。这些研究缺少前后测、技术规范、治疗师以外的参考信息以及随访资料。此外，由于这些报告大多来自同一群治疗师，因此无法辨别被评估的内容是性治疗的技术，还是这些特定治疗师的技能。根据后来的总结报告，在 1990 年以前，这种研究状态一直没有得到太大的改善。

性治疗似乎是一些非常棘手的问题的有效解决方法。大多数观察家都同意，当夫妻对性生活有明确的抱怨时，应将其视为首选的治疗方法。

复习题

1. 认知行为治疗的 3 个主要分支是什么？

2. 在除性功能障碍以外的情况下，治疗师何时可以使用经典条件反射原理？

3. 在家长行为训练中，治疗师使用的主要的操作性技术是什么？

---

① 需要注意的是，人们对福斯 – 斯图尔特研究结果的合理性和合法性提出了质疑。

4. 解释什么是盘问追根法及它如何应用于认知行为治疗。

5. 解释什么是家庭图式及它们在认知行为治疗中的作用。

6. 描述一些适用于认知行为治疗的技术。

7. 描述社会交换理论及它如何应用于夫妻治疗。

8. 焦虑在性功能障碍中起了什么作用，它是如何产生的？

思考题

1. 从认知行为的角度（而不是道德的角度）来说，用打屁股的方式来惩罚孩子什么时候可能有效，什么时候可能无效？

2. 举例说明两个家庭成员之间相互强化的情况，并解释他们可能在想什么。

3. 如果你是治疗师，你会如何在家长训练中应用普雷马克原则？在夫妻治疗中呢？

4. 在你所熟悉的关系中，是否存在一些具有问题模式的案例？

5. 在什么情况下忽视某些行为会有效地减少它？什么时候不会？

6. 普遍有效的认知行为方法什么时候会因大家庭中发生的事情而变得无效？

7. 你可以想象对自己的孩子使用哪些操作性技术？你不希望使用哪个？

8. 本章中描述了哪些看似是常识的认知行为技术？哪些技术似乎不太像常识，并有深刻的理论基础？

9. 请描述治疗师如何综合使用行为技术和认知技术来治疗特定的家庭问题。

第三部分

家庭治疗的最新进展

第 10 章
21 世纪的家庭治疗

阅读时，请思考

- 在本章介绍的家庭治疗机构所面临的挑战中，你认为哪些挑战现在已经被文化吸收，变成相对熟悉的内容了？
- 你认为何时将个案转介给专家（对本章所探讨的问题具有更多专业知识的人）可能是明智的？
- 当治疗师发展出针对某些问题或某类人群的特殊疗法时，你认为会有潜在的负面影响吗？
- 神经心理学的进展带来了哪些有效的用途？
- 互联网对家庭生活有什么影响？
- 社交媒体的发展如何影响人际关系？

与围绕单一模型进行的治疗方法（精神分析、行为治疗）不同，家庭治疗始终是一个多元化的治疗方法，包含了各种相互竞争的学派和多种多样的理论。他们的共同点是都相信问题来源于家庭。然而，除此之外，每个学派又都是一个独立的组织，拥有稳定和成熟的治疗方法。

但如今，这一切都发生了改变。家庭治疗领域不再被整齐地划分为不同的流派，从业者也不再普遍地坚持系统论。鉴于家庭治疗师向来喜欢隐喻，我们可以说这个领域已经有所成长。家庭治疗不再是一个小团体割据或"自弹自唱"的行业，它已经被一系列挑战动摇和改变了——没有一种流派知道所有问题的答案，比如男性与女性的本质、美国家庭的形态，甚至是知道任何问题的可能性。

边界模糊

家庭治疗学派之间的界限已经逐渐模糊，以至于现在很少有治疗师会将自己描述为像鲍文派或结构派这样纯粹的某一流派的治疗师。流派主义减弱的一个原因是随着经验的增加，治疗师逐渐发现他们可以互相借鉴彼此的技术。例如，假设一名结构派治疗师阅读了怀特和大卫·艾普斯顿（David Epston）的经典著作《故事、知识、权力：叙事治疗的力量》（*Narrative Means to Therapeutic Ends*），并开始花更多时间探索来访者所讲述的有关他们自己生活的故事，那么这名治疗师还是结构派治疗师或叙事派治疗师吗？再或者二者兼而有之？

假设在吉姆·凯姆（Jim Keim）的一次讲座上，我们这名虚构的治疗师在听到凯姆描述自己对叛逆儿童的家庭使用的策略派方法之后，开始在自己的实践中使用这些方法。那么我们现在应该怎么称呼这位治疗师？结构派、叙事派、策略派，还是整合派？或者我们只称他为一名家庭治疗师？

为了应对这种模糊的界限，A. J. 布洛（A. J. Blow）、斯普伦克尔和戴维斯敦促治疗师熟悉不同理论的演变规律，而不是仅仅学习一种特定的治疗模型。他们建议治疗师在职业生涯中尽可能多地掌握不同的治疗模型，以便其可以有选择地将它们应用于特定的来访者。然而，这并不是说所有的治疗模型都是一样的。尽管大多数治疗方法都具有共同的元素——共情、鼓励、问题假设——但也存在明显的差异。鲍文派治疗师一次只与一名家庭成员沟通，而结构派主义者则致力于推动家庭成员间相互交谈。虽然大多数学派都会仔细研究家庭所呈现的问题，但焦点解决治疗师认为这只会强化以问题为中心的思维方式。因此，尽管现在家庭治疗师们在明显地互相借鉴彼此的技术，但不同的概念模型仍然存在，每个模型都有自己的治疗意义。虽然技术借鉴或许很有用，但不在同一个系统的理论基础上使用技术，其效果可能不大。

正统观念被削弱的另一个原因是，人们越来越认识到需要使用专门的技术来处理特殊问题和特定的人群。家庭治疗师一度非常珍视他们的模型，如果一个特殊的家庭不太适合这种模型，也许他们就不是"合适的治疗案例"。如今，一刀切的治疗已经不管用了。

后现代主义

20 世纪初的科学进展让我们感觉可以通过客观的观察和测量来揭示事物的真相。宇宙被认为是一架机器，它的运作规律有待被人类发现。一旦知道这些规律，人类就可以控制周围的环境。

家庭治疗先驱也采用了这种现代主义观点来看待家庭，将家庭视为需要分析和重新编程的控制论系统。结构派和策略派旨在寻找家庭需要修复的缺陷，而不管家庭是否也这么认为。

后现代主义（postmodernism）是对这类傲慢态度的一种回应。我们不仅开始对科学、政治和宗教真理的有效性失去信心，也开始怀疑人类是否可以接触到绝对真理。正如沃尔特·特鲁特·安德森（Walter Truett Anderson）在《现实已今非昔比》（*Reality Isn't What It Used to Be*）一书中所写的那样：

> 现代社会即将终结，而摧毁这个时代的大多数冲突发生在不同的信仰体系之间，每一个信仰体系都声称自己拥有绝对真理：这个信仰反对那个信仰，科学反对宗教。

各方都假设他们掌握着真理。在家庭治疗中，也存在结构派与精神分析学派、鲍文与萨提亚之争。

爱因斯坦的相对论削弱了我们对确定性的信念。马克思挑战了一个阶级统治另一个阶级的权力。到 20 世纪 60 年代，美国民众对政府机构和组织都失去了信任。女权运动挑战了被视为自然法则的关于性别的假设。随着世界的距离逐渐缩小，我们越来越多地接触到不同的文化，不得不开始重新审视我们对他人"特殊"信仰的假设。

这种日益增长的怀疑主义成为 20 世纪后期的一股主要力量，动摇了人类每一个领域的成就。文学、教育、宗教、政治科学和心理学中公认的常规被**解构**（deconstruction），也就是说，这些常规被证明其实是人们出于自己的目的而制定的社会习俗。社会哲学家米歇尔·福柯（Michel Foucault）将许多领域中公认的原则解释为为了保护权力结构并压制其他声音而永存的故事。在家庭治疗领域，女性主义第一个提出了异议，发出了最有影响力的声音。

女性主义的批判

女性主义唤起了家庭治疗的觉醒。雷切尔·哈尔－马斯汀（Rachel Hare-Mustin）发表了一篇令人大开眼界的评论性文章，文章中提出女性主义家庭治疗师不仅揭示了现有模型中固有的性别偏见，而且提倡了一种对系统论提出质疑的治疗风格。

贝特森所倡导的控制论认为，系统中的个体控制是不存在的，因为所有元素都在反馈回路中不断地相互影响。如果一个系统中所有的部分都受到问题的同等影响，那么没有人应该受到责备。对女性主义者来说，"对问题承担同等责任"的概念看起来像"指责受害者并使现状合理化"的复杂版本。这种批评在针对女性的犯罪中尤其贴切，如殴打和强奸，长期以来，心理学理论常常被用来暗示是女性自己挑起了针对她们的虐待行为。

家庭治疗师最常批评的家庭系统包括一个边缘化的父亲、一个过度参与的母亲和一个有症状的孩子。多年来，精神分析学家将孩子的症状归咎于母亲。家庭治疗的贡献在于表明了父亲的缺位是如何导致母亲的过度参与的，因此治疗师试图通过让父亲代替母亲来撬动母亲的位置。但这个观点对女性而言并不如看上去的那么有利，因为在大多数案例中，母亲仍然被视为一个消极的角色。她们仍然"处于困境"之中，但现在出现了一个新的解决方案——让好父亲来拯救她们。

女性主义者坚持，治疗师没有看到的是"家庭案例"的原型，即一个过度参与的母亲和一个边缘化的父亲，这个原型最好不要被理解为临床问题，而应该被视作两百年来历史逐渐形成的产物。母亲们过度参与和缺乏安全感不是因为一些个人缺陷，而是因为她们在家庭中处于情感孤立、经济依附和过度操劳的状态，而这样的状态是令人抓狂的。

只有当我们变得对性别更加敏感时，才会停止对母亲的指责，并放弃让她们来做所有改变的期望。只有这样，我们才能完全消除"女性需要承担育儿和家务的责任""女性需要放弃自己的事业来支持丈夫的事业"以及"女性需要结婚或至少在生活中有一个男人"的无意识偏见。也只有这样，我们才能不再将传统的男性特征视为健康的标准，比如独立性和竞争力；也才能不再贬低或忽视传统文化鼓励女性应有的特征，比如情感丰富、重视养育和关系。

在下一节中，我们将看到这些原则是如何转化为行动的。

女性主义家庭治疗

传统的家庭治疗师强调家庭内部的互动，却忽略了塑造这些互动的社会现实。女性主义治疗师将分析水平从家庭背景扩展到文化背景，并致力于改变一些将女性和男性困在不平等角色中的狭隘的价值观。

因此，女性主义治疗一定是带有政治色彩的，其目的是用女权意识取代父权制。这包括帮助来访者意识到他们如何定义自己，以及自己与他人的关系如何被性别角色期望扭曲。但是，女性主义治疗那带有政治任务的特征也给治疗师带来了挑战。临床中立（不采取立场）和思想灌输（将自己的立场强加给来访者）往往只有一线之隔。

黛博拉·卢普尼兹（Deborah Luepnitz）的著作《诠释家庭》(*The Family Interpreted*)是女性主义家庭治疗的里程碑之一，书中表明，在临床环境中挑战父权制的能力与女性主义的敏感性（而不是女性主义议题）有关。治疗不同于思想灌输，它要为来访者创造空间，让其可以审视自己对作为一名女性或男性的意义持有何种假设，并探索他们生命中更大的可能性。

案例研究：约翰逊女士

勒罗伊·约翰逊是一名非裔美国青少年，从上幼儿园起就开始惹事。15 岁那年，他犯了轻罪，被一所问题少年教育学校开除，差点走上了被监禁的道路。在为期 30 天的住院评估期间，他的母亲约翰逊女士几乎不看治疗师，并说明这是因为单面镜的缘故。

这个家庭已经与不同的治疗师有过 9 次治疗经历了。卢普尼兹博士阅读了他们的报告。这些治疗师将约翰逊女士描述为"没用""抑郁""自恋""依赖""不投入"和"过度投入"的。卢普尼兹关注到自己的反移情，并意识到约翰逊女士所感到的绝望可能是她需要治疗师体验和抱持的部分，于是，卢普尼兹试图以一名女性主义治疗师的身份对她进行了建设性的干预。

卢普尼兹："约翰逊女士，我想告诉你一些非常重要的、我认为以前没有人告诉过你的事情。"

约翰逊女士："请讲。"

卢普尼兹："勒罗伊的问题不是你的错。"

约翰逊女士："（沉默了很久）嗯，这是个新闻。"

10年来，学校、辅导员、法官和亲戚都试图让约翰逊女士明白，是她毁了孩子的生活。如果勒罗伊走上了犯罪的道路，那也是她造成的。她坐在那里，看起来若有所思。

约翰逊女士："我做了很多错事。"

卢普尼兹："那些你做得对的事情呢？"

约翰逊女士："比如说？"

卢普尼兹："是谁养育了这个孩子？是谁曾与教师和治疗师沟通，还同时做两到三份工作？"

约翰逊女士："如果情况需要，任何一位母亲都会这么做。"

卢普尼兹："那么当你需要帮助的时候，谁在帮你呢？"

约翰逊女士："我能够自给自足。"

卢普尼兹："能够自给自足的人也需要爱他的朋友。谁在爱你呢？"

约翰逊女士："没有人。"

在这次交流之后，约翰逊女士与治疗师建立了治疗联盟，这是她与以前的那些父权制的临床医生从未建立过的，尽管他们解决问题的能力可能更强。在此基础上，约翰逊一家努力配合治疗并经历了重大转变。勒罗伊被允许回家。他上了大学，并且再也没有犯法。

反思并回答

1. 约翰逊女士以前的治疗师给她贴的标签在哪些方面反映了更广泛的社会叙事？这些叙事会如何影响约翰逊女士独自抚养孩子的能力？

2. 对不同的少数群体普遍适用的刻板印象有哪些？对不同性别的刻板印象有哪些？

3. 你存在哪些刻板印象，这些信念可能对你的临床工作产生什么影响？

4. 你能做些什么来挑战你对某些群体可能存在的偏见？

女性主义治疗师也帮助女性重新思考自己与身体的关系。通过反思媒体传播的社会期望，女性可以减少对外表的苛求，更专注地做自己。

为了说明倡导和灌输的区别，请设想一下治疗师如何向患有进食障碍的女性提出有关文化制约的问题。治疗师说"我们这个社会太热衷于以瘦为美了"与问"你记得你从什么时候开始有'女人瘦很重要'的想法吗"之间有什么差异呢？前者表明治疗师知道来访者为什么会感到有压力，不得不以这种方式进食。后者意味着邀请来访者参与认识自身问题的过程，并让她在这个过程中发挥积极作用。

当谈到家庭政治时，女性主义治疗师会通过家庭中被选择和被奖励的角色来帮助夫妻澄清规则。有效问题包括如下几个方面。

- 谁掌管财务？
- 谁处理情绪问题？
- 谁负责社交安排？
- 谁决定在哪里居住及何时搬家？
- 谁购买和包装生日礼物？
- 谁打扫厕所？
- 他们认为适当的妻子和丈夫的角色应该是什么样的？
- 他们自己的父母塑造了哪些性别角色——积极的角色还是消极的角色？

女性主义治疗的核心要素之一是赋权。女性从小就被教导要服务他人——促进他人的成长和幸福。如果说男性最大的耻辱是软弱，那么女性最大的耻辱就是自私。男性和女性在家庭中的特定冲突的背后是文化传统，即男性需要寻求事业成功，女性需要相夫教子，甚至不惜牺牲自己的事业发展。女性主义治疗师的目标是通过让女性感到自己有能力来纠正这种不平衡。因此，赋权是为了争取权力，而不是为了掌权。争取权力意味着有执行和生产的能力并拥有这样做的资源，而掌权指的是统治和掌控。

有些男性很难理解女性是如何被剥夺权力的，因为他们在与妻子或母亲的关系中感觉不到自己拥有权力。但这并不意味着他丢失了在统治阶级中的身份或这个身份赋予他的特权。

赋权并不一定是一场零和游戏。处于关系中的双方都可以学习一种新的互动方式，以增加他们的联结及自己的权力。相互赋权意味着帮助女性（和男性）区分哪些是他们所学到的社会可接受的内容，哪些是真正符合他们利益的内容。下面是一对夫妇努力实现相互赋权的案例。

案例研究：奥莉维亚和诺亚

作为将性别平等视为理所当然的年轻一代，奥莉维亚和诺亚发现，在生活中真正做到性别平等说起来容易做起来难。尽管奥莉维亚和诺亚都同意两个人应该承担一样多的家务，但诺亚承担不起这个责任，奥莉维亚也很难放手。奥莉维亚希望自己像母亲一样顾家，但当诺亚做家务的时候，她又会批评他做得不够好。

当男性表示愿意承担更多的家务时，他和他的伴侣都需要做出让步。例如，如果诺亚坚持按照自己的方式洗衣服，那么这可能意味着污渍会洗不掉，衣服会染色。如果他一有时间就去商店购买必需品，那么这可能意味着买来的食材不足以准备第二天的学校午餐。

家庭治疗师习惯于把女性作为来访者，把男性视作不情愿的陪同者，所以很少对男性提问。这种态度是由"父亲必须要工作，不能参加会谈"的观念导致的。如果治疗师想要消除家庭制度中的性别歧视，就必须拒绝男性的不参与行为，并坚持让双方都积极配合治疗。

女性主义治疗的政治任务已经发生了演变，从在家庭制度中获得平等，拓展到在家庭以外的世界获得更大的平等。对于以职业为导向的女性，挑战已经从获得机会转向了更大的灵活性工作。20 年前，性别争论的焦点是如何突破女性的职业天花板，让她们更多地担任高层管理和专业性工作。而如今，人们的关注点通常围绕如何通过重塑职场氛围来让女性参与其中，包括对实现多元化目标的管理人员给予奖励，以及向有家庭的女性员工伸出援手。企业和机构开始意识到女性的需求往往与男性不同，他们正在努力满足有家庭的女性的需求。就她们而言，女性在要求充实的职业生活和家庭生活方面变得更加积极，许多人会选择离开无法满足这些需求的组织。

对贫穷的和工薪阶层的女性来说，她们所面临的挑战与其说是找到一份有报酬的工作，不如说是找到一个人来照看自己的孩子，这样她们就可以保住自己迫切需要的、提供最低工资的工作。能够帮助这些女性摆脱贫困的不仅仅是谈话治疗，她们需要的还有灵活的时间安排、负担得起的儿童托管服务以及更多的兼职工作。

社会建构主义与叙事革命

建构主义是撬动家庭治疗脱离其对客观性要求的杠杆。从根本上看，人类的经验是模糊的，经验的碎片只有通过重组和赋义才能被理解。建构主义不再关注互动模式，而是将重点转移到探索人们对问题的看法上。

二十世纪八九十年代，哈琳·安德森（Harlene Anderson）和哈里·古利什安（Harry Goolishian）将建构主义转化为一种使治疗关系民主化的方法。这些**合作取向治疗师**（collaborative therapist）——包括林恩·霍夫曼及其他人——共同反对控制论模型及其机械论内涵。他们试图让治疗师与来访者建立更加平等的伙伴关系。

这些合作取向治疗师的共同点是，他们坚信来访者的声音经常不被听到，是因为治疗师是在对他们进行治疗，而不是与他们一起进行治疗工作。为了修正这种专制的态度，哈琳·安德森建议治疗师采取一种"不知道"的立场，来引发与来访者之间真正的对话，此时"治疗师和来访者的专业知识都被应用于解决问题"。

这种新的观点源自**诠释学**（hermeneutics），英文的词根来源于希腊语"interpretation"。从诠释学的角度来看，治疗师了解到的内容不是简单地通过分析、干预或循环提问的过程得到的。相反，这些内容是通过治疗师与家庭的合作被组织、构建和组装起来的。

建构主义关注个体如何创造自己的现实，而家庭治疗一直强调互动的力量。如今，另一种被称为社会建构主义的后现代心理学影响了家庭治疗。

社会心理学家肯尼斯·格根（Kenneth Gergen）强调了社会互动在意义形成方面的力量。格根挑战了"我们是自主的、拥有独立信仰的个体"的观点，并认为我们的信仰是流动的，会随着社会环境的变化而波动。

这种观点有几层含义。第一层含义是没有人知道真相，所有的真理都是社会建构的结果。这个观点使得治疗师帮助来访者探索自己信仰的本源，即使这些信仰是他们所认为的自然法则。第二层含义是治疗是一种语言练习，如果治疗师可以引导来访者重新建构他们的问题，那么问题可能就会被解决。第三层含义是治疗应该是合作性的，治疗师或来访者将真相摆在桌面上，双方通过各抒己见来塑造新的现实。

多元文化主义

家庭治疗一直标榜自己是一种存在于情境之中的治疗方法。在家庭治疗诞生之后的战后的美国，这一原则被转化为对家庭关系影响的实用性看法。随着来自亚洲、中美洲、南美洲、非洲和东欧的移民的涌入，美国已经成为一个更加多元化的国家，家庭治疗也展现出了对其他治疗方法积极部分的接纳。

麦戈德里克、J. 皮尔斯（J.Pearce）和 J. 佐丹奴（J.Giordano）在其著作中描述了许多不同种族群体的特定价值观和结构，对种族中心主义造成了冲击。在此之后，不少治疗师也陆续出版了一系列相关的著作。现在我们对了解来访者家庭种族背景的需求更加敏感，因此我们不会仅仅因为他们与我们不同就认为他们是错的。

与种族中心主义相比，**多元文化主义**（multiculturalism）无疑是一种进步。然而，它在强调差异的同时，也存在强调身份政治的危险。即使歧视以民族自豪感为名，也会使人们互相孤立并滋生偏见。也许"多元主义"是一个比"多元文化主义"更好的术语，因为它意味着种族认同与和更大群体之间联系的平衡。

到了 21 世纪，我们已经克服了一些刻板印象，比如爱尔兰人爱喝酒、意大利人易怒。我们不仅可以容忍这些差异，还认识到对其他文化持开放态度可以丰富我们自己的文化。正如我们在第 3 章中建议的那样，你不需要成为专家或把自己当作专家才能保持种族敏感性。如果你不知道墨西哥农村家庭对孩子离家的看法是怎样的，或者韩国移民父母对他们十几岁的女儿和美国男孩约会有什么看法，你随时都可以提出疑问。

种族

在家庭治疗的早期，非裔美国家庭受到了一些关注，但多年来，这个领域似乎与美国其他领域一样，试图忽视有色人种及那些渗透进他们日常生活的种族歧视。最终，非裔美国家庭治疗师，如南希·博伊德 – 富兰克林和肯·哈迪（Ken Hard）挑明了种族问题，并将其强行拉入家庭治疗领域的视野中。

白人治疗师仍然可以选择不谈这些问题，但有色人种就没有这么幸运了。

为了避免被白人视为麻烦的制造者，我们压抑了自己因周围的种族歧视而承受的痛苦和激发的愤怒，转而发展出一种'体制化自我'——一种旨在对白人不构成威胁的、冷静专业的随和外表……只熟悉我们体制化自我的白人，体会不到那种瞬间将黑人团结在一起的不言而喻的忠诚感。

劳拉·马科维茨（Laura Markowitz）引用了一位非裔美国女性的治疗经历：

几年前，我记得我的治疗师是一名和蔼的白人女性，她的关注点始终在于我为什么一直如此愤怒，以及认为我的父母是无能之辈……我们从未将我的父亲视为一位可怜的黑人男性，或者将我的母亲视为一位可怜的黑人女性，也没有考虑他们生存和抚养我的背景……多年后，我预约了一位有色人种治疗师，她说出的第一句话是："让我们来看看你的父母经历了些什么。"当我发现我的父亲不是一个讨厌我们的混蛋，而是一个生活在极其困难的环境中的幸存者时，那真是一个令人愉快的时刻。

吉姆·克劳时代最严重的虐待可能已经消除，但个体被狭隘的偏见激发的道德愤怒仍然是传达种族不平等言行的最有力工具。即使是富有且成功的黑人也会遭受无数的轻视、侮辱和隐形的偏见，这让他们痛苦不堪。成功的黑人仍然觉得他们必须比白人更努力地工作才能出人头地，而许多无形但有力的制度化障碍阻碍了这些不幸者的道路。例如，银行故意针对少数族裔家庭兜售次级抵押贷款，以及对低收入的贫困黑人实施长达十几年的刑事处罚。

与非白人家庭一起工作的治疗师（特别是白人治疗师）的任务，是需要了解一些实际情况，比如家庭在与白人有负面互动的历史背景下（包括与他们打交道的诸多社会机构）可能不会愿意接受治疗。此外，治疗师必须认识到家庭的优势，并从他们的社会支持网络中汲取经验。或者如果家庭与世隔绝，治疗师需要帮助他们建立社会支持网络。

最后，治疗师必须扪心自问，审视自己对种族、阶级和贫困的态度。为了直面心中的种族主义"恶魔"，我们建议治疗师与这些群体进行面对面的接触，这比任何讲座都有效。

贫困和社会阶层

金钱和社会阶层是大多数人不喜欢讨论的话题。个人经济状况处于劣势的耻辱与自力更生的伦理准则有关——人们需要对自己的成功负责。如果你很穷，那么一定是你自己有问题。

尽管**管理式医疗**（managed care）使得心理治疗的费用降低了，但大多数治疗师都能够维持一个相当舒适的生活。他们对贫困的来访者所面临的障碍及这些障碍所带来的心理影响知之甚少。当贫穷的来访者未能赴约或遵守指令时，一些治疗师认为他们冷漠或不负责任。这通常是穷人看待自己的方式，而这种消极的自我意象可能是一个巨大的障碍。

我们应该如何摆脱这种认为穷人就是过不好自己的生活的偏见呢？首先，治疗师需要了解美国贫困人群的社会和政治现实。记者芭芭拉·埃伦赖希（Barbara Ehrenreich）花了一年的时间体验一名领取福利救济金的劳动者的生活。她住在拖车停车场，做一份服务员的工作，除去生活的开销后，她几乎一文不剩。

我不敢想象靠福利救济金生活的单身母亲如何通过一份低工资的工作生存下来。也许她们会想办法把她们的生活——包括抚养孩子、洗衣服、谈恋爱和吃饭——压缩到几份工作以外的几个小时之内。如果有车的话，她们也许会住在车里（正如我发现有几个同事是那样做的）。根据我的情况来看，我做不到同时胜任两份工作，但做一份工作又赚不到足够的钱。而且对许多长期贫困的人来说，我具有他们无法想象的优势——健康、精力、车，以及没有孩子需要照顾或抚养……福利改革所提倡的是，即使是最卑微的工作也能在道德或心理上振奋人心。实际上，这些工作可能充满了侮辱和压力。

事实上，这并不是一片机会均等的土地。经济的内在差异使得任何人都难以摆脱贫困，近 1/4 的儿童生活在贫困中。

如今，不仅仅是生活在贫困水平线上的家庭没有经济保障。随着抵押贷款、能源成本和大学学费的上涨以及企业突然的裁员，除了最富有的阶层之外，其他家庭都越来越受到经济焦虑的支配。在过去的 30 年中，家庭收入中位数已经下降，年轻家庭过得不像他们的父母那样好了，即使家庭有两份收入也只能维持非常简朴的生活。

治疗师无法帮助来访者支付租金，但治疗师可以帮助他们认识到，他们所承受的压力并非完全是由自己造成的。即使来访者没有提出来，敏感的治疗师也应该意识到经济压力在他们生活中的作用。询问他们如何应对这种压力，不仅可以将问题摆在明面上来谈论，还可以看到更多他们为了维持生计所付出的努力和智慧。

同性恋权利

很少有社会运动可以像同性恋权利斗争那样迅速地改变美国的文化。如今，美国大多数人将同性婚姻视为既定传统，而且在大多数情况下，即使是保守的宗教信仰也不再被视为拒绝为同性恋者提供服务的理由。公开的同性恋运动员、政治家和演艺人员变得越来越多。当今社会对同性恋者的态度比历史上的任何时候都更加包容。

即便如此，同性恋个体和同性恋夫妻还是继续面临着独特的挑战。几年的文化启蒙并不能消除几代人的恐同思想，无论是在同性恋者的内心体验中，还是在他们的家庭所生活的社会中。

此外，尽管美国社会的某些群体变得更加包容，但跨性别者继续因其性取向而面临羞辱、歧视和暴力。在经历了耻辱和困惑的童年之后，许多同性恋者和跨性别者在"出柜"时遭到家人的排斥。由于缺乏社会支持，同性恋者和跨性别者的亲密关系可能会因为一些压力、嫉妒和孤立变得紧张。

父母经常因为孩子的性取向而感到自责。父母的反应可能包括否认、自责、对孩子的未来感到恐惧，或者敌视、暴力和不认同。治疗师应该记住，同性恋者可能花了好几年的时间来试图理解自己的身份，因此对他们的父母来说，在最初的震惊之后，可能也需要一段时间才能跟上现实的情况。

在与同性恋来访者一起工作时，我们建议治疗师尽可能多地获取有关这些人所面临的独特的身份形成经历和关系挑战的信息。对同性恋者经历不太了解的治疗师应该寻求具有更多经验的临床医生的督导，或将这些来访者推荐给具有更多经验的临床医生。如果治疗师没有考虑到个体和家庭的文化背景，认为他们在面临同样的挑战，那么这就是一个完全错误的假设。

我们希望有一天，家庭治疗师在研究同性恋家庭、双性恋者、跨性别者、非裔美国人和其他边缘化群体的时候，不仅要了解他们所面临的问题，也要了解他们如何在这些问题和挑战中生存下来并茁壮成长。例如，同性恋者经常从他们的友谊网络中创建"可选择的家庭"。正如琼恩·莱尔德（Joan laird）所建议的那样，这些家庭可以教给我们很多关于"性别关系、子女养育、社会适应，尤其是力量和韧性的知识"。问题是我们是否准备好了向他们学习。

神经科学进展

自科学家们从颅骨的隆起寻找大脑功能的线索以来，神经科学已经走了很长一段路了。如今，颅相学早已过时，我们有了fMRI——功能性磁共振成像，测量流向大脑最活跃区域的血流量增加；PET——正电子发射断层显像，提供大脑及其活动的剖面图；ERP——事件相关电位，通过电信号测量大脑活动；以及TMS——经颅磁刺激技术，涉及通过反复向大脑皮层施加磁场来诱发虚拟损伤，或者使用单脉冲来激活或干扰神经系统。

这些技术上的进步提供了越来越多的证据，来解释人们为何一直在做他们知道自己不应该做的事情，却没有做他们知道自己应该做的事情——因为他们的大脑已经被"程序化"，所以在替他们做决定。对杏仁核、海马体和前额叶皮层的研究表明，通过激活某些神经反应回路，大脑会条件化地对特定线索自动做出反应，进而推动人们进入程序化的思维模式和行为模式。

这些条件化的反应模式类似于认知行为治疗师所说的图式（见第9章）——我们在过去经验的基础上解释当前经验的认知结构。但不同之处在于，这些图式中有许多是在内隐记忆中进行编码的，因此不受有意识记忆或理性的重新评估的影响①。

来自神经科学的证据表明，人类体验的主要组织者是情绪，而不是认知。思考很重要，但并不像我们想象的那么重要。

有大量证据表明，大脑在个体很小的时候就因为特定类型的神经激活而产生连接，一旦这些激活被固定，它们对个体的影响是持续终生的。神经操作系统的发现有助于解释为什么人们经常进行自我挫败的互动，即使他们知道改变对自己最有利。"在大多数情况下，情绪反应是在无意识层面产生的"。事实证明，弗洛伊德将意识比作"冰山一角"的描述是正确的。

情绪并不像我们曾经认为的那样，完全来自大脑边缘系统（下丘脑、海马体和杏仁核）。情绪不局限于某些特定的大脑回路，边缘系统的皮层下边缘结构似乎对大脑功能和心理过程的很多方面都产生了广泛的影响。

杏仁核就像一个情绪监督者，时刻警惕威胁的信号。如果某次经历被登记为具有

---

① 内隐记忆是一种基于情绪的、行为的和知觉启动的记忆形式，而非有意识的觉知。

潜在危险的，杏仁核就会向大脑发出求救信号，从而引发强烈的生理反应：肾上腺素和去甲肾上腺素的释放会使人心率加快、血压升高，还会激活相关的为战斗或逃跑做准备的肌肉。在我们有意识的头脑还没有开始评估发生了什么事情之前，我们可能就会因愤怒而暴发，或者因为恐惧而僵住。在因为情绪反应暂停了足够长的时间之后，我们才会开始思考该怎么办。

当杏仁核试图评估某种情况是否危险时，会将这种情况与过去的情绪事件进行比较。如果情况的一些关键要素相似，如语气或面部表情，那么杏仁核就会发出警报并引发相应的情绪反应。

华盛顿大学的约翰·戈特曼的研究记录了这种一触即发的脑机制在造成婚姻痛苦方面的作用。戈特曼发现，大脑的原始情绪反应与批评、蔑视和拒绝高度相关。对情绪脑的描绘提供了一扇启发性的窗口，说明为什么许多来访者都发现在亲密关系中很难控制自己的反应。事实证明，离婚往往源于频繁的、恼人的争论，最终导致伴侣对彼此产生了一种生物情绪上的超敏反应。

杏仁核经常在新皮层开始行动之前就点燃了情绪之火。对那些希望能够学会如何和平相处的夫妻来说，他们需要记住这一点。这就是为什么临床医生明明花了几个小时让一对夫妻更好地沟通，但当一方说的话让另一方感觉在心脏上射了一箭或激活了对方的原始神经回路时，所有的努力就都化为乌有了。

尽管这些神经科学的发现中有一些令人兴奋的内容，但它们可能会导致不幸的结论。当我们用语言描述一个人的行为时——"她不听话""他听不进去"等——我们倾向于让对方自己负责，也相信治疗可以提供帮助。但生物学的解释似乎剥夺了人们的自由意志。你怎么和神经反应通路去说理？目前流行的生物决定论认为，人类行为由他们的大脑活动所决定。但这个观点实际上是错误的。

生物事件并不会引起人类行为，它们发生在不同的分析水平上。了解了杏仁核的原始反应可以压倒前额叶皮层的逻辑思考，就能解释为什么人们在某些情况下难以避免情绪反应。但我们仍然可以让人们对自己的行为负责。

如果一名男性在争吵中动手打了他的妻子，那么他的"杏仁核触发了大脑的情绪回路"这一事实并不能成为该行为的借口。也许生物学术语可以解释所发生的事情，但无论从生物学层面还是行为学层面来描述这个过程，我们仍然期待这个人能学会控制他的攻击性冲动。就人类行为而言，我们可以说，即使男性在非常生气的时候，也可以学会控制殴打妻子的冲动。在生物学方面，情感神经科学家理查德·戴维森（Richard Davidson）发现前额叶皮层可以调节情绪反应——人们可以学习如何通过激活他们的前额叶皮层来抑制情绪反应。

认知干预可能只在来访者冷静时才起作用。也就是说，在杏仁核使前额叶皮层短路之前，认知干预才可能有用。但这不正是默里·鲍文 50 年前就教导我们的道理吗：在治疗师帮助家庭成员降低他们的焦虑水平之前，家庭成员之间不能有效地沟通。

神经回路控制着意义的创造、身体状态的调节、情绪的调节、记忆的组织形成以及人际沟通的能力。但由于这些功能也受到关系经验的影响，因此我们可以看到人际关系经验和大脑结构以循环的方式相互作用。换句话说，大脑塑造经验，而经验也反过来塑造着大脑的结构和功能。

性与互联网

没有什么能像电子科技那样改变 21 世纪的面貌——电子邮件、手机、短信、平板电脑、电子游戏，当然还有互联网。互联网促进了人类的研究和交流：它提供信息，帮助人们建立联系，也帮助人们断开联系——从积极参与的关系中逃离，进入追求孤独的私人空间里。

现代科技带来了许多好处，但对任何从事婚姻与家庭治疗的人来说，重要的是要意识到科技会给家庭关系带来负面影响——即网络色情。无论是在青春期之前通过观看色情作品而接触到性的儿童，还是网络出轨的伴侣，科技都为当今的家庭带来了许多挑战。

临床医生面临的任务十分复杂，因为尽管网络色情问题十分普遍，但其仍然是一个令人羞耻的话题，所以很难和来访者就此进行讨论。因此，明确应该询问什么样的问题很重要。

尽管还有其他的诱惑存在，但互联网通常是青少年尝试进行线上性行为的首选。社交网站和应用程序、视频和照片共享技术以及在线游戏都为不恰当的色情活动提供了机会。这些色情活动包括发布性挑逗的照片和视频，以及通过聊天室、电子邮件或其他帖子进行有关性的交流。

智能手机、游戏系统和平板电脑都为互联网及其诱惑提供了途径。父母可能很难监督孩子的电子产品使用情况，因为在大多数家庭中，最懂电子产品的人通常是最年幼的家庭成员。

即使使用拦截软件，大多数青少年也能接触到互联网上的色情图片、视频、故事或对话。事实上，70% 的 10~17 岁的美国儿童承认他们曾经通过互联网接触过某种形式的色情内容。以下是可能发生网络行为问题的一些指标。

- 放弃以前喜欢的活动，在电子产品上花费更多的时间。
- 对其线上活动的频率或类型保密。
- 抑郁或焦虑的迹象，尤其是在使用互联网之后或无法访问互联网的时候。
- 线上活动的风险性增加，比如在学校使用电子产品观看色情作品，在没有预防措施的情况下与网友会面。
- 因为使用互联网而影响了重要的活动——缺课、迟到、人际关系受损等。

互联网使儿童面临的危险不仅包括色情内容，还包括网络霸凌，甚至是与现实世界中的人发生不恰当的性接触。

青少年在网络聊天室中认识的朋友可能是一个伺机而动的成年人。多达 19% 的美国青少年成为性引诱的目标。女孩、年龄较大的青少年、问题青年、网络使用较多者、聊天室参与者以及与陌生人线上聊天的人面临的风险最大。

以下是保护儿童免受网络性侵犯的一些建议。

- 通过将任何可以访问互联网的电子产品放置在易于监控的地方，以限制电子产品的私密性。
- 通过检查电子产品的书签、访问的网站历史记录和缓存，来监控孩子的互联网使用情况。可以考虑安装一个软件来提供该电子产品访问的所有网站的列表。
- 安装防火墙，以阻止对任何色情网站的访问，包括即时消息。
- 考虑使用一家"家庭导向"的互联网服务提供商，避免色情内容进入你的电子产品。
- 教导孩子永远不要向任何人透露他的真实姓名、地址或电话号码，或提供任何便于找到他的信息（如学校名称）。
- 让孩子知道在没有家长监管的情况下和网友见面是绝对不可接受的。
- 与孩子谈论他的线上活动。鼓励他讨论任何让他感到内疚或不舒服的线上体验。
- 如果你认为有孩子正在受到性剥削或有人试图剥削他，请将此视为性犯罪并报警。

尽管父母可能希望在孩子的电子产品上安装保护软件，但治疗师鼓励父母和青少年就互联网的使用和性行为进行对话，这个对话过程可能更为重要。此外，治疗师需要帮助父母明白，在预防青少年发生不健康性行为时，成年人的监督和控制并不是唯一的方法。一旦孩子到了一定的年龄，父母的控制——特别是如果孩子认为这种控制不公平时——可能会在让孩子产生顺从行为的同时，带来同样多的叛逆行为。如果问题有关回家时间或家务安排，叛逆行为可能会很明显，孩子可能会采取争论的形式。但是，当问题是有关性这样羞耻、敏感的话题时，叛逆行为可能会以"无声争论"的形式出现，即表面上看似顺从，但在暗地里采取行动。因此，让青少年参与限制电子产品使用的讨论是明智的，因为青少年更有可能接受他们参与制定的决定。

对成年人来说，色情作品或其他形式的性体验是个人选择，它们甚至可以增强夫妻关系的激情。但是色情作品、网恋和网络性行为可能会成为强迫性行为，并且通常具有保密性质，不利于关系中信任和亲密的发展。结果，治疗师遇到越来越多的涉及强迫性观看色情作品和网络出轨的案例。鉴于目前与网络色情问题相关的案例越来越多，治疗师应该对这些技术手段足够熟悉，知道要问什么问题及如何提出这些问题。表 10.1 列出的问题旨在探索来访者网络性行为的性质和程度。

表 10.1　探索来访者网络性行为的问题

1. 你是否发现自己花费在观看网络色情作品的时间越来越多？或者有性或关系上的秘密
2. 你是否经历过网恋或虚拟性爱
3. 色情作品或网络性行为是否违反了你的婚姻承诺
4. 尽管你认为应该减少自己网络性行为的频率，但你是否无法减少这些行为
5. 你是否无法远离让自己感到内疚或羞耻的色情作品、网站或互动
6. 色情作品是否会干扰你的家庭生活、工作或学校生活（包括让你对应该做的事感到疲倦或拖延做你应该做的事）
7. 色情作品是否会干扰一些对你来说很重要的关系
8. 你会收集色情作品吗
9. 你会尝试网络作品中的性行为，或者观看非法或有暴力性行为的色情作品吗
10. 你是否因为观看色情作品或沉迷于性幻想而减少了与朋友、家人和恋人共度的时光
11. 你是否对自己观看色情作品的时间、选择的色情作品类型或在网上参与的活动类型撒谎或保密
12. 你是否与配偶或伴侣以外的人发生过性关系
13. 你的家人或朋友是否抱怨过你观看网络色情作品的时间或类型
14. 当你被要求放弃或减少观看色情作品时，你是否会变得烦躁或生气

（续表）

15. 你的性生活或恋爱生活的主要焦点是否越来越与杂志、视频或互联网活动中的影像有关 如果有 3 个或 3 个以上的肯定答案，那么这种情况就值得引起关注了

与传统形式的不忠行为一样，认为"网络不忠行为是由关系问题引起的"似乎有失公允。然而，从系统论的循环角度来看，一段关系中的问题是否会导致互联网上与性有关的问题或其他方面的问题并不重要。它们相互影响。

就像吸毒和酗酒一样，性瘾同样既影响男性也影响女性。在性瘾康复计划中，大约 25% 的人是女性。虽然男性更有可能下载色情作品，但女性通常更喜欢使用聊天室和个人广告，因为这样让她们更有机会真正了解自己感兴趣的对象。

如果没有外部干预，大多数强迫行为会随着时间的推移而升级。对于吸毒和性行为等高强化性的活动尤其如此。只有当后果特别严重时，大多数陷入强迫性自我满足的人才会寻求帮助。当涉及强迫性性行为时，这些后果可能包括关系问题、失业、公众羞辱、性病传播、拘留甚至监禁。

需要记住的是，治疗师不应该在超出其专业知识范围的情况下尝试处理这些问题。如果治疗师不了解色情虐待和强迫性性行为，或者没有治疗这些问题的经验，那么他们应该将案例转介给了解这些问题或有经验的治疗师。

宗教

在 20 世纪，心理治疗师在很大程度上避免将宗教带入咨询室。他们还试图远离道德化的标准，努力保持中立，以便来访者可以对自己的生活做出决定。

然而到了 21 世纪，随着越来越多的人感受到现代生活的疏离和空虚，宗教成了治疗这种普遍存在的孤独感的良药，无论是在大众媒体上还是在家庭治疗文献中都是如此。在美国，大多数人说宗教是他们生活的重要组成部分，治疗师感到提供宗教敏感性的治疗的需求量越来越大。

大多数婚姻与家庭治疗师在毕业之后，都觉得自己没有准备好与他们的来访者讨论宗教问题，而且大多数培训项目在这些重要话题讨论的培训方面做得还不够。然而，当来访者的宗教被纳入治疗时，来访者经常报告说治疗变得更深入、更有意义了。

治疗师如何才能有效地与有宗教信仰的来访者合作？文化敏感性治疗所包括的

"开放、尊重和好奇心"的基础原则，在这里同样适用。在治疗期间，重要的是要评估宗教对来访者生活的影响程度（如果有的话）及他们是否愿意将其纳入治疗。有些人愿意，有些人不愿意。你不需要成为宗教方面的专家，只需要询问来访者从生活中获得了什么，或者他们可能会利用什么来应对当前的挑战。如果你有宗教信仰，请不要以为你与来访者的看法相同，即便他们碰巧与你有相同的信仰。如果你没有宗教信仰，请不要假设来访者的宗教信仰是他们问题的根源，真正的问题可能是你对宗教缺乏了解。反移情在宗教方面很常见，所以如果你发现自己有情绪化的反应，一定要寻求督导师的帮助。

针对群体和问题制定合适的治疗方案

当家庭治疗师从传统的象牙塔中走出来，去解决现实世界中各种凌乱的问题时，他们发现让他们的方法适应来访者的需求（而不是让来访者来适应他们的方法）变得越来越重要。家庭治疗的文献反映出了其成熟的过程。曾经，大部分文章都是关于经典模型及它们是如何应用于一般家庭的。而现在的书籍不是只介绍某一个学派，而是介绍如何对各种特定的问题和家庭系统进行家庭治疗。

现在，有针对家庭成员物质滥用、酗酒、饮食障碍以及虐待等问题的家庭治疗专业书籍；有针对单亲家庭、继亲家庭、离婚家庭和转型家庭进行家庭治疗的书籍；有关于治疗有幼儿的家庭、青少年陷入困境的家庭、年轻人家庭，以及兄弟姐妹之间存在问题的家庭的书籍；还有一些关于正常家庭和成功家庭的书籍。

还有一些书籍关于如何与特殊家庭合作，包括精神分裂症家庭、双相情感障碍家庭、艾滋病家庭、遭受过创伤的家庭、家庭成员患有慢性病或残疾的家庭、处于哀悼期的家庭、有残疾儿童或收养儿童的家庭、贫困家庭、不同种族的家庭，以及同性恋家庭。

除了这些专业书籍之外，该领域还将系统思考扩展到了家庭以外的地方，包括其他社会机构和学校等更大系统的影响、家庭的重要仪式及其在治疗中的应用，以及家庭所处的社会政治背景。

还有一些与学派无关的家庭治疗实用指南和介绍各个学派贡献的编著。在早期的家庭治疗中，特定模型的追随者很少阅读该学派以外的内容。现在的情况则与当时的情况相反，家庭治疗根据内容而不是模型进行专业发展的趋势使其在这个后现代社会变得更加多元化。

最常遇到的具有独特挑战的家庭系统包括单亲家庭、非裔美国家庭和同性恋家庭。下面我们将介绍在治疗这些群体时可能会遇到的一些问题及相应的建议。

单亲家庭

单亲家庭最常见的结构性问题与大多数双亲家庭相同：负担过重的母亲与子女纠缠不清，阻断了她与其他成年人的联系。从这个角度来看，治疗的目标在于提高母亲在家庭中的等级地位，帮助她在自己的生活中变得更加充实。然而，重要的是要记住，单亲父母很少有精力参与大量的社交生活，除了整天工作以外，他们晚上回家还要照顾孩子、做饭、洗碗和清洗大量衣物①。

在与单亲家庭一起工作时，治疗师应该记住，支持父母对孩子的照顾与帮助他们在自己的生活中获得更多的满足感相互促进。对单亲家庭的有效治疗始于建立积极的支持性关系。共情性的治疗联盟有助于增强单亲父母做出积极改变的信心，并充当他们与环境中的其他人建立联结的桥梁。在治疗开始时，治疗师最好认识到单亲父母经常因为失去一段关系、经济困难以及努力应付工作和孩子的需求而感到愤怒和失望。

贫困可能是单亲父母及其子女最大的负担。治疗师不应该低估贫困对母亲的抑郁状态、自尊和独立性的影响，以及贫困还可能迫使她忍受压榨灵魂的工作和虐待性的关系。许多单亲家庭生活在危机的边缘，大部分时间都在勉强度日。治疗师应该意识到，任何突发的紧急情况都可能将他们推向危机的边缘。一名支持性的治疗师能够认识到他们的经济负担，能根据父母的工作时间表调整咨询时间，并在某些情况下帮助单亲父母考虑诸如重返学校之类可能有助于其经济状况更加稳定的选择。

通常，单亲父母最容易获得的支持性资源来自他们自己的原生家庭。这样的话，治疗任务就是双重的：促进支持性联结和减少冲突。有时，开发潜在的支持性资源比解决有争议的资源更容易。比起抑郁的单身母亲，住在 32 公里外的姐姐可能更愿意照顾外甥。单亲父母的原生家庭可以提供经济支持、住宿地点并帮忙照顾孩子。然而，由于美国大多数父母都无法接受将自己的成年子女当成孩子来看待，尤其是当成年子

---

① 单亲家庭有很多种（美国人口调查局，2017 年）。孩子们可能与他们十几岁的母亲及其父母住在一起，或者与一位离婚的大学教授一起生活，再或者与妻子因癌症去世的父亲共同居住。在接下来的讨论中，我们将主要讨论临床上遇到的最常见的情况：经济负担沉重的母亲独自抚养孩子。

女寻求帮助的时候，所以治疗师可能必须与单亲父母的父母会面，建立联盟，然后帮助他们和自己的成年子女协商有效的工作关系。

即使上文指出了这些能够为单亲父母提供帮助的潜在资源，也不意味着家庭治疗师的唯一功能就是提供支持性咨询。大多数家庭，无论是单亲家庭还是其他家庭，寻求临床服务是因为他们陷入了一些冲突——心理的、人际关系的或二者兼而有之。在与单亲父母一起工作时，治疗师最重要的工作在于识别来访者的障碍，并帮助来访者利用自己的个人资源和人际关系资源来清除这些障碍。

有时，单亲家庭最重要的冲突是隐形的，即父亲的缺位，他经常被描述为一位"不在画框里的人"。他可能不在画框里，但在大多数情况下他应该在画框里。

如何促进青少年的父亲持续地参与特别值得关注，因为这个问题具有挑战性。由于对青少年的父亲来说，抛弃孩子相对容易一些，因此特别需要与他们接触、建立融洽的关系并鼓励他们成为负责任的父亲。

即使是"隐形"的父亲也可能希望与孩子有更多的接触，并愿意为孩子承担更多的责任。治疗师应该考虑与没有监护权的父亲取得联系，以评估他对孩子的情感支持和经济支持的潜在贡献。

同样，三角关系也会使情况变得复杂。出于对伴侣的同情（有时是出于无意识的嫉妒），新伴侣经常会煽动对方与没有监护权的父母之间的冲突，这样做只会加剧孩子与"隐形"父母之间的隔阂。

案例研究：桑托斯夫人

埃拉娜·桑托斯联系了诊所，因为她 10 岁的儿子托尼情绪低落。"他接受不了我离婚的事实，"她说，"我猜，他很想念他的父亲。"经过两次治疗，治疗师确定托尼没有抑郁，虽然他确实想念父亲，但没有从离婚中走出来的其实是他的母亲。托尼放学后不再和他的朋友出去玩了。然而，让他留在家里的不是抑郁，而是他的母亲，离婚后她变得孤僻而刻薄。

治疗师的假设是，桑托斯夫人与她的儿子有着纠缠不清的关系，两人都不再与家人以外的人接触。治疗师告诉桑托斯夫人，她的儿子很伤心，因为他担心她。"你需要托尼做你的保护者吗？"治疗师问道。"不。"桑托斯夫人说。

"那么我认为你需要'解雇'他。你能说服托尼，告诉他不需要照顾你，他可以和朋友在一起，你会没事的吗？"

桑托斯夫人确实"解雇"了儿子这位守护天使。随后，治疗师谈到让托尼更多地参与课外活动，在此期间他可以结交朋友。"谁知道呢，"治疗师说，"也许如果托尼开始交朋友，你会有时间做同样的事情。"

桑托斯夫人能想到的唯一能够帮助她照顾托尼的人就是托尼的父亲，而这个父亲"完全没空"。治疗师并没有接受这种表面的说法，而是对"父亲不关心他的儿子"表示惊讶。当桑托斯夫人坚持认为她的前夫不愿意照顾托尼时，治疗师请求她允许自己给托尼的父亲打电话。

当治疗师告诉桑托斯先生，她很担心托尼，表示这个男孩的生活需要父亲的参与时，桑托斯先生似乎显得很积极。但随后治疗师听到电话那头有其他人说话，桑托斯先生随即开始退缩了。

最初，母亲的脑海里出现了一个根深蒂固的想法："这是我儿子，他很抑郁"。结果却发现，目前的情况不仅涉及男孩和母亲之间的互动，还涉及一个复杂的三角关系，父亲的女朋友反对他参与儿子的生活，因为她不想"让前妻那个坏女人占他便宜"。接下来治疗师进行了一系列的会谈：与父亲和他的女朋友、父亲和母亲、父亲和儿子，最后与他们四人一起。治疗师指导他们通过表达各自的负面感受来消除误解，正是这些怨恨阻碍了他们之间的合作。

这位父亲的女朋友犯了我们很多人都可能会犯的错误，特别是当我们的爱人抱怨别人如何对待他们的时候。当她听到他抱怨前妻打来的愤怒电话时，就会敦促他赶快和前妻撇清关系。针对这些感受及桑托斯夫人的愤怒和怨恨，治疗师帮助他们理解了离婚过程中两个子系统之间的重要区别。第一个子系统（夫妻关系）已经消亡，需要被"埋葬"；第二个子系统（父母关系）仍然需要找到一种合作方法来满足孩子的需要。在这个案例中，桑托斯夫人可以通过"埋葬"夫妻关系，来发泄自己因被所爱之人抛弃带来的痛苦和愤怒，尽管这些内容大部分是在与治疗师的个体会谈中进行的。

同居伴侣提供了额外的支持，也导致了更多的冲突。许多伴侣与孩子争夺母亲的关注。有些伴侣破坏了母亲的权威性；而另一些伴侣则试图执行他们自己的规则，建立起一个三角关系，使母亲被迫选择站在她的男友或孩子那一边。如果同居伴侣尝试强制执行自己的规则，就经常会遭到孩子，尤其是青少年的拒绝。因为他们所承担的职责不是父母的职责，母亲才是孩子的主要权威者，同居伴侣的作用只是辅助母亲的

工作。

社会接触的增加可能对儿童有帮助，因为社会接触可以帮助单亲父母和儿童平衡关系的强度。可能的资源包括教师、教练、哥哥、姐姐、活动小组负责人、社区小组（"单亲父母"小组、"母亲放假日"小组）、男孩和女孩俱乐部、宗教团体、手工艺课程和同事。

家庭有多种形式，单亲家庭就是其中之一。家庭不会破碎或消亡，但它们的形态确实会改变。不幸的是，从在一起到分开的过程是一条没有地图指引的路，也难怪会有这么多的痛苦和困惑产生了。

非裔美国家庭

与非裔美国家庭一起工作的治疗师应该准备好将家庭的定义扩大到可以包括一个**扩展亲属系统**（extended kinship system）。参与非裔美国家庭生活的人可能包括许多阿姨、叔叔、男朋友、哥哥、姐姐、堂兄弟、教会的执事、牧师，以及其他进进出出这个家庭的人。

然而，引起精神卫生工作者注意的是，许多家庭脱离了他们传统的支持网络。所以治疗师的部分任务是在家庭或亲属网络中寻找这些代表"力量之岛"的人，并争取用他们的支持来帮助家庭。询问"当你需要帮助时，你可以找谁"之类的问题是定位这类资源的一种方法。潜在的联系包括由家人和朋友组成的广泛的亲属关系网络。这些扩展关系，无论是真实的还是潜在的，都意味着家庭边界和权力界限可能会变得模糊，如下面的案例所示。

案例研究：威廉姆斯一家

胡安妮塔·威廉姆斯加入了一个住院戒毒治疗项目。幸运的是，朋友南希愿意收留她的 3 个孩子。6 个月后，胡安妮塔离开康复中心准备回家。但在那个时候，胡安妮塔的孩子们已经习惯了与"南希阿姨"和她的两个十几岁的孩子一起生活。

当儿童个案工作者安排与胡安妮塔和自己的孩子以及"南希阿姨"会面时，南希称赞胡安妮塔完成了康复计划并准备重新承担起照顾孩子的责任。"你知道我爱他们，就像他们是我自己的孩子一样，"她对胡安妮塔说，胡安妮塔点点头，"但现在他们要回到自己真正的母亲身边了。"然而，在这位社区工作者看来，南希实际上已经接管了这个家庭，而胡安妮塔则已经失去了她的权威性。大部分时间都是南希在讲话，而胡安妮塔只是静静地坐着，低着头。马丁（14 岁）、杰西（12 岁）和科雷塔（11 岁）什么也没说。

社区工作者认识到，当胡安妮塔抽身至家庭之外时，南希和威廉姆斯家的孩子们陷入了一种纠缠的关系，这位工作人员认为她的工作是帮助胡安妮塔和她的孩子们重新建立联结，让南希重新回到具有支持性的、但不太重要的角色上。为此，社区工作者说胡安妮塔很幸运能有这样一个好朋友来当她孩子们的养母，但现在是她重新成为一家之主的时候了。然后，社区工作者设计了一项活动，要求胡安妮塔与她的孩子们谈谈她近期的计划。

当胡安妮塔开始告诉孩子们她是多么想念他们时，南希说孩子们也很想念她。南希的本意是好的，但她的介入表明她的角色处于一个过于中心化的位置。治疗师称赞南希乐于助人，但说现在让胡安妮塔表达自己也属于一种对她的支持。胡安妮塔继续和孩子们交谈："我知道做出承诺也没有用，但每天我都会尽我最大的努力做你们的理想母亲，决不会向我的问题屈服。"她含着泪继续说道，"而且我知道，我们一家人一定可以回到过去的样子。"

马丁低下了头，杰西和科雷塔眼中含着泪水。然后马丁转向治疗师说："我可以说话吗？""当然，马丁，你想说什么就说什么。"治疗师说。

"我爱你，妈妈，"他说，"我希望你不要再吸毒了。我再也不要住在一栋不知道妈妈什么时候就会离开的房子里。因为你出去吸毒，我们都不知道晚上是否有饭吃。我再也不想有这样的经历了。"

"马丁——"南希又准备开始打断对话，社区工作者再一次阻止了她。

在接下来的 15 分钟里，马丁继续谈论与吸毒成瘾的母亲一起成长的痛苦和愤怒。他毫无保留地吐露心声。胡安妮塔哭得很厉害。马丁说完后，所有人都陷入了漫长而沉重的沉默。

然后，胡安妮塔说话了。"我知道我让你经历了什么，马丁。我让我的孩子都遭了罪，我知道我永远无法弥补这一点。但现在我将尽我所能，永远不再让你失望或让你为我感到羞耻。我想请你再给我一次机会。"

这是一次痛苦的交流，但在没有好心的朋友或乐于助人的专业人员打扰的情况下，马丁直言不讳，终于和母亲达成了进一步的理解。

宗教在一些非裔美国家庭生活中占有突出地位，这为他们提供了另外一种潜在的资源。与非裔家庭一起工作的治疗师可以从与社区管理者的关系中受益，这些管理者通常可以为孤立的单身母亲、滥用毒品的青少年或在照料者死亡后失去支持的精神病成年人提供支持与帮助。

太多的治疗师任由父亲不参与家庭治疗。实际上如果治疗师直接联系父亲，一直被视为"没空"的父亲可能会同意参加。即使父亲工作很忙，但如果他确信治疗真的需要他的参与，那么他也可能会同意来参加一两次会谈。治疗师还可以通过打电话和写信的形式让父亲参与家庭治疗。尊重父亲的家庭角色会降低他破坏治疗效果的可能性，即使有限的参与也可能导致家庭发生结构性的转变。

受到父亲缺位的部分影响，非裔美国人社区中的许多家庭都是三代系统，由母亲、孩子和祖母组成。管理家庭的祖母可能难以放手。她们看到自己年轻的成年子女不负责任的行为，也不负责任地对待他们。不幸的是，这使经典的控制－反抗循环延续下去，许多年轻的父母与他们的父母被卷入其中。在这种僵局中，治疗师不能总是保持中立，而是需要支持年轻的父母扮演父母的角色，同时尊重祖母的贡献以及认可她们的建议和支持的有效性。

即使是最健康的家庭在经济困难的重压下也很难有效运作。当涉及食物、住房和生活用品等生存问题时，这些问题要优先于家庭冲突。治疗师可以充当他们的有效资源，鼓励家庭成员与社区及社会代理机构合作，以处理住房、工作培训、就业和儿童保育等问题。

种族主义和贫困加剧了歧视和压迫，在这样的双重打击之下许多非裔美国人产生了强烈的愤怒。提供服务者必须意识到，有些愤怒可能是针对他们的。对提供服务者而言，重要的是不要因此而心存戒备。南希·博伊德－富兰克林建议，心理健康工作者要有恰当的心理预期，因为非裔美国来访者很可能在某种程度上不信任他们，信任关系需要在治疗开始后逐渐建立。表示尊重是使得整个家庭成功参与治疗的关键。

在与居住在市中心的非裔美国家庭合作时，治疗师必须考虑到他们可能会与各种机构纠缠不清，比如学校、医院、法庭、少年司法系统、福利院、儿童保护服务中心和心理健康机构等。在这种情况下，治疗师可以通过以下方式给家庭赋权：（1）与跟这个家庭有关的各种机构开会；（2）写信支持家庭；（3）安排与有抵触情绪的工作者的主管者的会议。关键还是要通过鼓励家庭自己对这些问题负责给家庭赋权。治疗师可以提供帮助，但不应该接管所有问题。

男同性恋、女同性恋和跨性别者家庭

与任何亲密的伴侣一样，同性恋伴侣也在同样的冲突和痛苦中挣扎着。但同性伴侣还面临其他独特的挑战，包括恐同，解决关系中承诺、边界和性别绑定行为等方面的不确定性，在职场或社交中被排挤的情况，以及如何发展社会支持网络的问题。为了有效地与同性恋来访者一起工作，治疗师既不能忽视也不能夸大同性伴侣的独特性，这一点很重要。

虽然异性恋治疗师将自己与美国文化中公开的恐同群体划清界限，这一点可能会让人放心，但要处理内化的恐同倾向就有点困难了——不管是在他们自己心中的，还是在他们的来访者心中的。对两个男性或两个女性之间的爱和性感到不舒服的治疗师或许难以与同性恋伴侣坦率地交谈，甚至会表现出一种敷衍的尊重态度。而过分急于表达自己的开放态度的治疗师可能会发现，自己很难推动家庭做出改变或提出尖锐的问题，而这对相处不融洽的夫妻来说可能是必要的。

案例研究：斯蒂芬和大卫

斯蒂芬和大卫因遇到危机前来寻求治疗。斯蒂芬想要一段开放式的关系，而大卫完全拒绝讨论这种可能性。他们的治疗师急于与男同性恋者滥交的刻板印象保持距离，于是试图解决斯蒂芬无法做出承诺的问题，而没有探索导致这对情侣难以沟通和做出决定的更深层原因。如果一对异性恋夫妻在买房还是租房的问题上存在分歧，治疗师可能不太会如此迅速地选边站并将治疗定位为问题解决导向。

反思并回答

1. 当今社会对同性恋还存在哪些偏见？你是否也存在这些偏见中的任何一种？

2. 当今社会是否存在一些对同性恋的反向偏见？你是否也有一些？

3. 这些偏见如何影响你与男同性恋来访者和女同性恋来访者的临床工作？

4. 你可以采取哪些步骤来意识到并减少这些偏见的影响？

在与同性伴侣一起工作时，探索自己有关同性恋和同性关系的微妙的负面印象很重要。一种特别具有破坏性的刻板印象和文化期待是"同性伴侣的关系在本质上是不

稳定的"。在许多人看来，无论是在同性恋还是异性恋眼中，同性伴侣（尤其是男同性恋者）之间长期的关系是不可能实现的。

就大部分偏见而言，治疗师检查自己的想法可能比想象自己没有偏见更有用。识别出你的偏见可以让你更容易地控制它们，而假装自己没有任何偏见只会让你毫无戒备地付诸行动。

与男同性恋者和女同性恋者一起工作时，治疗师需要对自己内化的传统性别规范保持敏感。异性恋伴侣通常被社会化为互补的角色。尽管女性和男性可能不再期望成为《反斗小宝贝》（*Leave-It-to-Beaver*）中的父母，但无论喜欢与否，女性仍然被教导要更加关心他人，并减少自我意识；而男性则被教导要有控制力、有领地意识、能忍受距离感，并且应该在竞争中茁壮成长。那么当同性伴侣聚在一起时会发生什么呢？谁会捡起浴室地板上的毛巾？谁来主动发起性行为？

与异性恋夫妇一样，许多同性恋夫妇也在是否及何时要孩子的问题上挣扎。但与异性恋者不同的是，同性恋者还必须解决谁将成为孩子的亲生父母的问题。

案例研究：瑞秋和简

瑞秋和简在一起已经 10 年了，她们正在考虑要孩子。她们都想要一个自己亲生的孩子，即两位女性都想成为受孕者。

看到瑞秋和简陷入僵局，治疗师建议她们考虑领养。由于双方都不愿意放弃怀孩子的想法，她们感到疲惫和沮丧，于是她们接受了这个建议。然而，当她们发现自己所居住的州不允许同性恋夫妇收养孩子时，她们的宽慰变成了愤怒。这样的经历使她们对治疗师失去信心，并停止了治疗。

同性伴侣治疗的问题之一可能是需要就承诺、边界和角色达成明确的协议。治疗师可能会问的问题包括如下几个方面。

- 在你们的单偶制关系中有哪些原则？
- 你们在财务、资源整合和财产共有权方面达成了什么协议？
- 你们各自会做哪些家务，并且是怎样决定的？

异性伴侣对婚姻常有的期待并不一定适用于同性伴侣，除非他们讨论并认同这些期待，包括单偶制、共同理财、在病重时照顾彼此、同心协力发展事业、照顾双方的老人、共同继承遗产等。因为没有惯常的同性伴侣模式，伴侣双方可能对如何处理这些问题持有不同的看法。我们建议治疗师了解这些问题，并做好帮助来访者讨论这些问题的准备，但不要提前提出来访者还没有准备好处理的问题。

一些治疗师可能会惊讶地发现，许多男同性恋者在保持稳定关系的同时，允许关系以外的性行为。在研究这一现象时，迈克尔·拉萨拉（Michael Lasala）发现单偶制和非单偶制的男同性恋夫妇在夫妻适应量表（Dyadic Adjustment Scale，DAS）上的得分没有差异。然而，那些双方都同意单偶制但其中一方或双方有关系外性行为的夫妇适应性会较差。

拉萨拉发现，在成功的开放式关系中，伴侣会制定规则，以保护他们的健康和确认夫妻关系至上的原则。显然，治疗师需要尊重来访者的偏好，并帮助他们决定哪种关系最适合他们。但只有在了解男性伴侣可用的各种选择之后，治疗师才能帮助他们发现哪种选择最适合他们的特定需求。

异性恋治疗师可能低估了同性恋群体向家人和朋友"出柜"的复杂性。关于这一点，我们最好记住，治疗不是推动人们去他们害怕去的地方，而是帮助他们认识和解决阻碍他们前进的恐惧。

在同性恋关系中，异性恋治疗师可能会忽视的另一个困难是来自伴侣一方的广泛性嫉妒。这种嫉妒基于这样一种信念，即认为其他人是一种威胁，因为他们不尊重这对夫妇对彼此的承诺。

案例研究：吉姆和凯尔

吉姆喜欢去夜店，因为这是他与同性恋社区的朋友们社交的一种方式。但是，他的伴侣凯尔并不喜欢去酒吧和夜店。据凯尔说，他之所以反对吉姆出去玩并不是因为吉姆玩得开心，而是觉得夜店里的其他男人并不尊重吉姆有对象这一事实。凯尔还担心摇头丸和可卡因等毒品可能在夜店里盛行。吉姆坚持说自己对其他男人不感兴趣，也不吸毒，他只是想和朋友们出去玩。

尽管一些治疗师可能认为，吉姆坚持去酒吧是因为他无法接受自己不再单身的事实，但负责这个案例的治疗师意识到，不去酒吧和夜店实际上会导致吉姆和凯尔与大部分同性恋群体的严重脱节。因此，治疗师并没有接受这对伴侣提出的选择——要么吉姆屈服并留在家里，要么凯尔屈服并让吉姆继续去酒吧，而是询问这对伴侣是否有其他方式在同性恋群体中进行社交活动。

也许对与同性伴侣一起工作的治疗师来说，最好的建议是问问自己："我正在向这对伴侣传达一种怎样的关于同性关系的价值观？"治疗师应该警惕的不仅仅是负面的价值观，还有美化同性关系的危险。污名化和理想化具有同等的潜在危害。

跨性别者及其家庭

请你想象做一个困在男人身体里的女人是什么感觉，或者大自然给你开了个残忍的玩笑，让你内心是男孩，外表是女孩。又或者，也许你不觉得自己完全是男性或女性，而是两者的某种流动的组合？现在请你想象你所爱的人是一个在这些矛盾中挣扎的人。这就是跨性别者及其家庭所面临的挑战。

跨性别者经常被大肆渲染、病理化、医学化和边缘化。与同性恋者一样，跨性别者面临着一个无法容忍任何偏离严格的性别规范的世界。一个表现得像男人的女人会让人们感到不安；一个看起来像女人的男人会让人们感到尴尬。像社会中的大多数人一样，父母也对跨性别行为感到惶恐，尤其是当这些行为出现在他们自己的孩子身上时。因此，父母很难接受这样的消息，即他们的孩子觉得自己的心理性别与他们出生时的生物性别不一致。G.R. 马龙（G.R. Mallon）和阿琳·伊斯塔·列夫（Arlene Istar Lev）描述了这种信息的公开对父母来说是多么令人痛苦，以及承认自己是跨性别者的孩子是如何面临被逐出家门的风险的。对配偶来说，发现丈夫或妻子是跨性别者会让自己感觉经历了一种巨大的损失和毁灭性的背叛。更复杂的是，当跨性别者与自己和解时，他们最迫切需要的支持可能恰恰来自那些最难接受他们的人——他们的家人。

幸运的是，就像同性恋者的父母一样，跨性别者的家庭可以随着时间的推移逐渐适应。如果它们得到了可靠的信息和指导，这个过程就会变得容易一些。列夫开发了一个阶段模型，用来描述家庭对于发现其配偶、儿子或女儿是跨性别者的反应。这些阶段包括发现、混乱、协商和平衡。在一项对 18 位女性转男性的跨性别者的母亲进行访谈的研究中，受访者谈到了失落感和家庭以外的支持的需要，也提到了看到孩子快乐是如何帮助她们自己适应的。跨性别者的家庭无疑面临着很大的挑战，治疗师在这一领域需要做更多的工作。不过，在正确的工具和信息的武装下，家庭治疗师可以带着同情和理解帮助痛苦的家庭克服当跨性别成员接受真实的自我时出现的情感挑战。

如需进一步的指导，治疗师可以参考列夫的开创性著作《跨性别出现：与多性别群体及其家庭工作的治疗指南》(*Transgender Emergence: Therapeutic Guidelines for Working with Gender-Variant People and Their Families*)。

居家服务

与传统的家庭治疗一样，居家服务也将家庭作为精神卫生保健的主要接受者。然而，与传统模式不同的是，居家服务更侧重于扩展家庭资源，而不是修复家庭的功能失调。虽然居家服务也可以识别和解决家庭系统中的问题，但主要强调在家庭与各种社区资源之间建立关系。

居家服务通常包括 4 个要素：家庭支持服务、治疗干预、个案管理和危机干预。家庭支持服务包括临时护理、食物、衣服和住所方面的援助。治疗干预可能包括个体治疗、家庭治疗或夫妻治疗。首要的治疗目标是巩固和稳定家庭单位。通过帮助家庭利用自己的优势和资源来解决问题（而不是依赖于儿童家外安置）来为家庭赋权。个案管理涉及建立与社区资源的联系，包括医疗、福利、教育、职业培训和法律服务。危机干预意味着提供 24 小时紧急服务，可以是居家机构提供，也可以通过与外部的心理健康紧急服务机构签约来提供。

到家拜访给治疗师一个展现自己对定义这个家庭身份的事物表现出兴趣的机会——孩子、宠物、宗教器物、纪念品和奖励。治疗师和家庭一起浏览家庭相册是融入一个家庭并了解其历史、希望和梦想的有效方法。

一旦积极的关系建立起来——而不是在建立关系之前——治疗师就可以要求家庭减少诸如吸烟、大声播放电视节目和狗吠等干扰性活动（吵闹的猫很少会成为问题）。工作环境中隐含的角色和边界可能需要被阐明。在家庭中明确角色要从定义治疗过程需要什么、治疗的基本规则以及治疗师和家庭成员将扮演什么角色开始。下面的评论说明了澄清角色的过程。

在我们开始之前，我想说明我不是来这里告诉你应该如何管理你的生活的。我的工作是帮助你弄清楚你想怎样对待你的孩子。我无法解决你的问题，只有你自己能做到。

在我们的会谈中，重要的是你要说出你的想法和感受。我们需要坦诚相待。告诉我你对我的期望，我也会告诉你我对你的期望。我不会表现得好像我知道所有的答案，因为我并没有这些答案。

今晚外婆会来吗？如果她不来的话，那也没有关系，但我希望她可以参加以后的会谈，因为我相信她会贡献一些宝贵的想法。今晚，我想稍微了解一下你们每一个人。然后，我想听听你们对你们的家庭生活有什么担忧，以及你们想改变些什么。

虽然家庭治疗师很容易滔滔不绝地谈论他们的"生态系统"取向，但居家工作者必须在实践上努力配合其他服务系统。与其批评那些似乎不支持家庭和孩子的学校工作人员或青少年司法工作者，居家工作者必须意识到这些机构同样关心来访者的需求，即使他们用的方法可能不同。一个由多个意见不一致的机构服务的家庭，与陷入父母之间的三角关系中的孩子没有什么不同。这些机构和父母一样，都无法作为一个团队一起运作。

虽然到家治疗提供了一个独特的机会——在家庭的自然环境中影响它们，但看到有外人在客厅里出现也会增加治疗师进入一个家庭的问题模式的压力。与协同治疗师一起工作可能有助于最大限度地减少家庭在无意中陷入消极地看待事物的模式。不与协同治疗师一起工作的居家治疗师必须特别努力地保持专业边界，避免被引导在家庭中扮演缺失的角色。例如，如果孩子需要安慰，最好是支持父母提供这种安慰，而不是直接接管他们的职责。

多项研究发现，居家治疗成功的最重要因素是治疗关系的质量。热情且不带偏见的治疗师被认为特别有帮助。来访者还希望治疗师对他们展现出真实的一面。这既意味着治疗师不讨好来访者，说自己"理解"他们正在经历的事情，也意味着治疗师愿意分享自己的个人经历。但来访者希望治疗师不仅仅是友好的，也是可以直接与他们沟通的，让他们知道事情是如何以怎样的方式开始和进行的。

心理治疗中发生的最不幸的事情，就是来访者经常与治疗师再次建立了一种他们与大多数人都建立过的令人不满意的关系。也许最重要的是，治疗师应该避免陷入他们通常的模式中。对居家治疗师来说，最危险的模式是太靠近来访者，把他们逼到不敢去的地方。比起立即开始推动改变，更有效的做法通常是先认识到改变的障碍。

陷入困境的家庭害怕被遗弃，缺乏安全感的治疗师害怕自己提供不了帮助。感觉被迫为来访者做所有事情的工作者可能会因家庭的需求而感到不知所措，然后通过设定严格的限制并拒绝提供支持来往后撤。于是，"救援者"变成了另一个"抛弃者"。

这个过程会重新激活来访者的焦虑，并不可避免地将他们推开。家庭得到的教训是：任何事都不可能改变——不要相信任何人。

心理教育和医学家庭治疗

在过去的 15 年里，出现了一种新的家庭治疗概念。这种方法的目标不是为了解决问题，而是帮助家庭应对缺陷。这代表了一种观念的改变，即从"家庭导致问题"转变为"问题（如自然灾害）有时会降临家庭"。

心理教育与精神分裂症

20 世纪 50 年代，寻找针对精神分裂症的治疗方法催生了家庭治疗。具有讽刺意味的是，虽然我们现在知道精神分裂症是一种生物学疾病，但家庭治疗或者至少是心理教育模式，再一次被认为是治疗这种令人困惑的疾病的最有效方法。

心理教育模式诞生于对治疗精神分裂症的传统家庭疗法和精神病学疗法的不满。正如卡罗尔·安德森（Carol Anderson）、道格拉斯·赖斯（Douglas Reiss）和杰拉尔德·霍加蒂（Gerald Hogarty）所哀叹的那样：

> 我们相互指责，因为这些疾病的起因和可怕的过程而指责患者、他们的父母和祖父母、公共机构和社会。当希望和金钱耗尽时，我们经常把精神分裂症患者与他们的家庭分开，将他们置于引发存在恐惧的病患"仓库"、单人间旅馆中，最近又被送到美国城市的大街小巷上。

在试图了解精神分裂症症状的功能时，家庭治疗师敦促家庭成员表达各自被压抑的情绪，从而创造出情绪高度紧张的会谈，但这通常只会导致紧张的局面。安德森和她的同事们注意到，在这样的会谈之后，患者的功能频繁地下降，家庭的焦虑情绪也增加了，他们"开始怀疑大多数'真正的'家庭治疗实际上是否具有相反的效果"。

与此同时，研究开始显示，出院后表现最好的患者是那些回到压力最小的家庭中的人。包括乔治·布朗（George Brown）、约翰·温（John Wing）、朱利安·莱夫（Julian Leff）和克里斯汀·沃恩（Christine Vaughn）在内的一个英国小组，聚焦于他们所谓的精神分裂症家庭中的"表达性情绪"——包括批评、敌意和情绪过度卷入——

发现患者回到高表达性情绪家庭的复发率较高。

对表达性情绪的研究表明，精神分裂症属于一种思维障碍，这种障碍使个体对批评和敌意特别敏感。强烈的情绪输入使患者难以应对困扰他们的混乱思维。当康复的患者回到高表达性情绪的家庭时，侵入性的过度关注和批评性的评论会导致患者情绪唤起的增加，而正是这种情感的超负荷引发了精神分裂症的复发。

通过降低表达性情绪水平来帮助家庭应对精神分裂症的好处已被反复证明。降低表达性情绪也已被证明可以降低重度抑郁症和双相情感障碍的复发率。

因此，20 世纪 70 年代后期，3 个不同的小组开始尝试在精神分裂症患者最常见的环境中——他们的父母家里——减轻压力的方法。迈克尔·戈德斯坦（Michael Goldstein）领导加州大学洛杉矶分校的一个小组设计了一个简短的、结构化的模型，专注于预测家庭可能面临的压力并减少患者周围的冲突。在戈德斯坦的研究之后，由南加州大学的伊恩·法伦（Ian Falloon，法伦的模型主要是行为模型）带领的小组和匹兹堡大学西部精神病学研究所的卡罗尔·安德森带领的小组尝试了心理教育模型。

心理教育者致力于建立一种合作伙伴关系，在这种关系中，家庭成员会感到被支持并有能力与患者打交道。为了实现这种伙伴关系，安德森和她的同事发现，他们必须对专业人员进行再教育，让其放弃"家庭对精神分裂症负有某种责任"的想法，强化家庭力量，并与家庭成员分享关于病情的信息。正是这种信息共享构成了心理教育的"教育"要素。有关精神分裂症性质和病程的信息有助于家庭成员培养一种掌控感——一种理解和预测混乱且无法控制的过程的方式。

心理教育的关键干预措施之一是降低期望——降低患者想要变得正常的压力。例如，患者在急性发作后第一年的目标主要是避免复发和逐渐承担一些家庭责任。家属应将患者视为患过重病需要休养的人。在发作后的一段时间内，患者可能需要大量的睡眠、独处和少量的活动。他们也可能看起来焦躁不安，难以集中注意力。通过预测这些进展，心理教育者会试图预防患者与家人之间的冲突。

安德森的心理教育方法看起来很像结构派家庭治疗，只是家庭的组织缺陷被解释为当前问题的结果而不是原因。大多数治疗都遵循常见的主题：强化代际边界，向外界开放家庭并发展支持网络，敦促父母重新经营他们的婚姻，以及防止家庭成员代替患者说话或做事。

安德森和她的同事们开设了一个为期一天的生存技能工作坊。在这个工作坊中，他们会向家庭成员讲授精神分裂症的患病率、病程、生物学病因、当前的药物学和社会心理治疗方法、常用药物和预后，还会讨论患者的需求和家庭的需求，并介绍家庭的应对技巧。此外，他们还会介绍表达性情绪的研究结果，提供控制表达性情绪的指南，并鼓励家人不要对康复患者施加压力或敦促他们尽快恢复正常功能。他们还建议家庭尊重边界，并允许康复的家庭成员在任何必要的时候退出。

对患者的目标应该是症状减轻而不是治愈。治疗师要鼓励家庭成员提供一个安静、稳定的环境，让康复中的患者不会感觉受到批评或指责，并且在康复期间不要对患者的期望过高。家庭的目标是学习与精神分裂症患者一起渡过漫长而艰难生活的应对技巧，以防止或延迟患者复发和再次住院。表 10.2 列出了一套典型的心理教育指南，用于精神分裂症发作后的康复管理。

表 10.2　精神分裂症患者的家人和朋友的心理教育指南

下面列出了每个人都可以做的、使情况进展得更顺利的事情：
1. 慢慢来。康复需要时间。休息很重要。情况的好转有它自己的节奏
2. 保持冷静。情绪激动是正常的，请冷静下来。意见不一致也是正常的，请冷静下来
3. 给他们空间。计时暂停对每个人都很重要。你可以选择提出，也可以选择拒绝
4. 设置限制。每个人都需要知道规则是什么。一些好的规则可以让局面平静下来
5. 忽略你无法改变的事情。对一些事情睁一只眼闭一只眼。但不要忽视暴力或街头毒品的使用
6. 保持简单。清楚、冷静、积极地说出你必须说的话
7. 谨遵医嘱。按照处方服用药物。只服用处方药
8. 照常生活。尽快重建家庭规则。与家人和朋友保持联系
9. 禁止街头毒品或酒精。它们会使症状恶化
10. 抓住早期迹象。注意变化。请咨询你的家庭医生
11. 逐步解决问题。逐步发生改变，一次只做一件事
12. 暂时降低预期。使用个人标准。将本月与上个月进行比较，而不是与去年或明年进行比较

心理教育模型有效吗？如果参考安德森及其同事们的研究结果，你会发现答案是肯定的：

在接受治疗的患者（$n = 90$）中，仅接受家庭治疗的患者中有 19% 的人在出院后一年内出现精神病复发。在接受个体行为治疗的患者中，有 20% 的人复发，在接受家庭治疗和社交技能培训治疗的患者中，没有人复发。仅接受化疗和支持的患者的复发率为 41%，与这个数据相比，上述两种治疗方法均对防止患者复发具有显著影响。

其他研究也显示出同样令人印象深刻的结果。毫无疑问，与其他治疗精神分裂症的方法相比，心理教育可以更好地延迟复发和再入院的时间。

医学家庭治疗

如果人们认为精神分裂症是一种慢性病，那么**心理教育式家庭治疗**（psychoeducational family therapy）可以被看作医学家庭治疗的一种特殊形式。医学家庭治疗师与因疾病或残疾而苦苦挣扎的家庭一起工作，其方式与前面描述的与精神分裂症家庭一起工作的方式大致相同。

在**医学家庭治疗**（medical family therapy）中，治疗系统不仅包括患者的家人，还包括医生和参与患者护理的护士。因此，治疗目标不仅是在家庭内部促进沟通和支持，也是在家庭和医务人员之间促进沟通和支持。疾病让人感到无助和困惑。医学家庭治疗旨在通过促进沟通和培养胜任感来对抗这种感觉。

医学家庭治疗师与儿科医生、家庭医生、康复专家以及护士合作。他们主张，在诊断之前，家庭应该接受例行的咨询，以探索与疾病或残疾的需要相关的资源。治疗师开始援引越来越多的研究来证明家庭动力与医学临床过程之间存在的密切关系。最近的研究表明，家庭治疗对身体健康和医疗保健使用也具有积极影响。

总之，心理教育和医学家庭治疗与本章中的其他模型共享许多元素，这代表一个重要的趋势：家庭治疗朝着与家庭成为合作伙伴的关系模式迈进。现在，家庭治疗鼓励治疗师寻找家庭的优势而不是缺陷，并帮助家庭找到方法摆脱经常伴随他们的内疚和指责。

关系促进项目

心理教育方法也适用于希望提升日常关系问题处理技巧的夫妻和家庭。虽然一些治疗师认为自助课程不能取代受过专业训练的治疗师的一对一的帮助，但这些项目非常受欢迎，尤其因为参与婚姻促进项目的人们几乎没有感受到"接受治疗"所带来的耻辱。

在这些项目中最著名的要属由小伯纳德·盖尼（Bernard Guerney, Jr.）开发的关系促进系统了。帮助者教导参与者澄清他们之间的冲突并表达他们的感受，接受彼此的感受，协商并解决问题，并学会通过成为情感伴侣来获得满足感。每节课都包括讲座和体验式培训，还会布置家庭作业让参与者在日常生活中练习和扩展在课上学到的技能。

关系促进项目为夫妻提供了 3 组核心技能的培训：

1. 表达（拥有）技能——了解自己的感受并为它们负责，而不是将自己的感受投射到他人身上；

2. 共情式回应（接受）技能——学会倾听对方的感受；

3. 换位（讨论 – 谈判 / 参与）技能——学会理解所听到的意思；伴侣可以在倾听者和说话者之间转换位置。

为了帮助伴侣评估他们对婚姻的准备，大卫·奥尔森（David Olson）和他的同事们开发了婚前个体与关系量表（Premarital Personal and Relationship Inventory，PREPARE）。这个包含 165 个项目的量表旨在帮助伴侣了解和讨论他们各自的背景、期望和可能遇到的困难。量表从 11 个方面对婚姻态度和期望进行了探讨，包括婚姻期望、沟通、性关系、性格差异、财务管理、冲突解决、育儿、休闲、家庭和朋友、婚姻角色和精神信仰。事实证明，婚前个体与关系量表有助于识别潜在冲突并促进讨论，以避免将来出现问题。

迄今为止，最受欢迎的关系促进项目是周末婚姻恳谈会，该项目最早由加布里埃尔·卡尔沃（Gabriel Calvo）引入巴塞罗那。周末恳谈会原本是为天主教夫妇提供支持和乐趣的，20 世纪 60 年代后期，该项目被传入美国，此后被各种教会团体广泛采用。成千上万的伴侣利用这些周末促进项目来改善他们的沟通能力、解决问题的能力、性亲密关系和精神层面的问题。一些教会甚至要求夫妻必须参加这样的项目，然后才能在教堂里结婚。

一个经过更加充分的研究的关系促进项目是由弗洛伊德、H. 马克姆（H.Markham）、S. 凯特利（S.Ketly）、S.L. 布隆伯格（S.L.Blumberg）和 S.M. 斯坦利（S.M.Stanley）在丹佛大学开发的预防及关系促进计划（Prevention and Relationship Enhancement Program，PREP）。这个在 20 世纪 80 年代发展起来的社会学习方法教授伴侣沟通和解决冲突的技能，并探索双方对婚姻的态度和期望。该计划的主要目标是帮助伴侣学会面对和解决冲突，从而避免他们在关系中加入不健康的防御模式。

预防及关系促进计划有两种形式：持续数周的每周会议和周末在酒店举行的马拉松会议。两种形式都包括讲座和体验式练习，重点包括冲突管理、沟通和宽恕，以及宗教活动、娱乐和友谊。夫妻们会学习诸如如何及何时提出冲突的话题，怎样找出长期争论背后隐藏的问题，解决问题的结构化的方法，以及抽时间参加娱乐活动。关系满意度的短期收益包括沟通的改善、性满意度的提高和问题强度的降低。长期收益（在后续的4年中）通常显示出持续的收益，尤其在沟通方面。

表10.3提供了一些使关系有效运转的指导方针。

表 10.3　伴侣关系有效运转的关键技巧

1. 结构

（1）和解

学会接受并适应彼此的喜好和期望，在一些问题上妥协，但不要总是让步，以免产生怨恨

她开始满足他早点吃晚饭的期待，而他则同意和她一起参加每周一次的宗教仪式。但她不同意把她的职业生涯建立在兼职的基础上，而他还是继续每年有几天和他的兄弟们一起去钓鱼，尽管她讨厌一个人留在家里

（2）建立边界

在你们的关系周围建立一个保护性的边界，这样可以减少但不会消除与外界的接触

他承诺每周有3个晚上不出去和朋友玩；而她需要在父母来家里过周末之前，询问他的意见

向伴侣表明你的承诺可以建立一个安全的依恋基础及对你们关系的持久性的信心。确保对方知道你关心他/她，并且你是信守承诺的

他不再为自己辩护说"如果你不喜欢这样，为什么不找别人一起过"，因为这只会让她更加没有安全感，也更加生气。她特意告诉他自己和谁共进午餐，因为她知道他会因为嫉妒而担心

2. 沟通

（1）倾听并理解伴侣的观点

比起直接反驳他的观点，她发现真诚地说"所以你更喜欢那个，是因为……"会让他觉得她尊重他的观点。当谈到最有争议的问题时，他发现首先询问她的感受然后再仔细倾听是一个必不可少的过程。在某些情况下，晚点再表达他自己的观点也是一个好主意

（2）在负螺旋变得更糟之前学会让步，防止争吵升级。暂停并同意稍后在一个特定的时间交谈

"我现在很难过；我们现在先停下来，今晚晚饭后我们再来谈这个，好吗？"

（续表）

（3）避免否定和批评

"你太不负责任了"可能是一个明显的批评，但"我认为你反应过度"也同样是一种否定。避免批评伴侣的个性，或者否认他或她的感受

3. 问题解决

（1）提出积极的要求，如"你愿意做……吗"，而不是批评，如"你从来没有……"

（2）如果你提出要求，就要准备好回报

如果她先提议他可以拥有一些自己的时间来做他自己喜欢做的事情，那么要求他陪她和孩子们一起做事情会更加容易。他发现，偶尔主动购物或做饭会让她更愿意为他做事，而且主动去做比试图进行交易更有效

（3）等你不生气的时候再提出要解决的问题。直接但温和地提出疑虑

她很生气，因为他在争吵中站在她父亲那一边。但她决定在自己冷静下来之前什么都不说。晚饭后的第二天晚上，她开始说："亲爱的，我想谈谈我的感受，但我有些害怕，因为这可能会让你生气。"她强调这是她自己的感受，并说自己担心他可能的反应，这会让他更容易接受

（4）把你们两个想象成一个团队来解决这个问题

他们没有为他的"冷漠"和她的"依赖"而争吵，而是开始讨论如何适应他们"不同的舒适水平"。因此，他们一起计划了下一个假期，这样他们就可以一起打高尔夫球和网球，而她可以在他钓鱼时去拜访朋友

（5）在尝试寻找解决方案之前，请确保你了解伴侣的担忧

他很生气，因为她只想为他们的新房支付最低额度的首付，而这会导致大笔的抵押贷款。对他来说，为了降低每个月的还款额而尽可能多地支付首付更有意义。但他没有继续争论下去，而是问她在担心什么。结果她担心的是，如果没有足够的储蓄，他们可能会被一些不可预见的紧急情况影响。现在至少他明白她的感受了

4. 关心

为你的伴侣和这段关系做一些令人愉快的事情

自发的举止——比如赞美、拥抱、送小礼物、在白天的时候打电话说"我爱你"——向你的伴侣保证你在意这段关系并帮助你们保持对这段关系的积极感觉

5. 乐趣

保证拥有愉快的时光，不要用娱乐的时光来讨论困难的问题或冲突

他养成了每周六邀请她一起看电影、去公园散步或参观博物馆后外出吃晚饭的习惯。她也发现，在这些时候主动谈论问题往往会破坏愉快的氛围

复习题

1. 女性主义者对传统的家庭治疗有哪些具体的批评？

2. 建构主义和社会建构主义的基本原理是什么？

3. 在治疗实践中，保持性别敏感性与进行思想灌输有何异同？

4. 在一个性别更加平等的世界中，男性可能会失去和获得什么？女性可能会失去和获得什么？

5. 有色人种家庭、贫困家庭、单亲家庭和同性恋家庭面临着哪些特殊的挑战？

6. 描述居家服务的原则。

7. 解释对精神分裂症家庭进行心理教育式家庭治疗的原因，并描述这种治疗是如何进行的。

8. 不同种类的关系促进项目的共同特点是什么？

思考题

1. 当不同流派的治疗师借鉴其他模型的理论和技术时，可能会有什么收获？可能会有什么损失？

2. 你能想象在某些情况下你可能不愿意挑战家庭成员，因为你不是他们团体中的一员吗？

3. 你的背景如何影响你看待不同的来访者的方式？请考虑你的社会经济背景、种族、民族、特权和其他的相对优势。

4. 你能想到与采取合作态度的教练互动的经历吗？或者想起其他一些采取专制态度的教练（他们只是规定事情应该如何完成）的例子？

5. 治疗师如何在与来访者合作的同时，仍将专业知识和领导力带入工作中？

6. 单独参与或与伴侣一起参与关系促进项目存在哪些潜在的问题？

第**11**章
焦点解决治疗

阅读时，请思考

· 在焦点解决治疗中，你认为最有用的策略是什么？

· 这种疗法的哪些方面看起来过于简单，如何改进这些方面可以使其更加有效？

· 在本章的案例研究中，你认为可以针对哪些方面进行不同的干预？

· 过分关注解决方案会带来哪些风险？在保持模型完整性的基础上，可以做些什么来减轻这些风险？

· 强调解决方案和来访者的优势有哪些好处？如果心理治疗过分关注问题，一般会忽略什么？

· 本章所介绍的技术既可以被机械地使用，也可以作为成熟的治疗策略的一部分，你能看出二者的区别吗？请记住，不要用刻板的方式来应用任何一种模型。

焦点解决治疗的实践者认为，消极的思维模式削弱了来访者的能力。让他们将注意力从失败的经历转移到被自己遗忘的能力上，有助于他们进行自我修复，成为更具效能感的自己。来访者认为问题具有压倒一切的力量，因为问题总是在不断地发生。然而，来访者往往忽视了那些问题没有发生的时刻。焦点解决治疗的艺术就在于帮助来访者看到他们的问题也有**例外情况**（exception）——有时问题并不会发生——并且这些例外情况出现是因为他们自己已经拥有了一些解决方案。

模型演变

已故的史蒂夫·德·沙泽尔（Steve de Shazer）是焦点解决治疗的创始人，他本人的著作极富创新性。作为一名学者和临床医生，德·沙泽尔对贝特森的沟通理论和米尔顿·艾瑞克森关于"如何影响改变"的实用主义理论很感兴趣。在德·沙泽尔职业生涯的早期，他在帕洛阿尔托工作，深受 MRI 疗法的影响。

茵素·金·伯格（Insoo Kim Berg）和德·沙泽尔是焦点解决治疗的主要创始人。伯格在全球各地培训治疗师，并撰写了大量的书籍和文章，将该模型应用于各种问题和服务背景中，包括酗酒、婚姻治疗，并为穷人提供居家服务。伯格于 2007 年去世。

尽管比尔·奥汉隆（Bill O'Hanlon）从未在威斯康星州密尔沃基市的密尔沃基短期家庭治疗中心（Brief Family Therapy Center，BFTC）接受正式的学习，但他接受过米尔顿·艾瑞克森的问题解决短程治疗培训，这使得他转向学习焦点解决治疗的道路变得容易。他是一位广受欢迎的工作坊导师，撰写了许多有关实用方法的书籍和文章，他的治疗方法被称为"可能性疗法"。

自 20 世纪 80 年代中期以来，作为伯格和德·沙泽尔的学生，伊冯·多兰（Yvonne Dolan）将焦点解决治疗的模型应用于针对创伤和虐待的治疗，并参与记录了大量具有影响力的个案研究。

其他著名的焦点解决取向的治疗师包括伊芙·利普奇克（Eve Lipchik）、斯科特·米勒（Scott Miller）、米歇尔·韦纳－戴维斯（Michele Weiner-Davis）、约翰·沃尔特（John Walter）和简·佩勒（Jane Peller）。在 1988 年以前，利普奇克一直在密尔沃基短期家庭治疗中心工作。8 年之后，她离开中心并开创了新的专门应用于家暴问题的焦点解决治疗模型，还出版了一本相关的实用性书籍。

基本模型

与 MRI 小组一样，焦点解决取向的治疗师也认为，人们因其对问题的狭隘观点而受到限制，并因其使用的错误的解决方案而导致僵化模式永久存在。正如奥汉隆和韦纳－戴维斯所说的那样：

因此，人们给行为赋予的意义限制了应对方案的可选范围。即便他们使用的方案没有产生一个令人满意的结果，关于行为意义的原始假设也通常不会被质疑。如果赋予行为以新的意义，那么这反过来可能会促使人们采取不同的、也许会更有效的方法。但是，人们往往在无效的解决方案上加倍努力，认为自己如果做得更多、更难或更好（如更多的惩罚、更多的谈心等），就终将解决问题。

MRI模型的灵感来自米尔顿·艾瑞克森的观点，即人类包含大量未开发的创造力。根据这种观点，人们可能只需要换个角度就能释放自己的潜力。这种转变有一部分涉及改变人们谈论问题的方式。

有关问题的语言往往不同于解决方案的语言。有关问题的谈话通常是消极的，侧重于过去，并暗示问题的持久性。解决方案的语言则是更有希望的和面向未来的。治疗师的部分工作是引导来访者从问题表述转向解决方案表述。在焦点解决治疗的模型中，治疗师会邀请来访者针对未来展开讨论。

正常的家庭发展

焦点解决治疗认为，来访者是自己生活的专家。正如他们知道是什么困扰着他们一样，他们也知道自己需要什么。这种哲学观在治疗实践中表现为，治疗师会经常询问来访者"还有什么是我应该问你的，或者你需要告诉我什么吗"。

焦点解决取向的治疗师假设，人们比自己意识到的更加足智多谋。他们所遇到的问题不应该被视为失败的证据，而应该被视为正常生命周期内出现的并发症。

该模型隐含的观点是家庭的正常状态只是一个无症状的状态。也就是说，一个正常的家庭只是一个已经摆脱了当前的问题，并恢复到其独特的功能性生活方式的家庭。

行为障碍的发展

在焦点解决治疗的世界中，没有"问题形成"这个主题。对人进行分类的行为本身就是在暗示，人们一直在以某种方式行事。例如，当我们说一对夫妇是"疏离的"时，这是否意味着他们从未亲近过？然而不幸的是，这种贴标签的行为转移了人们的注意力，让人们不再关注那些积极的时刻了。

焦点解决取向的治疗师会引导来访者避免猜测问题是如何形成的，他们自己也会避免这种猜测。他们的信念是，解决方案通常与问题的发展方式无关，而探索病因就是在谈论问题，这正是他们试图避免的。他们认为，以问题为中心的思维方式使人们无法思考潜在的解决方案。问题持续存在于人们定义情况的方式及他们坚持采取的错误行动中。

治疗机制

焦点解决取向的治疗师假设人们已经具备解决问题的技能，但由于问题过于突出而忽略了自己的创造力。有时，简单地将注意力从不顺的事情转移到已经生效的事情上，人们就可以注意到自己的这些资源。除此之外，人们可能不得不寻找自己当前尚未具备的能力，并利用这些潜在的技能来解决自己的问题。

焦点解决取向的治疗师不会重组人格或家庭结构，他们更愿意设定合适的目标。一个无家可归的女性可能只需要找个地方住；一个单身男性可能只需要鼓起勇气向某人求婚。如果来访者的目标含糊不清，比如"我想感觉更快乐"，或者是乌托邦式的"我再也不想伤心难过了"，那么治疗师就会尝试使目标变得更加明确和具体。帮助来访者设定具体且可达到的目标本身就是一种重要的干预措施。思考未来及想要变得与众不同的过程，也是焦点解决治疗工作中的很大一部分。

焦点解决治疗通过帮助来访者扩大问题的例外情况来发挥作用，毕竟来访者自己已经拥有了有效的解决方案。在伯格和德·沙泽尔看来，改变的发生需要改变问题的"语言"：

我们不用去探索来访者和治疗师所用语言背后的含义，因为他们所使用的语言本身是我们需要去探索的全部内容……我们谈论的内容及我们谈论它的方式都会对来访者产生影响……

焦点解决治疗的假设是，让来访者积极地讨论将有助于他们积极地思考，并最终采取积极的行动来解决他们的问题。

治疗

评估

在对主诉进行简要的描述后，治疗师会询问来访者，如果他们的问题得到解决，情况会有什么不同。然后，治疗师并不会制订某种干预计划，而是会询问来访者生活中那些问题没有发生或问题不那么严重的时刻。下面的问题表明了焦点解决治疗中评估的积极性。

- 你可以通过怎样的方式知道问题已经解决了？
- 你可以通过怎样的方式知道自己不必再来这里了？会有什么征兆吗？
- 在你的行为、思想和感受方面，需要发生什么样的改变才能不必再来这里？
- 如果这个问题中的其他人发生改变，你怎么才能注意到呢？
- 对于你想要发生的事情，你最疯狂的幻想是什么？

因为对家庭动力不感兴趣，焦点解决治疗的从业者并不觉得有必要召集任何一个特定的家庭成员。相反，他们认为任何关心这个问题的成员都应该参加。

该模型中的评估过程与问题解决的治疗方法截然不同。焦点解决取向的治疗师在确定问题所在（如缠结关系、三角化）和计划如何纠正问题时不会表现得像个专家。在这种疗法中，来访者是他们自己问题的专家。尽管焦点解决取向的治疗师不会扮演权威的角色来帮助来访者解决问题，但他们确实采取了一种积极的立场，引导来访者摆脱对自己困境的担忧，并转向解决问题的步骤。治疗师会提出诸如以下的问题。

"来到这里做咨询需要达到什么效果才会让你发自内心地认为来做咨询是个好主意？"

"根据我们的经验，我们发现在预约咨询和前来咨询之间，会发生一些有助于问题改善的事情。对于那个让你决定今天来这里的问题，是否已经发生了什么事情让它有所改善？"

基于以上问题的回答，治疗师和来访者会开始描述更详细的治疗目标。在设置了详细的目标之后，治疗师就会邀请来访者想象一个从 1 到 10 的等级量表来评估他们当前的进展程度，其中 1 代表问题最糟糕的情况，10 代表问题得到解决的情况。

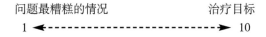

问题最糟糕的情况　　　　　　　　　治疗目标

1 ◄----------------------------► 10

来访者的评级可以帮助治疗师评估他们离目标还有多远。在治疗过程中，可以使用相同的量表来评估进展程度并确定哪些行为可以使来访者朝着目标前进。

在这种直接的方法中，重要的是评估来访者改变的动机。德·沙泽尔将来访者分为**旁观者**（visitor）、**抱怨者**（complainant）和**消费者**（customer）。

旁观者是指那些并没有真正参与治疗的人。旁观者是在他人（如法官、母亲和校长）的坚持下到场的人，但他们自己并没有要解决的问题，也不想到场。治疗师不应向这些来访者提供任何建议，或者试图说服他们接受治疗。

对旁观者来说，重要的是治疗师要注意他们是如何被提及的，并考虑谁才是真正的来访者（即希望得到帮助的人）。如果治疗室里的某些人只是因为别人向其施压而到场，那么一个有用的策略是询问他们需要做什么才能满足那个迫使他们前来治疗室的权威者。

"那么，要怎么做才能摆脱你妈妈对你的影响？"

"我们需要达到的最低要求是什么，这样你才不必来参加更多的治疗会谈？"

抱怨者有明确的主诉，但这些抱怨通常是针对其他人的。父母经常因为自己的孩子有问题前来寻求治疗。但是，尽管年幼孩子的父母可能会认为自己需要参与其中，年龄较大孩子的父母却通常认为只有孩子有问题，比如吸毒、抑郁、羞怯。他们可能不会将自己视为解决方案的一部分。妻子因为她的丈夫"不会沟通"而寻求夫妻治疗，但丈夫的出现通常只是为了安抚妻子。

面对抱怨者，治疗师会建议他们注意其他家庭成员问题行为中的例外情况。焦点解决取向的治疗师接纳他们的观点，给予他们赞美，并可能会建议他们观察抱怨模式的例外情况，如下面的例子所示。

请注意，治疗师在任何时候都不会挑战来访者认为"问题出在女儿身上"的想法。不过，在谈论解决方案的时候，谈话的重点可能会放在如何让母亲改变自己的行为上，并将其作为解决方案的一部分。这样的尝试帮助她打开了新的视角，让她看到减少唠叨对女儿来说可能是更有效的方法之一。

来访者：这是我女儿。她一天到晚就知道和她的朋友出去玩。她从不做家庭作业，也从不帮忙做家务。

治疗师：那我怎么做才能帮到你呢？

来访者：我尝试过的所有方法似乎都没有用。她只是不想长大，不想为自己负责。

对于这样的来访者，焦点解决取向的治疗师会试图将谈话从问题表述转变为解决方案的表述。

治疗师：你认为需要做什么才能让你的女儿更容易相处？

来访者：她必须开始做作业。我一直跟她讲，如果她高中毕不了业，将来会一事无成。

治疗师：这似乎是一个很大的改变。但假设这确实发生了，她开始做作业了，她会说你对待她的方式有了什么不同吗？

来访者：她讨厌我唠叨她。所以她可能会说我不再唠叨她了。

一些符合抱怨者描述的来访者可能不如这位母亲灵活。我们看到有些人坚定地认为一切都是别人的错。面对这样的来访者，你总是可以问"你希望我可以怎么帮助你"，然后再与他们一起制定策略，了解他们可以怎样用不同的方式影响那些"顽固"的其他人。

消费者也有明确的主诉，并准备采取行动。对于消费者，你可以直接建立目标，然后寻找解决方案。与准备好做出改变的人一起工作要容易得多。

应该指出的是，旁观者、抱怨者和消费者的区别不在于性格品质，而是治疗关系的品质，因此这是一个流动的分类。对一个明显没有动机的抱怨者来说，治疗师的工作是推动以解决方案为重点的对话，鼓励来访者，并建议其观察问题的例外情况。治疗师不去推动改变，而是引导来访者将注意力从问题转向解决方案，从而将咨访关系塑造成一种新的关系，在这种关系中，来访者会成为寻求改变的消费者。

治疗技术

焦点解决治疗的技术围绕两种策略。第一种策略是在来访者的参考框架内设定重点明确的目标；第二种策略是基于例外情况生成解决方案。治疗过程通常是短暂的（三到五次），每一次治疗结束之后再预约下一次治疗。这样设置的假设是再多做一次就够了。

问题描述

治疗从描述来访者的问题开始："你希望我如何帮助你？"焦点解决取向的治疗师会尽量在来访者的参考框架内工作。他们会询问来访者的看法，谨慎地接纳他们，并尽可能地使用来访者的语言。

治疗师：所以你是说你想做点儿什么让自己不再拖延吗？

来访者：是的，有一半应该我做的事情，但我很难坚持做下去，而且我总是在最后一分钟手忙脚乱地交差。我恨我自己！有时我想也许我只是不想做这份工作。

治疗师：所以你认为拖延可能与你不喜欢这份工作有关，而且你一直感到沮丧和自卑，对吗？

询问来访者已经尝试过的解决方案是一个好方法。人们通常会尝试各种策略来解决他们的问题，而这些努力可能或多或少是有用的。不管怎样，这些曾经的解决方案对来访者现在的认知都发挥着重要作用，如他们关于什么方法对自己有用、什么方法对自己不起作用的看法。

目标设定

在倾听并了解了来访者对问题的描述及他们已经尝试过的解决方案之后，治疗师的下一步工作就是设定明确而具体的目标。焦点解决治疗取向的治疗师通过提出以下问题，帮助来访者将模糊或无形的目标翻译成特定的关于行为的表达方式。

- 你具体会怎么做？
- 你们两个怎么知道什么时候能解决你们的问题？到时候情况会有什么不同？
- 能告诉我你正在朝着正确方向前进的最小的一步是什么？还有什么别的迹象吗？

目标越明确，衡量进展程度就越容易。例如，如果一名女性说她想和丈夫相处得更好，聚焦于解决方案的治疗师可能会问："你能更具体地告诉我，当你们两个相处得更好时会发生什么吗？你会有什么不同的处事方式吗？你的丈夫会注意到哪些变化的迹象以告诉他你们相处得更好而不是更不好？"

在这个例子中，请注意治疗师是怎样询问这个想要建立更好关系的女性"你会做些什么不同的事情"的。焦点解决治疗过程的一部分是帮助来访者思考他们自己可以采取的建设性行动，而不是他们如何能让他人改变。有用的目标是具体的，并且包括积极的行动。它们也是切合实际的、可以实现的。例如，一名最近离婚的女性急于让生活重回正轨，她想要戒烟、找工作、减掉 9 公斤的体重并开始约会。治疗师建议她先集中精力找工作，推迟减肥和戒烟的计划，直到她的生活压力减轻一些再说。

有一次，当茵素·金·伯格与一位生活似乎失控的来访者进行会谈时，询问这位来访者需要做什么才能让事情变得更好。这位来访者回答她不确定，因为她有很多问题。"也许只有奇迹发生才会有所帮助吧，但我认为这个要求太过分了。"听到来访者的回答，伯格问道："好吧，假设奇迹发生了，你来这里的问题已经解决了。你的生活会有什么不同？"

令伯格惊讶的是，这个看似不知所措和无助的女士描绘出了一幅清晰而现实的、关于一个功能良好的家庭的图景。由此，焦点解决治疗的支柱之一诞生了——**奇迹问题**（miracle question）。德·沙泽尔是这样描述它的：

现在，我想问你一个有些奇怪的问题。假设你今晚睡觉的时候，整个房子都静悄悄的，突然奇迹发生了。奇迹就是你的问题解决了。然而，因为你在睡觉，所以你不知道奇迹发生了。那么，当你明天早上醒来时，什么样的改变会告诉你奇迹发生了，并且那个把你带到这里来的问题已经解决了？"

奇迹问题邀请来访者设想积极的结果，并通过向他们提供目标中的心理图景来激活一种问题解决的思维模式——正如想象完美的发球有助于网球运动员的发挥一样。奇迹问题还可以帮助来访者超越问题的局限，看到他们真正想要的可能并不是解决问题本身，而是完成那些一直被问题阻碍的事情。如果治疗师可以鼓励来访者把问题放在一边，先开始着手做这些事情，那么问题可能会突然变得不那么严重了。

例如，玛丽说，如果她没有贪食症，她就会与人更亲近并享受更多的乐趣。如果在治疗师的鼓励下，玛丽甘愿冒着风险进行人际交往并获得更多乐趣，那么她的贪食症可能就不会成为她生活中的问题，也不会成为她生活中的阻碍。

探查例外情况

探查例外情况，即探查那些来访者没有出现问题的时刻。这样的技术可以帮助他们认识到可能已经掌握的潜在解决方案。这种探查包括提出如下**例外问题**（exception question）。

- 问题在最近什么时候应该发生过但却没有发生（或者不那么严重或更易于管理）？
- 问题没有发生的那些时刻有什么不同？
- 当你的伴侣做了一些对你产生积极影响的事情时，你如何让他 / 她知道？

回顾最近的例外情况最为有用，因为来访者能够更详细地记住它们。此外，由于这些例外情况刚刚发生，因此它们再次发生的可能性更大。通过探索这些时刻及它们的不同之处，来访者可以找到一些线索，让自己能够做些什么来增加这些例外情况。

例如，玛丽记得前一周她有过暴饮暴食的冲动但没有付诸行动。她可能会发现，那些时刻她没有和父母待在一起，所以并不觉得自己在让他们失望。于是，她可能会下决心变得更加独立。

探索例外情况让治疗师和来访者可以在过去成功的基础上再接再厉。如果做不到这一点，治疗师可以询问为什么事情没有变得更糟，如"你是怎么做到的"，然后在这一成就的基础上再接再厉。**应对问题**（coping question）可以帮助来访者认识到他们比自己认为的更加足智多谋。

- 是什么让你在如此艰难的情况下坚持了下来？
- 为什么事情没有变得更糟？
- 你做了什么防止它们变得更糟？

如果来访者回答了这些问题，治疗师就可以在此基础上提出有关他们是如何坚持的及该如何继续努力的问题。

焦点解决取向的治疗师将大部分时间都用于聆听先前的解决方案、例外情况和目标。当这些线索出现时，治疗师会通过表现出热情和支持来对此加以强调。然后，与传统的以问题为中心的治疗方法不同，治疗师将有关解决方案的探讨放在首位，这需要不一样的技能。以问题为中心的治疗师担心缺少有关引发或维持问题的线索，而焦点解决取向的治疗师则担心缺少有关解决方案和进展的线索。伊冯·多兰在下面的对话中演示了这个过程。

妈妈：她回到家后不理我，就好像我不在那里一样。她一放学回家，就跑进自己的房间里。谁知道她在里面做什么，反正我感觉不是什么好事。

女儿：你说我们老是吵架，所以我就躲进自己的房间不和你吵。

妈妈：看到了吗？她承认她只是想避开我。我不知道她为什么不能像以前那样，回家之后和我聊聊学校里发生的事情。

治疗师：等一下，她以前什么时候这样做过？谢丽尔，你以前什么时候会在回家以后告诉你妈妈学校里发生的事？

女儿：我以前经常这样做，比如上学期。

治疗师：你能举一个上次你这样做的例子吗？

妈妈：我可以告诉你。实际上就是在上周。她因自己的科学项目被选中而感到非常兴奋。

治疗师：再多跟我讲讲，那天是什么日子？

妈妈：我想是上周三。

治疗师：她回家之后呢？

妈妈：她回家之后很兴奋。

治疗师：你在做什么？

妈妈：我想我正在准备晚餐。她很兴奋地进来了，我问她发生了什么事，她告诉我她的科学项目被选中在学校展出。

治疗师：哇哦，太棒了！

妈妈：是的。

治疗师：那后来发生了什么？

妈妈：我们一起聊天，她把有关科学项目的所有内容都告诉我了。

治疗师：谢丽尔，你还记得这件事吗？

女儿：当然，这就发生在上周。我当时很高兴。

治疗师：你会说这是一次很好的谈话吗？你们两个人之间的很好的谈话？

女儿：当然。那就是我的意思，我并不总是回我的房间。

治疗师：上周的那个时候有什么不同让你们彼此更容易交流了呢？

妈妈：嗯，她当时很兴奋。

女儿：我妈妈在听，而不是在做别的事。

治疗师：哇，这是一个很好的例子！谢谢你。让我再问一下你们：如果谢丽尔和你更经常地谈论对她来说有趣和重要的事情，而你全心全意地听她说话而不做其他事情，这就是你们两个所说的"更好的沟通"吗？

女儿：嗯，没错。

妈妈：是的。

在上述例子中，治疗师使用了各种焦点解决的干预措施。首先，她仔细地倾听问题的例外情况——问题可能会发生但最终没有发生的时候。其次，她探索了有关例外情况的更多详细的信息，并通过祝贺来访者来强调这个例外情况。最后，她通过询问如果这种例外发生得更频繁，他们的目标就会如何实现来将例外情况与他们的目标联系起来。

评量问题

引入**评量问题**（scaling question）是为了帮助治疗师和来访者谈论难以确定具体变化的模糊话题，如抑郁和沟通问题。伯格和德·沙泽尔描述了评量问题的使用方法。

例如，治疗师询问抑郁的来访者："如果以从 1 到 10 的等级表示，1 代表你打电话给我时的抑郁程度，10 代表在奇迹发生后第二天你的感觉，那么你现在的感觉如何？"

来访者可能会说等级是 2，治疗师会说："所以你感觉比打电话时好一点。你是如何取得进步的？"或者治疗师可能会问："你觉得需要做些什么才能达到 3？"通过这种方式，治疗师和来访者可以识别并扩大朝向目标的微小变化，而不是卡在"我要么抑郁，要么不抑郁"那种典型的想法中。

评量问题还用于让来访者量化他们对自己保持决心的信心："从 1 到 10 的等级中，你对自己本周不乱发脾气的信心有多大？"在实践中，这种技术有一种"证明它"的含义。在来访者回应之后，治疗师会询问他们可以做些什么来增加成功的概率："这次你必须做什么才能坚持下去？"提出评量问题有助于预测可能出现的困难及防止阻抗和倒退，还可以鼓励来访者履行改变的承诺。

下面的案例涉及一对想要改善沟通的夫妻，该案例展示了如何使用评量问题。

治疗师：现在，我想要评估一下问题和目标。假设 1 代表问题最糟糕的程度——你们完全没有沟通，只是争斗或回避；10 代表你们会进行完美的沟通——再也不会吵架。

苏珊：这很不现实。

治疗师：那是一种理想状态。那么你们俩在情况最糟糕的时候处于哪个位置呢？也许就在你们进来见我之前？

苏珊：反正挺糟糕的……我不知道……我会说 2 或 3。

吉姆：是的，我会说 2。

治疗师：好的（写下来）……等级 2 或 3 给你，等级 2 给你。现在请告诉我，当治疗结束并取得成功时，你会对什么样的状态感到满意？

吉姆：我对 8 很满意。

苏珊：嗯，我当然想要 10，但那不现实。好吧，我同意。8 会很好。

治疗师：那么你们现在的状态如何？

苏珊：我会说好一点了，因为他愿意和我一起来这里，我看到他在付出努力。所以也许是 4？

吉姆：嗯，很高兴听到她这么说。我没想到她会说得那么高。我会说是 5。

治疗师：好的，等级 4 给你，等级 5 给你。而且你们都希望治疗成功的时候能达到 8，对吗？

这样的干预有两个主要特点。首先，它是一个焦点解决治疗的评估工具。也就是说，如果每次都使用评量问题，治疗师和来访者就可以持续地测量他们的进步。其次，它本身就是一种强有力的干预措施，因为它让治疗师专注于曾经的解决方案和例外情况，并在新的变化发生时加以强调。就像在第一次会谈之前所发生的改变一样，每次会谈之间都可能发生以下三种情况：情况变得更好、情况保持不变或情况变得更糟。

如果在两次会谈之间情况变得更好，治疗师会赞美来访者，然后详细了解他们是如何做出这些改变的。这不仅鼓励和巩固了这些变化，还推动了他们做更多相同的事情。如果情况保持不变，来访者会因为保持改变或没有让情况变得更糟而受到称赞："你是如何防止情况恶化的？"有趣的是，这个问题或多或少会引出来访者描述自己所尝试的改变。在这种情况下，治疗师可以再次赞美、支持和鼓励他们，使得更多的改变发生。

治疗师：苏珊，上周你在良好沟通方面的评级是 4。我想知道你这周的评级是多少？

苏珊：（停顿）我会说 5。

治疗师：5！哇！真的吗，只过了一周？

苏珊：是的，我认为我们这周沟通得更好了。

治疗师：你们是如何沟通的？

苏珊：嗯，我想是因为吉姆。他似乎试图更多地听我说话。

治疗师：那太好了。你能举一个他更愿意听你说话的例子吗？

苏珊：嗯，好的，比如昨天。他通常每天上班时会给我打一次电话，而且……

治疗师：抱歉打断一下，你刚刚是说他每天给你打一次电话吗？

苏珊：是的。

治疗师：我只是有点惊讶，因为不是所有丈夫都会在每天上班前给妻子打电话。

苏珊：他一直都是这样做的。

治疗师：那你喜欢他这样吗？这是你不想让他改变的地方？

苏珊：是的，当然。

治疗师：对不起，请继续。你刚才讲到昨天他打电话来的时候。

苏珊：嗯，通常都是那种时间很短的通话。但是昨天我告诉他我遇到了一些问题，他听了很长时间，似乎很关心我，还给我提了一些好主意。那种感觉很好。

治疗师：所以这就是你想要的——你可以谈论一些事情或一些问题，他会倾听并给出好主意？同意吗？

苏珊：是的。

治疗师：吉姆，你知道苏珊喜欢你在工作的时候打电话给她，并听她说话吗？

吉姆：我想是的。这周我真的一直在努力这么做。

治疗师：那太好了。本周你还做了哪些努力来改善沟通呢？

上述案例展示了如何在夫妻治疗中使用评量问题，并将其作为追踪他们进展的工具。治疗师收集了越来越多关于来访者自己做出的微小改变的信息，这些改变使得评量的等级升高。自然而然地，这对夫妻会因此继续做那些有效的事情。

赞美

"你是怎么做到的"之类的问题可以表达**赞美**（compliment）。或者更准确地说："哇！你是怎么做到的？"请注意，这句话引起了来访者对"自己已经完成了某事"这一事实的注意。与其提出"你以前有没有工作过"，不如问"你以前做过什么类型的工作"，这样的问题会让来访者更多地描述他们的成功经历，并有助于培养他们的自信心。

为了达到效果，赞美应该指向多做些什么，而不是消除些什么。大多数来访者都知道出了什么问题，但不知道如何避免重复原有的无效解决方案。赞美可用于突出使他们成功的策略，并使来访者聚焦于那些有效的策略。

休息一下并给予反馈

焦点解决取向的治疗通常以团队的方式进行：治疗师在场，同事在单面镜后面观察。无论是团队合作还是单独工作，参与会谈的治疗师通常会在快结束时休息 10 分钟。在此期间，治疗师会（与团队一起或单独）撰写一个总结，并交于来访者。

J. 沙里（J.Sharry）、B. 麦登（B.Madden）、M. 达摩迪（M.Darmody）和米勒基于焦点解决治疗的理念，提出真正在工作的是来访者，并描述了如何利用休息时间来促进合作的态度：

> 我们的会谈就要结束了，我想我们可以休息 10 分钟。这是为了让你有时间思考和反思我们所讨论的内容，看看在这期间会不会浮现出什么重要的想法，或者想要做出决定或制订计划。你可能还想思考一下本次会谈是否有用，以及你希望我们如何进一步参与，如果这对你会有所帮助的话。在你思考的同时，我会咨询我的团队的想法。我们会一起思考你说过的话。当我们重新回到这里的时候，我很想听听今天有什么让你印象深刻的事情。我也会和你分享团队的想法。那么，到时候我们可以一起把一些有用的信息总结出来。

总结信息的环节从治疗师回顾在会谈中听到的来访者所说的内容开始，包括问题、背景、来访者的目标以及会谈前的进展和优势："X 先生和 X 夫人，我今天听到你们所讲的内容是……""我的理解是正确的吗？""有什么重要的地方被我忽略了，或者你们有什么想要补充的内容吗？"

在做完会谈回顾之后，治疗师就要做出反馈，包括表达共情（"你感到沮丧很正常"），对来访者情绪的反馈（"我感觉你真的受到了伤害"），赞美会谈前的变化或优势（"为了让事情变得更好，你尝试了那么多次，这给我留下了深刻的印象"），以及评论来访者的共同目标。

然后，治疗师会就积极的方面提出建议："我建议你注意帕特里克在学校里做的那些你希望他继续做的事情。""帕特里克，在学校和同学、老师在一起的时候，我建议你试着注意你自己喜欢的并希望能继续发生的事情。"

在焦点解决治疗中常用的建议如下。

1. 公式化的首访任务（formula first-session task）。"从现在到下次我们见面之间，我希望你们观察一下，家里发生的哪些事情是你们希望继续发生的？"

2. 做更多有效的事情。"既然你说出去散步的时候你们可以一起聊天，那么不妨再试一两次，看看会发生什么。"

3. 做一些不同的事情。"你提到当你寄希望于珍妮可以自己做好家庭作业时，她却经常做不到。也许你应该尝试一些不同的东西？"治疗师可以建议来访者通过实验的形式做一些不一样的尝试。茵素·金·伯格的一个治疗案例说明了这一点。父母因为儿子的大便失禁而烦恼。伯格建议他们尝试不同的方式，于是他们开始在儿子的马桶座中装满水和一艘玩具船，并告诉儿子他的任务就是让船沉下去。他们成功了！

4. 慢慢来。通过询问可能的负面结果，并警告来访者不要试图改变得太快，来帮助来访者克服对于改变的恐惧。"我有一个看起来很奇怪的问题：保持现状是否有任何好处？"

5. 反其道而行之。这个建议基于这样一种观念，即许多问题都是通过尝试过的解决方案来维持的。建议来访者去做一些与他们尝试过的方案相反的事情，这对仅存在于两个人之间的问题（一对夫妇中的一人或与孩子有矛盾的父母一方）来说特别有用。如果责骂孩子的方法行不通，那么治疗师可以鼓励父母开始表扬孩子做得好的地方。如果丈夫为避免与妻子谈论这段关系所做的尝试没有奏效，那么他可以在心情愉快的时候尝试自己开启这个话题。

6. 预测任务。"在你今晚睡觉前，预测一下到了明天情况会变得更好还是保持不变。到了第二天晚上，对当天的表现进行评分，并将其与你的预测进行比较。想想是什么导致了正确或错误的预测。请每天晚上坚持这么做，直到我们下一次见面。"

如你所见，在总结信息阶段的赞美和反馈延续了焦点解决治疗的基本主旨，即关注家庭自身的资源，鼓励他们利用自己的优势来寻找解决方案，而不是关注问题本身。

后续会谈

后续会谈用于发现、放大和衡量进步。当一个家庭来参加后续会谈的时候，焦点解决取向的治疗师会努力创造出一种合作的态度，询问他们的进步情况，详细描述朝向家庭目标的任何进展及来访者在实现目标过程中的作用。然后治疗师会协助来访者计划下一个治疗方案。

- 什么变得更好了？或发生了什么你喜欢的事情吗？
- 再跟我讲讲，让我看看你们俩是怎么做到的。
- 哇！听起来不错。哪些部分是你特别享受的？
- 还有其他方面有所改善吗？那么你认为进一步的改善可能是什么？在 1 到 10

的范围内，你说你现在进步到了 5。那么 6 会是什么样子？

如果没有明显的进步，可以提出如下应对问题。

- 你是如何防止事情变得更糟的？
- 你认为什么可能有帮助？
- 你觉得下一步应该怎么做？

"当然，如果你告诉大家我们做了大部分的工作"

为了说明针对夫妻的焦点解决治疗的治疗过程，我们将呈现迈克尔·霍伊特（Michael Hoyt）报告过的一个案例。

案例研究：弗兰克和蕾佳娜

29 岁的弗兰克和 30 岁的蕾佳娜在一起生活已经 7 个月了。在过去的 3 个月里，自从蕾佳娜怀孕以来，他们所做的事情似乎就只有争吵。

治疗师说："欢迎。简单来说我们会谈的目标就是大家一起努力，为让你们今天来到这里的事情寻找一个解决方案。所以你们之间发生了什么呢？"

蕾佳娜说，她对他们之间的争吵感到厌倦。最近，她和弗兰克似乎一直在吵架。

面对蕾佳娜的抱怨，弗兰克的回应是："所以一切都是我的错，对吗？"

争吵了几分钟后，治疗师插嘴道："等一下！你们来这里是因为你们想让事情变得更好，不是吗？"他们点点头。"这就是你们来这里的原因。你们以前相处得很好，所以你们知道该怎么做——看来你们来这儿是为了获得一些帮助，弄清楚如何回到过去快乐的时光，对吧？"

他们表示同意，但兴致不高。

然后，治疗师要求他们分别对现在这段关系从 1（可怕）到 10（很棒）进行评级。他们俩都给出了 2。

"好的，"治疗师说，"这给了我们一些可以工作的空间。"然后他问他们双方必须做什么事情才能将他们的满意度提高到 3 或 4。

他们俩对此都没有任何想法。于是治疗师提出了一个奇迹问题："假设今晚，在你们睡觉的时候，奇迹发生了……然后你们的问题都被解决了！当你们明天醒来的时候，会注意到哪些线索提示你们'嘿，情况已经好多了'呢？"

他们俩都笑了。

然后蕾佳娜说："我们会和睦相处，而不是争吵。"

"是的，"弗兰克说，"我们会好好讲话，她不会生我的气。"

治疗师迅速地采取行动将这一目标具体化。"你们会相处得很好。那你们会说什么和做什么呢？"

在随后的讨论中，这对夫妇描述了他们的相遇和恋爱的过程，他们一起度过了一个愉快的假期，以及他们希望共同抚养一个幸福的孩子。当他们重新陷入争吵时，治疗师将他们重新引导回积极的经历中。治疗师提示："你们最后一次相处得很好是什么时候，哪怕只有几分钟？"这让这对夫妇回想起了他们最近的一些短暂的好时光。治疗师问了许多问题来扩展这些例外情况，谈话逐渐变得积极起来。

当会谈接近尾声时，治疗师询问会谈对他们是否有帮助，以及如果有，是什么样的帮助。这对夫妇一致认为，在不争吵的情况下交流，并被提醒有相处得比较好的时刻很有帮助。治疗师称赞了他们前来治疗的动机，将其描述为一种"他们互相关心及他们希望为宝宝创造一个幸福家庭"的表现。然后治疗师询问他们是否愿意再预约一次会谈。他们同意了。治疗师给他们布置了家庭作业，让他们观察自己与对方做了什么事情让情况变得更好。"这些事情可能并不完美，但请尝试并关注或你的伴侣所做的或试图做的任何积极的事情。"

在第二次会谈中，弗兰克和蕾佳娜说他们度过了非常愉快的几天。治疗师称赞他们并问道："你们是怎么做到的？"但后来，他们讲述了一天晚上弗兰克下班回家时发生的争吵。治疗师打断了他们并说弗兰克犯了一个错误。治疗师接着说，尽管有些治疗师试图探索人们做错了什么，但他的方法是帮助他们弄清楚他们做对了什么，然后帮助他们做更多对的事情。

于是，弗兰克说，在他们吵架后的第二天，蕾佳娜在弗兰克上班的时候给他打电话并道歉："我知道迟到是我不对，但她对我大喊大叫的样子真的伤害了我的感情。"

"她打电话过来道歉了？"

"是的。我也很欣赏这一点。"

"你给弗兰克打电话了？"

因此，尽管弗兰克和蕾佳娜仍然因为他们的争吵而感到沮丧，但治疗师能够帮助他们转移注意力，将其重新集中在他们自己为了克服争吵而做出的建设性的努力上。在帮助他们找到对彼此更积极的感觉之后，治疗师继续询问他们对彼此的欣赏及他们如何表现这些欣赏。

弗兰克承认，当他的感情受到伤害时，他会选择回避，而这只会让蕾佳娜更加愤怒。这时，他的角色便从抱怨者转变为消费者。

随后，治疗师询问了这对夫妇关于如何更好地处理紧张局面的想法，他们对此展开了讨论并分角色表演了几个例子。

治疗结束时，治疗师再次称赞他们的努力付出，并建议他们记录下来希望继续发生的事情。当治疗师问他们什么时候再来时，他们说 3 周后，因为这会让他们有时间练习。

第 3 次会谈一开始，这对夫妇就讲起对方最近在做的一系列积极的事情。蕾佳娜感谢弗兰克在家里帮她的忙，他听到这个赞美后露出了微笑。他们都将现在的这种关系评为在 5 和 6 之间。

然而，这对夫妇在为新生儿布置新房时确实有过一次激烈的争吵。蕾佳娜为弗兰克不那么感兴趣感到气恼，而弗兰克觉得蕾佳娜不够理解他所做的所有妥协和调整。治疗师没有探索这些抱怨背后的感受，而是询问这对夫妇妥协成功的例子："当你们建设性地应对挫折时，你们做了什么不同的事情？"这一重新定向帮助他们更多地思考当伤害和愤怒席卷而来时，他们是如何应对的。

这次的家庭作业是记录他们做的任何表明他们正在合作的事情。治疗师还建议他们一起选择一个郊游地点，然后一起出游。

第 4 次会谈发生在 3 周以后。这对夫妇说，这是蕾佳娜怀孕以来状态最好的 3 周。治疗师称赞（"哇！"）并询问细节以帮助他们专注于自己所做的具有建设性的事情。此时，蕾佳娜给这段关系打了 9，弗兰克打了 10。治疗师向他们合作的成功表示祝贺，并安排了 3 周后的后续会谈。

在第 5 次会谈中，蕾佳娜抱怨感到疲倦。弗兰克也因加班而感到疲倦，但能够表达对蕾佳娜的共情和支持。他们一致认为他们保持得很好，甚至考虑取消治疗会谈。但他们还是决定回顾一下他们的进展并讨论如何继续保持进步。当这对夫妇谈论他们所取得的成就时，治疗师对他们报告的所有建设性事件表示赞赏。

治疗师接着问，如果问题在未来再次让他们失望，他们将如何作为一个团队来应对。他们回答说他们知道未来会遇到问题，但也知道自己可以解决这些问题。"现在，当我们开始争吵时，我们会停下来并回忆我们在这里讨论过的内容：如何使用你所谓的'解决方案表述'，过去我们如何争吵，我们如何学会尊重彼此，如何在需要时暂停，以及如何倾听对方等。"

当治疗师问他们是否想再预约下一次会谈时，他们说暂时不用，但如果需要的话他们会打电话。

我祝福了他们，并询问他们我是否可以写下他们的故事并将其记录在一本书的某一章中。"当然，"他们说，"但前提是，你要保证告诉大家我们做了大部分的工作。"

反思并回答

1. 有些人不会轻易地停止争吵。如果弗兰克和蕾佳娜真的只想谈论他们的婚姻出了什么问题，而不关心什么是对的，那么焦点解决取向的治疗师会怎么做呢？

2. 从表面上看，焦点解决治疗似乎只是将一些简单的技术与积极思维结合在一起。其实，和每一种治疗方法一样，焦点解决治疗也是一门艺术。到目前为止，你在案例研究中注意到的哪些细微的差别有助于确保这对夫妇参与治疗？

3. 如果弗兰克和蕾佳娜成功地完成了他们的家庭作业，你会在第二次会谈中做什么？

4. 你会把弗兰克和蕾佳娜的成功归因于什么？

5. 治疗师允许来访者自行确定两次会谈之间的时间。这种设置与焦点解决治疗的哪些方面一致？

6. 你认为焦点解决治疗可能不会对哪些类型的来访者或哪些问题产生很好的治疗效果？

7. 有批评认为焦点解决治疗是"创可贴疗法"。这种批评有道理吗？你认为弗兰克和蕾佳娜再次争吵的可能性有多大？

8. 焦点解决取向的治疗师不会教授技能或以其他方式提供信息，而这是许多其他模型的主要内容。如果人们可以通过治疗师的帮助将注意力从问题转移到解决方案上，你是否同意人们通常具有解决自己问题的智慧这一说法？

模型现状

从受欢迎的程度上看，焦点解决治疗可能是为我们这个时代而生的治疗方法。目前，焦点解决治疗是世界上使用最广泛的心理疗法之一，其快速解决方案的特征赢得了管理式医疗行业的青睐，并且创始人一直在证明自己的疗法是焦点解决取向的。焦点解决治疗的应用包括夫妻治疗、家庭治疗、儿童行为问题、有自杀倾向成员的家庭、家庭暴力、性虐待、酗酒、性治疗、有严重智障儿童的家庭和精神分裂症患者。

此外，还有大量以焦点解决为主题的自助类书籍。有人提出了一些模型，将焦点解决治疗的技术（如评量问题、奇迹问题）融入了其他形式的家庭治疗中，最常见的是结构派家庭治疗，用于治疗青少年物质滥用、解决领养问题及低冲突离婚问题。除了传统的治疗实践之外，焦点解决模型也被应用于家庭医学诊所、社会服务机构、护理机构、教育环境和示范学校，以及商业系统中。

除了非常吸引人的名字之外，是什么让焦点解决治疗如此受欢迎呢？它的确简短而实用，但许多其他家庭治疗方法也是如此。焦点解决治疗最强大的两个要素可能是它基于什么是有用的，以及它帮助人们确定他们想要什么而不是他们不想要什么。

寻找例外情况被证明是一种简单而强大的干预措施。向我们寻求帮助的人们常常认为，他们的问题在没有发生的时候并不重要，因为这些情况似乎是偶然的或不持续的。关注过去的成功和潜在的能力有助于来访者重新发现他们自己最佳的应对策略。

或许在你第一次读到奇迹问题这个术语时，会感觉它听起来就像另一个噱头。实际上，它是一个强大的工具，因为它可以挖掘人类的奇妙潜能，使他们不仅可以看到事物的本来面貌，还可以想象事物可能的样子。想象力的一大好处在于，在非常有限的鼓励下，人们可以将自己视为一位成功者而不是一位正在摸索的失败者。在焦点解决治疗的应用中，这种积极思考不只是空洞的乐观主义，因为来访者有一个教练和指导者帮助他们朝着更光明的未来前进。

有批评者认为，焦点解决治疗似乎过于简单，它对于问题解决表述而不是问题表述的强调被视为具有操纵性。与任何疗法在其发展的早期阶段一样，焦点解决治疗有时会以食谱的形式呈现，这导致一些人以为治疗可以简化为一套公式化的技术。

在治疗中，你所要做的就只是提出奇迹问题，然后谈论什么时候这个问题不会成为一个问题吗？不，当然不是。对于任何新的治疗模型，公众都倾向于强调其与众不同的地方，比如奇迹问题、寻找例外情况、评量问题和赞美。焦点解决治疗的独特之处就在于，它看似很容易描述，但与其他所有的疗法一样，其有效运用需要高超的技巧。

对焦点解决治疗的第二个主要批评是，它对解决方案的坚持可能会破坏对来访者的共情与理解。人们想要讲述他们的故事。当他们寻求治疗时，他们希望有人了解他们的问题并愿意帮助他们解决这些问题。让担心的人放心并相信没什么好担心的，这件事情本身就不太容易。焦点解决治疗可能会让你怀疑自己的感觉是无效的，因为如果你只看事情的积极一面，你就不会拥有这些感觉。大多数人并不愿意被那些他们认为不理解自己的人改变。

焦点解决治疗是否真正具有合作性这一问题经常被提出来讨论。这种疗法甚至被一些人称为"强迫解决疗法"，因为人们认为治疗师倾向于迫使来访者只讨论积极因素。正如 J. 埃弗兰（J.Efran）和 M. 申克（M.Schenker）所质疑的那样：

> 接受焦点解决取向治疗的来访者，只是简单地在治疗师在场的时候将抱怨隐藏起来，这有什么意思呢？

最近，焦点解决取向的治疗师开始强调治疗关系的重要性。例如，伊芙·利普奇克说：

> 在整个治疗过程中，解决方案构建的速度和成功与否取决于治疗师与来访者的现实保持联系的能力。这是整个合作过程的基础，是保持车轴转动的机油。

与其他任何疗法一样，如果治疗师急于按章行事，而未能做到倾听来访者并让他们感到自己被理解，那么焦点解决治疗就不会有效。

尽管焦点解决治疗现在十分流行，但遗憾的是还没有很多研究来测试其有效性。迄今为止，大部分研究都是由焦点解决治疗的从业者自己进行的。德·沙泽尔和他的同事们在密尔沃基的短期治疗中心进行了初步的随访研究，调查了来访者取得的进展，并发现了良好的成功率。最近，德·沙泽尔和 L. 伊斯贝尔特（L.Isebaert）发表了一份关于在比利时一家医院接受焦点解决治疗的男性酗酒者的随访报告。他们在患者出院4年后，通过电话联系了其中的118名患者，结果84%的患者被认为病情有所好转。在条件允许的情况下，他们还会通过与患者的家人联系来确认患者的报告。

W.J. 金格里奇（W.J.Gingerich）和 S. 艾森加特（S.Eisengart）在一项针对焦点解决治疗结果研究的系统综述中回顾了15项对照实验结果研究，并判定其中的5项研究控制良好。在这5项研究中，有4项研究发现焦点解决治疗实验组的治疗效果比无治疗控制组或传统治疗控制组更好；剩余1项研究发现，对抑郁症的治疗来说，焦点解决治疗与人际关系心理治疗同样有效。控制较少的研究结果通常也都支持焦点解决治疗。金格里奇和艾森加特总结道，他们的研究综述为焦点解决治疗提供了初步支持。

复习题

1. 描述焦点解决治疗是如何发展的。

2. 描述这个模型评估问题的方法。

3. 如何在焦点解决治疗中达到设定的目标？

4. 什么是"例外情况"？它们扮演了什么角色？

5. 什么是"奇迹问题"？怎么使用这个技术？

6. 解释"评量问题"的作用。

7. 在焦点解决治疗中使用赞美，与仅仅为了让人们感觉良好而赞美他人有何不同？

思考题

1. 什么类型的来访者可能最适合焦点解决治疗？

2. 哪些类型的来访者可能不适合这种治疗方法？

3. 哪些焦点解决治疗的技术可以被有效地运用到其他模型中？

4. 在让来访者思考解决方案之前，你认为需要付出多少努力来倾听他们的问题？

5. 你是否曾有过这样的经历：在你觉得你充分地表达了自己的感受之前，就有人试图和你谈论解决方案？这个人怎样稍作调整可以达到更好的效果呢？

6. 如果理论关注的是来访者的优势而不是他们的弱点，那么心理治疗会在哪些方面有所不同？这种变化会带来什么，又会丢失什么？

7. 缺乏正常、健康功能的理论的利弊是什么？

第**12**章
叙事治疗

阅读时，请思考

- 外化问题是否意味着个人责任的消除？为什么是或为什么不是？
- 治疗师如何让"外化"看起来有意义而不仅仅是作为一个噱头？
- 叙事治疗师不解决家庭冲突这一做法的利弊是什么？
- 对强调文化的破坏性影响的治疗师来说，什么是有益的，什么是无益的？
- 有批评指出叙事治疗不是系统性的。为了实践叙事治疗，是否有必要摒弃家庭系统思维？

叙事治疗是后现代革命的完美体现。当所有知识都被认为是被构建的而不是被发现的时，家庭治疗的主要方法应该关注人们构建意义的方式而不是他们的行为方式。

叙事治疗的基本前提是个人经验从根本上讲是模棱两可的。这并不意味着经验不是真实的或一定是神秘的。相反，这意味着理解人类的经验，包括我们自己的经验，绝不仅仅靠观察它就够了。经验的要素只有通过被组织在一起、被赋予意义并按优先级排序，才能被理解。之所以说经验是模棱两可的，是因为它的意义不是固定的，经验可以有多种解释。

想想看，把大多数人在公开场合演讲前会感觉到的紧张心情称为"怯场"或"兴奋"的区别。第一个描述使这种紧张成为一个问题，需要被克服；第二个描述则表明，你站在一群希望赢得认可的人面前，紧张是一种自然的反应。

人们的经历属于焦虑还是兴奋，取决于他们如何解释自己的生理唤起。策略派治疗师会根据来访者的经验给他们重新定义或给予新的解释："下次你演讲时，把自己想象成是兴奋的而不是害怕的。"叙事治疗师则认为，除非这些解释符合人们的故事，否则人们不会接受它们。一个认为自己很无聊的人，无论别人多么努力地说服他，都很难看到他因为兴奋而颤抖。如果帮助这个人建立一个新的、更加积极的自我看法，重新定义就变得不必要了。一旦他开始对自己有好感，他就会期待人们欣赏他所说的话了。

控制论的隐喻强调自我挫败的行为模式，而叙事的隐喻则关注自我挫败的认知——人们如何讲述有关自身问题的故事。用控制论的隐喻来说，治疗意味着停止适应不良的互动。与此相反，叙事的隐喻侧重于扩展来访者的思维，让他们思考看待自己和问题的其他方式。

模型演变

叙事运动的创始人迈克尔·怀特居住在澳大利亚的阿德莱德。他和谢丽尔·怀特（Cheryl White）在达利奇中心（Dulwich Centre）工作，该中心提供与怀特方法相关的培训、临床实践和出版工作。20 世纪 70 年代后期，怀特被格雷格里·贝特森的作品吸引。比起基于系统模型的行为模式，怀特发现自己对贝特森所说的人们如何解释世界更感兴趣。受到贝特森和米歇尔·福柯对制度的去人性化方面批评的影响，怀特发展出有关问题如何影响人的新颖理念——将问题视为作用于人们的东西，而不是人们正在做的事情。迈克尔·怀特于 2008 年去世。

来自新西兰奥克兰市的家庭治疗师大卫·艾普斯顿是叙事运动的第二大领军人物。出于对人类学的兴趣，艾普斯顿发现了叙事隐喻，并让怀特相信它比控制论更有用。

认识治疗师

迈克尔·怀特

迈克尔·怀特以机械制图员的身份开始了他的职业生涯，但很快他就发现，与纸张相比，他更喜欢与人打交道。最初，怀特被格雷格里·贝特森的控制论吸引，但比起人们的行为方式，怀特后来对人们在生活中构建意义的方式更感兴趣。

怀特的创新思想帮助塑造了叙事治疗的基本原则，该原则将家庭所处的更广泛的历史、文化和政治背景纳入了参考框架中。在叙事治疗中，治疗师试图了解来访者的个人信念和看法或叙事是如何塑造他们的自我概念和个人关系的。

艾普斯顿认为，为了保持新的叙事，来访者需要一个支持性群体。他促进了自助"联盟"的发展，这些自助"联盟"由与类似问题做斗争的来访者组成，如新西兰反厌食症 / 反贪食症联盟。他还提倡给来访者写信，指出在治疗结束很久之后治疗师的影响会逐渐消失，但来访者可以重读信件来支撑他们的新故事及坚持的决心。

其他著名的叙事治疗师包括吉尔·弗里德曼（Jill Freedman）、基恩·康博思（Gene Combs）、杰弗里·齐默尔曼（Jeffrey Zimmerman）、维姬·迪克森（Vicki Dickerson）和斯蒂芬·马迪根（Stephan Madigan）。

基本模型

叙事治疗首先在精神分析的诠释学传统中找到了进入心理治疗的方法。继弗洛伊德之后，经典精神分析师相信解释经验的正确方式只有一种。患者可能无法理解自己的梦或症状，因为他们的动机是无意识的，但掌握了精神分析理论真理的分析师可以发现无意识的意义，就像考古学家发现过去埋藏的遗骸一样。

20 世纪 80 年代，唐纳德·斯宾塞（Donald Spence）、罗伊·谢弗（Roy Schafer）和保罗·利科（Paul Ricoeur）等修正主义者开始反对精神分析现实的实证主义概念。他们认为，经验的真相不是被发现的，而是被创造出来的。因此，治疗的目标要从历史的真相转向叙事的可理解性。其挑战在于，真理的构建服务于自我连贯性，而不是重现过去的真实画面。治疗师更像小说家而不是考古学家。

家庭治疗师发现叙事隐喻非常有效。当治疗师向来访者询问他们的生活时，他们开始意识到叙事对人们的看法有多么大的影响。故事不仅反映生活，也会塑造生活。这就是为什么人们习惯于实现他们所讲述的故事。

案例研究：蒂姆和凯拉

据蒂姆说，凯拉从来不会满意。她所做的只有抱怨。他们的公寓、家具、她的衣服——没有一样是好的。不管他们现在有什么，她总是想要更多。

凯拉不知道蒂姆在说什么。事实上，她已经感觉很满足了。好吧，除了一件事。每次她在杂志上看到一个漂亮的沙发或一条漂亮的裙子的照片时，她都会向蒂姆指出。她会说："哇，看看那个，也许我们应该拥有那些东西。"她只是随便说说，但蒂姆从小就不会要求任何东西，在他看来，凯拉的幻想就像在抱怨。其实真正伤害蒂姆的并不是凯拉所说的话，而是他如何解释这些话。

如果更深入地了解这件事，我们可以看到蒂姆从未对自己的成就满意过。在一个没有任何表扬的母亲的陪伴下长大的蒂姆梦想着有一天能做出一番大事业。不幸的是，他在现实中的成就从来没有达到过自己的期望。尽管旁人都称赞他，但他还是暗自做着儿时那个伟大而光荣的梦。

在蒂姆开始接受自己之前，他很难相信其他人会真正欣赏他。如果不去处理支配他的人生故事，而是尝试让他改变自己的行为，只会是一种徒劳。因为无论他取得了多少成功，他仍然会想方设法地忽视它们，并继续纠缠于他的失败之处及来自伴侣的（假想的）不满。

叙事治疗师反对家庭系统和精神分析模型中的功能主义元素，这些元素意味着问题是个体（如精神分析）或家庭（如家庭系统）所固有的。相反，叙事治疗师认为，当人们被灌输了对自己狭隘的、自我挫败的看法时，问题就会出现。

社会让人们相信他们自己有问题，为了对抗这种看问题的方式，叙事治疗师将问题**外化**（externalization）。治疗师鼓励来访者相信自己正在与问题做斗争，而不是自己有问题或自己就是问题本身。来访者和家庭本身不是问题，问题才是问题。因此，叙事治疗师对维持问题的互动或结构缺陷不感兴趣。他们对家庭给问题带来的影响也不感兴趣，只对问题给家庭带来的影响感兴趣。

随着叙事治疗师不再把家庭视为问题的根源，而将注意力转移到文化信仰和实践上，他们开始参考法国社会哲学家米歇尔·福柯的著作。福柯毕生致力于揭示各种社会话语是如何物化和非人化边缘群体的。他认为，不仅那些在社会中构建主导性叙事的人（那些被认为具有专业知识的人）具有控制性力量，而且叙事本身也会成为内化的真理，使人们开始根据社会"法官"（医生、教育家、神职人员、心理治疗师、政治家、名人）所设定的标准来评判自己的身体、成就和人格。因此，受到福柯的影响，怀特接受了社会建构主义的思想，即在政治方向上没有绝对的真理，并将其应用在解构（重新审视）压迫人们生活的既定真理上。

正常的家庭发展

叙事治疗师不仅避免判断什么是正常的，而且反对将人进行分类。回想一下福柯是如何批判与"正常"有关的理论被用来延续特权和压迫模式的。在人类历史上，当权者对正常和异常的判断经常被用来控制那些在这件事上没有发言权的人。

尽管根据 DSM-5 给来访者下诊断所带来的风险很容易被发现，但家庭治疗师可能难以将他们自己的概念，比如僵化的边界、跨代结盟和缠结，视为非人化的。但成为一名后现代叙事治疗师意味着要放弃这些分类。叙事治疗师避免将人归类为正常或异常的范畴。他们尽量不以任何方式判断来访者，而是努力帮助他们理解自己的经历。

尽管叙事治疗师尽量不做评判，但对人类及使他们蓬勃发展的原因不做一些基本假设是不可能的。从上一节描述的理论中，我们可以提炼出叙事治疗师对正常家庭所做的一些基本假设：（1）人们有良好的意图（他们不需要或不想要问题）；（2）人们受到周围话语的深刻影响；（3）这些问题不是他们自己的问题；（4）一旦脱离了自己的问题和已被内化的文化迷思，他们就可以发展出替代性的赋权故事。

行为障碍的发展

当人们所呈现的故事是在以无益的方式解释他们的经历时，他们往往会陷入困境。只要这些无益的故事保持不变，问题就会一直持续下去，掩盖其他更有益的故事版本。例如，一位单身母亲倾心养育自己处于青春期的女儿，但她始终认为自己作为一位单身母亲做得还不够好。因此，当女儿晚归时，她会变得很愤怒。"要做完美父母"的文化叙事让母亲总是注意到那些女儿晚归或将烟头留在门廊上的时刻，而忽略她完成家庭作业或自愿洗碗的时刻。女儿的每一次犯错都证实了母亲的故事版本——即"我做得不够好"。

反过来，女儿总是回忆起母亲批判她的朋友或因一些小错误而大发雷霆的时刻，而不记得母亲尊重她的意见或表扬她的时刻。女儿逐渐形成了一种"我永远无法让人满意"的叙事版本，越来越被"叛逆"控制。这让她不在乎母亲的想法，只沉迷于让她感觉更好的事情，比如参加深夜派对。

简而言之，双方不仅被困在被控制和叛逆的模式中，也停留在只注意到了控制和叛逆的事件上。

其他家庭治疗学派可能会分析这对母女之间不断升级的对抗循环，而叙事治疗的视角似乎也没什么差别。不过从实际上看，叙事治疗的不同之处在于它不关注行为。从控制论的观点来看，这对母女被困在了一个功能失调的反馈回路中，以无益的方式互动和回应。而叙事治疗师在意的是母女如何叙述她们交流的方式。是她们的故事（需要成为完美的母亲，被母亲挑剔）影响了她们注意到的事情（晚归、责骂）及她们如何理解这些事情。

叙事治疗师将这些视野狭隘的模式称为**充满问题的故事**（problem-saturated story），一旦它们占据上风，就会促使人们以延续问题故事的方式进行互动。只要父母把注意力集中在孩子的不当行为上，他们就会极力批评和控制孩子。一旦孩子们认为父母在挑剔他们，就会变得叛逆且易怒。他们对彼此的回应将引发更多相同的行为，进而导致问题故事的进一步僵化。

这种封闭且僵化的叙事容易使人们陷入一种破坏性的情绪状态，叙事治疗师将其描绘为"外来入侵者"。治疗师并没有将有问题的感觉或信念视为外部实体，但他们确信这种情绪化的反应来自外部，因为它们是被社会构建的。将问题外化可以减少内疚和责备。女儿不是问题，"叛逆"才是问题。母亲不是问题，"过度敏感"才是问题。母亲和女儿可以团结起来对抗叛逆和过度敏感，而不是对抗彼此。

治疗机制

叙事治疗师不是问题解决者。相反，他们帮助人们将自己从充满问题的故事（和具有破坏性的文化假定）中分离出来，为自己新的和更具建设性的观点开辟空间。叙事治疗通过将人与问题分离，再将家庭团结起来对抗共同的敌人（而不是通过让家庭成员直面他们的冲突），将个体的身份认同从有缺陷的转变为受欢迎的。这个过程还包括让家庭成员梳理家族历史以获得**独特结果**（unique outcome）或"闪光事件"——那些他们克服问题或以与问题故事相反的方式行事的时刻。

因此，叙事治疗师将他们的工作视为一项政治事业——将人们从压迫性的文化假定中解放出来，并赋权使他们成为自己生活的积极主宰者。一旦家庭成员从充满问题的故事中解放出来，他们就可以团结起来，与支持性群体相联结，以更加乐观和持久的方式处理各自的问题。

以爱丽丝的案例为例。因为与男性交往的经历，爱丽丝认为自己具有依赖性。叙事治疗师不会探索这种情况的原因，也不会对爱丽丝提出改变这种模式的建议。相反，治疗师会询问依赖对爱丽丝来说意味着什么，并为这些想法对她产生的负面影响起一个"名字"，即用贴近经验的词汇来重构这些想法。例如，如果爱丽丝说依赖让她感到自责，治疗师可能会问她自责对她的生活产生的影响，请家人帮助她克服自责，并强调她在生活中那些以自己喜欢的方式与男性相处的时刻。治疗师也可能会邀请爱丽丝探讨社会对女性的看法，以及这些看法如何使得自责控制了她的生活。

叙事治疗师帮助来访者解构不具有成效的故事，以重新构建新的、更有成效的故事。解构是一个从文学批判中借来的术语，意味着质疑假设。

重塑（reconstruction）涉及创造新的和更加乐观的经验描述。叙事治疗师使用外化对话帮助人们将自己与问题分开。对于那些削弱来访者力量的假设，重塑是解构这些假设的一种方法。例如，他们不会谈论"莎莉的懒惰"，而是询问当"拖延控制了她"的时刻。一旦问题被外化并被更接近经验的术语重新定义，人们就可以开始反抗它。通过将问题视为外部实体，叙事治疗师让家庭可以自由地挑战问题对他们生活的影响。

在外化对话中，治疗师会提出"效果问题"——比如，"问题对你有什么影响？你对此持什么样的态度？你对自己的看法是什么？你们的关系如何？"通过这个过程，问题的影响范围被扩大了。如此一来，来访者就会开始意识到问题在他们的生活中影响较小的领域。正是在这些领域中，来访者才能注意到独特结果——那些讲述问题故事时无法预测的体验，以及那些他们抵制问题影响的时刻。看到独特结果为以新的和更有力的方式建构故事创造了空间。

一位自认为抑郁的人对生活的看法是灰暗的。抑郁成了一种事业，一种生活方式。但如果这个人开始思考，比如认为"自我怀疑困住了最好的他"，那么他可能会想起那些他没有被自我怀疑打倒的时刻。这些被重新回忆起的有效能感的时刻，为编织新的、更加乐观的故事提供了机会。

正如叙事治疗师会使用外化对话来改变来访者对自己的看法一样，他们也试图改变家庭成员笼统的看法。这些针对彼此的笼统观点，使得家庭成员只能看到彼此一系列的令人沮丧的反应。这些笼统的观点还会导致敌对和两极分化。因此，如果父母认为自己处于青春期的孩子"不负责任"，认为他们似乎一无所长，那么这很可能会被孩子视为"不公平"的。同样地，将孩子概括为"懒惰"的父母可能会被视为"专横"

或"苛刻"的。只要双方坚持自己两极分化的观点，他们就可能没时间考虑自己的喜好。在不幸福的家庭中，人们往往忙着做别人期望的事情，而没有时间弄清楚自己想要什么。有关充满问题的语言与叙事外化语言的示例，请参见表 12.1。

表 12.1　充满问题的语言与外化语言

充满问题的语言
• 她真是个爱唠叨的人
• 我好郁闷
• 我需要减肥，不然别人会觉得我很胖
外化语言
• 有时唠叨让她难以承受
• 我正在与抑郁做斗争
• 我所生活的社会强迫我变瘦

治疗

评估

叙事评估从了解家庭故事开始——不仅包括与他们的问题有关的经历，还包括他们对这些问题的预设。了解一个家庭的故事不仅仅是收集信息，还是一种解构性的问询，旨在让来访者从被动主义和失败主义中走出来，转而意识到自己已经具备了一定的能力来控制困扰他们的问题。

一旦问题被拟人化为外部实体，叙事治疗师就会开始描绘问题对家庭的影响，然后再描绘家庭对问题的影响。在描绘问题对家庭的影响时，治疗师会探索问题对他们生活的痛苦影响。来访者对这种问询的回应通常会突显出他们觉得自己不够好的感觉。

案例研究：艾丽莎·杰克逊（第一部分）

艾丽莎·杰克逊是一名单身母亲，有四个孩子，现在和男友同居。她因为四岁的儿子杰梅因在学前班遇到了麻烦而前来寻求治疗。在一周之内，杰梅因与他人会有两到三次争吵，他会殴打和撕咬其他孩子。杰梅因在家里也有问题。虽然他和兄弟姐妹相处得很好，但当母亲试图让他做某事时，他经常会发脾气。艾丽莎羞愧地承认自己以前可能对杰梅因太过纵容，但她现在已经到了无计可施的境地。

"我不知道该怎么办，"她说，"我什么都试过了，但我做什么都不管用。我的男朋友卢克可以让杰梅因表现得很好，但他对杰梅因很刻薄。他认为我宠坏了杰梅因。最近，卢克脾气不好，吃完晚饭之后就出去了，让我一个人和孩子们待着。"

治疗师的倾听不仅是为了了解艾丽莎关于问题的故事（杰罗姆·布鲁纳称之为"行为蓝图"），还要探索她从自身的经验中得出的结论（"意义蓝图"）。治疗师问："因为你与杰梅因的问题，你对自己作为母亲得出了什么结论？""因为这个问题，你对你和卢克的关系得出了什么结论？"（请注意，是问题影响关系，而不是关系导致问题。）

这一系列的提问让艾丽莎能够讲述她不愉快的故事，也试图让她意识到这个问题正在给她带来负担。她开始意识到她和家人并不是在某种程度上存在功能失调；相反，他们正在一起与敌人做斗争。

反思并回答

1. 叙事治疗师将如何外化艾丽莎所面临的问题？

2. 请比较艾丽莎使用外化语言与充满问题的语言时的情况。如果你是艾丽莎，那么各种疗法给你带来的感受和处理方式会有何不同？

在了解家庭成员对问题的影响时，治疗师会探索他们在多大程度上有能力解决问题。为了得到这些信息，治疗师会鼓励家庭成员认识到自己的能力。以下问题很有效果。

- 你是如何避免犯大多数有类似问题的人通常会犯的错误的？
- 最近是否有这个问题试图战胜你，而你没有让它得逞的时刻？
- 你是怎么做到的？

这个过程不仅在治疗师和家人之间创造了一种共情和理解的感觉，而且对家庭来说也是一种赋能的经历。

案例研究：艾丽莎·杰克逊（第二部分）

尽管艾丽莎继续贬低她作为母亲的能力，但她能够描述自己对杰梅因摆出坚定的态度，并坚持督促他做那些他应该做的事情的时刻——"即使儿子当时非常生气！"

在评估的这个阶段，治疗师没有试图让艾丽莎变得更加乐观。相反，治疗师在帮助来访者记住那些有效的事件，这些事件不符合"自己任由问题摆布"的记忆。

我们倾向于将记忆视为一台录音机或照相机，在那里，过去的事情被归档并可以被随意调出。但记忆并不是这样的东西。记忆是一个"讲故事的人"。它通过强调某些事情而忽略其他事情来创造形状和意义。叙事治疗师的评估探索了来访者记忆的两面性。一面是从问题叙事开始的，一个痛苦的故事（不是病理学的）。这些问题故事不应被理解为个人失败，而应该被理解为关于支配、疏远和挫折的故事。另一面是治疗师帮助来访者在他们的记忆中寻找故事——尊重他们有勇气和毅力的、带来希望的那一面。

治疗技术

叙事干预采取提问的形式。治疗师几乎从不向来访者强行灌输自己的观点或做出诠释。他们只是提出一个又一个问题，跟着来访者走，经常重复来访者的回答并将其写下来。

在首次会谈中，治疗师首先会了解来访者平时会做些什么。这使治疗师有机会欣赏来访者如何看待自己，而无须陷入过去冗长的经历和常常与之相伴的指责性归因中。治疗师特别关注来访者的才干和能力。作为建立合作氛围的进阶手段，齐默尔曼和迪克森鼓励来访者提出他们对治疗师可能有的任何疑问："好的。关于我你有什么想了解的吗？无论是专业的还是个人的信息你都可以问。"

如果他们愿意，治疗师也可以邀请来访者阅读自己的笔记。治疗师经常在每个人谈话时做笔记，这样做有助于他们记住重要的观点，并让来访者感觉到治疗师对他们观点的尊重。

外化对话

叙事治疗师首先要求来访者讲述他们充满问题的故事，倾听足够长的时间以理解来访者家庭的经历。通过使用外化语言，治疗师将来访者与问题分开，使问题的破坏性影响变得明显，并建立来访者对治疗师的信任感。

治疗师会要求家庭中的每个人就问题发表自己的看法。治疗师会询问问题的影响而不是原因（探询因果关系的问题通常会导致指责性归因），并描绘出问题的影响。问题可能包括："内疚是如何影响你的？""它还有什么作用？""内疚告诉了你些什么？"

对于被认定的问题，治疗师通过这样的方式提问意味着问题不是来访者所拥有的，而是问题试图控制他们。例如，如果父母将问题描述为由于女儿偷偷摸摸地做事情而不信任她，那么治疗师不会回应说"所以你女儿偷偷摸摸地做事情会给你带来困扰"。相反，治疗师可能会说"所以，'偷偷摸摸'让你女儿的行为方式改变了，从而让你们之间产生了裂痕。是这样吗？"

有时，互动模式也可以被外化。例如，当一名青少年的父母对她偷偷摸摸的行为越来越具有控制性时，维姬·迪克森会选择强调他们之间的"裂痕"。正是这道裂痕让家庭变得四分五裂，而所有人都同意他们并不喜欢这种四分五裂的模式。因此，与其将女儿的偷偷摸摸或父母的不信任视为问题，不如将这道裂痕视为敌人：这道裂痕告诉父母他们的女儿不可信；这道裂痕让女儿变得更加偷偷摸摸，并让她远离自己的父母。这道裂痕是他们可以联手对抗的东西。

问题几乎总是被拟人化——问题被描绘为一位不受欢迎的入侵者，这位入侵者试图主宰人们的生活。例如，在讨论一名女性的饮食问题时，治疗师会问她"厌食症"如何说服她饿死自己。当面对一个有恐怖症的孩子时，治疗师会问"恐惧"多久让他做一次它想做的事，以及他多久能战胜它一次。一位深感内疚的母亲会被问及"自我憎恨"是如何让她对自己的养育方式感到难过的。

这些问题可能会令人不安，因为大多数人不太习惯于谈论他们家庭中的这种虚构的实体。外化技术最初需要治疗师克服这种说话方式带来的尴尬，如果治疗师缺乏这种必要的信念，可能会将外化视为一种噱头。另外，治疗师会发现，如果自己真的学会将问题视为以极端思维和误解为食的敌人，那么外化问题就会自然而然地涌出。治疗师在自己的生活中使用外化的方式来思考问题，可以让自己更快地适应这一思维方式（不仅仅是我们的来访者可以从更多的同情中获益）。

虽然外化最初可能是一个难以接受的概念，但它可以极大地帮助人们减少自责。例如，一个认为自己没有安全感或缺乏安全感的女性可能会将问题内化，并逐渐认同自己就是这样的人。随着时间的推移，人们会逐渐认同他们的问题。他们认为，问题的存在证明了他们的性格缺陷。

这种思维方式会降低一个人的自信心。但是一旦问题被外化，这个人就可以从一旁瞥见问题，家庭也可以看到一个更加健康的家庭成员，问题只是藏在他的身后。帮助一个"没有安全感的女性"转变为看到自己正在与自我批评做斗争，可以让她摆脱对这个问题的认同，并鼓励她发现自己有能力对此做些什么。

外化有助于临床医生对有"不当行为"的来访者产生共情。例如，认为女性被诸如害怕被遗弃或愤怒等情绪俘虏，而不是她在演戏、脾气暴躁或存在边缘型人格，更容易使治疗师产生共情。你可以不喜欢这种情绪反应性，而不是不喜欢这位来访者。因此，你可以寻找那些她能够避免被这些情绪俘虏的时刻，或者尽管她情绪压力很大但能够做出不同反应的时刻。

案例研究：玛丽

威廉·马德森描述了一位因为抑郁症而前来寻求治疗的年轻女性是如何谈论有关自我怀疑的话题的。当玛丽回溯自我怀疑的经历时，她描述了自己对达不到预期的恐惧。"我不够瘦，我不够吸引人，我那中产阶级的父母嫌我赚的钱太少，我的男朋友对我们的性生活不满意。"

马德森询问了这些自我怀疑背后的"期望"，而治疗师的这些提问也帮助玛丽考虑了性别刻板印象的有害影响。当被问及如果"期望"能设定方向，她的生活将走向何方时，玛丽说这些"期望"会鼓励她"让自己挨饿，接受整容手术，找到一份讨厌的工作来让父母满意，并成为男朋友的性奴。"从那时起，她开始思考什么才是她更愿意为自己的生活设定的方向。

将期望置于更大的文化背景中，不仅帮助玛丽摆脱了自我厌恶的负担，也对父母和男朋友受到期望的影响产生了一种更同情的看法。正如玛丽所说，"父母只是被中产阶级的成功吸引了，而男朋友只是担心如果怀里没有抱着一个'芭比娃娃'，他就不是一个真正的男人。"

反思并回答

1. 如果你是玛丽，外化期望会让你对情况的看法产生什么影响？

2. 如何让自己摆脱期望，同时继续与可能仍受期望影响的人（即你的父母和伴侣）

保持有意义的联结?

莎莉安·罗斯和大卫·艾普斯顿开发了一项练习来帮助治疗师掌握如何将问题外化。他们让一群受训者轮流扮演问题——比如自怨自艾——而其他人负责采访他或她。采访者可能会问扮演自怨自艾的人这样的问题:"你是在什么情况下进入某某的世界的?"及"你如何影响某某的家人和朋友的生活?"

谁来负责: 是人还是问题

在会谈中,治疗师会提出大量的问题,来探讨问题是如何设法破坏或支配家庭的,以及问题控制家庭的程度。这些问题被称为**相对影响问题**(relative influence question)。通常,当问题已经很明显地扰乱了家庭成员之间的关系,分裂并征服了整个家庭时,治疗师会邀请所有家庭成员参与讨论。治疗师可以提出如下问题。

- 贪食症在多大程度上控制了珍妮,让你无法像你想象的那样和她待在一起?
- 当抑郁战胜爸爸的时候,它对你们的家庭生活有什么影响?
- 当"发脾气"让乔伊大喊大叫的时候,你认为你的回应会给"发脾气"更多还是更少的助力?

阅读问题故事的字里行间

在询问相对影响问题时,治疗师会倾听闪光事件或独特结果,即那些来访者能够避免被问题影响的时刻,然后请他们详细说明这些时刻是如何发生的。

- 你还记得有一次愤怒试图控制你,但你没有投降的经历吗? 你是怎么做到的呢?
- 你的女儿有没有哪一次不相信厌食症对她的身体撒的谎?
- 当珍妮经受住了酗酒带来的巨大压力时,你是否意识到了这一成就的重要性?

这些独特的结果将成为新的、更受欢迎的故事的基石。

案例研究: 弗兰

在《多重压力家庭的合作性治疗》一书(*Collaborative Therapy with Multi-stressed Families*)中,比尔·马德森描述了他与一名秘书一起工作的经历。这名秘书在与老板发生了冲突后变得心烦意乱和脾气暴躁，由员工援助计划转介过来。弗兰形容自己情绪低落、感觉混乱，被老板吓坏了。她睡眠不好，也无法专注地工作。

在第一次会谈中，弗兰说她觉得自己没有价值，也不讨人喜欢。她用父亲的虐待行为和在学校被取笑的痛苦经历来支持这些观点。抑郁对弗兰的影响很大，她很快就将那些她想到的少数例外情况视为无关紧要的事。

弗兰在参加了一场科幻电影"马拉松"之后来参加第二次会谈，她显得一脸疲惫。弗兰是一位狂热的科幻作品迷，她如饥似渴地阅读科幻小说，熟悉几乎所有的科幻电影。虽然当时她已经精疲力竭，但她的眼中还是闪着光，这与他们第一次见面时的样子形成了鲜明的对比。在那次会谈中，弗兰描述了她小时候通过长时间地在电视上看科幻电影来应对被嘲弄和取笑的经历，马德森当时认为这是她对痛苦现实的回避。但现在他开始怀疑科幻小说可能是一种对现实的参与而非逃避。

当弗兰热情地谈论即将举行的科幻展会时，马德森让她描述一下参加这次展会的人会看到的弗兰的模样。"一个大孩子，"她回答道，"一个穿着奇装异服、玩得很开心的疯子；一个自信的、不怕别人的女孩；一个友好且开放的人。"他们一致认为科幻展就像一个抑郁禁区，随后便发生了如下对话。

弗兰："你知道的，这就像我生活在一片抑郁的海洋中，海里有一些避难岛。在岛上，抑郁不会靠近我。有些岛屿比较大，比如科幻展；有些则非常小；有些甚至不是岛屿，它们就像珊瑚礁，只能让我把头浮在水面上。"

比尔："你为什么喜欢这些岛屿？"

弗兰："我在大海中会淹死。大海会杀了我，而这些岛屿支撑着我。"

他们进一步谈论了弗兰在上小学时与被戏弄和嘲笑所做的斗争，然后最终回到了她对岛屿和珊瑚礁的比喻。

比尔："你谈到想要站在更加坚固的地方，比如岛屿。你认为将一些珊瑚礁变成岛屿需要些什么呢？"

弗兰："我需要做一些通常会发生在珊瑚礁上的事情——添加沉积物。我周围的人是那些沉积物，他们会帮助我记住我是谁，这样我就不会被抑郁冲走。"

在接下来的会谈中，弗兰和治疗师仔细盘点了那些她所认为的生活中的坚实基础，以及那些让她快乐并让她表现出最好的一面的人。回顾这次成功的治疗，马德森评述道：

在我们的治疗工作中，我们经常关注问题的海洋，而不是来访者能力、技能和专业知识的岛屿。具有讽刺意味和悲剧性的悖论是，我们试图帮助来访者的做法，往往会导致治疗师和来访者更多地关注问题的影响，而不是来访者自己反抗和应对的时刻。所以，重要的不是要忽视问题的影响，而是要将在问题影响下的支配性的悲剧故事与来访者自己的英勇反击故事并列起来。

重写

治疗师要仔细追溯来访者的过去，收集来访者具有应对问题的能力的证据。这些证据可以作为"他们是什么样的人"的新叙事的开端。为了建立这种联系，治疗师首先会询问来访者对过去在与问题做斗争方面取得的胜利有何看法："你能够在那些情况下战胜抑郁，这说明了什么？"或"你的儿子必须具备哪些品质才能做到这一点？"治疗师还可以将历史范围扩展到与问题有关的情节之外，以找到更多证据来支持新的自我叙事："为了帮助我更好地理解你过去那些很好地处理愤怒的时刻，你还有什么想要告诉我的吗？"或"作为一个孩子，你能够在这些情况下勇敢地对抗自己的恐惧，谁不会对此感到惊讶呢？"

随着新的自我叙事开始形成，治疗师可以将重点转移到未来，邀请来访者设想即将发生的变化，这些变化符合新的叙事："现在你已经发现了关于自己的这些事情，你觉得这些发现会如何影响你与自我憎恨的关系？"由此，自我叙事包括了过去、现在和未来，成为一个完整的叙事了。

强化新的叙事

因为叙事治疗师相信自我是在社会互动中建构的，所以他们特别重视帮助来访者找到一些观众，以支持来访者在为自己构建新故事的过程中取得的进展。治疗师可能会要求来访者联系他们过去认识的人。这些人可以见证他们的新故事，还可以补充其他一些能够展现来访者能力的例子。治疗师还鼓励来访者招募**关心团体**（community of concern）作为他们新故事的见证人或"盟友"。来访者有时还会形成"联盟"，即具有类似问题的一群人相互支持，彼此强化与问题作战的勇气。例如，温哥华反厌食症／反贪食症联盟用时事通讯来监督媒体，当媒体描绘一种瘦弱女性的理想形象并鼓励女性节食时，联盟便会写信给公司总裁、报社和杂志社表示抗议。

大卫·艾普斯顿率先使用信件将治疗性对话扩展到会谈之外。这些信件通常传递了对来访者所承受的痛苦的理解、新故事的梗概以及治疗师对来访者拥有继续进步的能力的信心。这种技术的优点在于信件上的单词不会像对话中的单词那样消失。来访者向艾普斯顿报告，他们重读了他多年前寄给他们的信件，以提醒自己经历过什么及他们走了多远。

所有这些努力——招募见证者和观众、组建团体和联盟、写信——都与社会建构主义者强调在创造和维持改变中的互动相一致。为了让人们巩固新的身份，他们需要一个团体来确认和强化修订后的叙事，这个叙事颠覆了原有的文化和家庭信息。治疗会谈中发生的事情只是开始。目标不仅仅是解决问题，还包括改变整个人的生活方式。

在每次会谈结束时，叙事治疗师都会总结治疗中所发生的事情，确保使用外化语言并强调提到过的所有的独特结果。这些放在总结中的信息经常是艾普斯顿写在信件中的内容。这种回顾不仅是为了向来访者表达治疗师与他们同在，也是在表达对于他们蓬勃发展的新身份的一种庆祝。治疗师的鼓励会使来访者感到倍受鼓舞。

解构破坏性的文化假定

有时，叙事治疗师会突出问题与文化叙事之间的联系。例如，一名患有厌食症的女性可能会被问到她何时开始相信"女性的价值取决于她的外表"。这可能会引出更多有关女性社会地位的问题。同样，叙事治疗师可能会问一名暴力的男性何时开始持有"男人永远不应该软弱或温柔"的信念，并对他所拥有的信息进行解构。为了阐明如何对这种文化态度进行解构，我们将展示迈克尔·怀特的一个案例。

怀特说，约翰来见他是因为"他是一个从来不哭的人"。约翰一直无法表达自己的情绪，感到与家庭相隔绝。当约翰还是个孩子的时候，无论是在家里还是在澳大利亚文法学校，他都被教导任何表现出温柔或软弱的迹象都是没有男子气概的，会受到严厉的惩罚和残酷的公开羞辱。怀特向约翰提出了一系列既有关政治又有关个人的问题，引出了有关约翰"私密的"精神折磨的信息，并将其与"公共的"文化习俗联系起来。僵化的性别歧视和咄咄逼人的男子气概，主宰了他的青年时代。"你是如何被这些想法和习惯吸引的（比如感觉自己无能、不够男性化等）？这些感觉的'训练场'是什么？你认为羞辱仪式（学校权威的公开羞辱，教师和学生会嘲笑不擅长运动或不够努力和坚强的男生）使你与自己的生活脱节了吗？它们让你低人一等吗？这些做法可以帮助你认识到其他作为男性的方式吗？还是说这些做法阻碍了这一过程？"

在以这样的方法解构男性形象之后，怀特帮助约翰回忆起那些自己抗拒这种形象的时候，并认识到尽管他已经被社会化了，但努力保持温柔和富有爱心仍是高贵的品质。

迈克尔·怀特在案例描述中栩栩如生地讲述了他的治疗过程，以下案例是他对一个大便失禁孩子的家庭的描述。

案例研究：狡猾的便便

在描绘所谓的"狡猾的便便"对家庭成员生活的影响时，我们发现了如下内容。

1. 尽管狡猾的便便总是试图欺骗尼克成为它的玩伴，但尼克可以回忆起很多他不允许狡猾的便便"智胜"他的时刻。在这些情况下，尼克本来可以通过"胡乱涂抹""裸奔"或"抹灰"来配合狡猾的便便，但他拒绝这样做。他不允许自己被欺骗到这个地步。

2. 最近有一次，狡猾的便便本可以让苏陷入更深的痛苦中，但她拒绝了，还打开了音响听广播。在这种情况下，她没有质疑自己作为母亲和一个人的能力。

3. 狡猾的便便所造成的尴尬通常将罗恩与其他人隔离开来，他想不起来自己不尴尬的时刻了。然而，在明白了狡猾的便便对他的要求之后，他似乎对违反这些要求的想法很感兴趣。

4. 可以确定的是，苏认为自己仍然可以享受她与尼克的关系的某些方面；罗恩仍在努力维持与尼克的关系；尼克也有一个想法，认为狡猾的便便并没有摧毁他与父母的关系中所有的爱。

在明确了狡猾的便便对尼克、苏和罗恩生活的影响之后，我提出了一些问题。这些问题鼓励他们像上述的例子一样来表达自己，这样他们就可以"重写"他们的生活和人际关系。

他们是如何以这种方式有效地解决问题的呢？这让他们如何反思自己作为个体的特质及家庭关系的呢？为了从问题中恢复过来，他们是否对采取进一步的措施有任何想法呢？在回答这些问题时，尼克认为他已经准备好不让狡猾的便便比他更聪明，并决定他不会再被它欺骗并成为它的玩伴了。

两周后，怀特发现尼克勇敢地与狡猾的便便做斗争，尼克看起来也更快乐、更强壮了。苏和罗恩也在战斗中尽了自己的职责。当狡猾的便便让苏感到沮丧时，为了不配合狡猾的便便让她感到内疚的企图，苏开始善待自己。同样地，罗恩通过与朋友谈论这个问题来对抗狡猾的便便让他与世隔绝的企图。怀特指出：

我鼓励家庭成员进行反思，并推测这一成功对他们作为个体所拥有的特质及他们的关系有何影响。我还鼓励他们回顾这些事实对他们目前与狡猾的便便的关系有何启示。在这次讨论中，家庭成员确定了他们可以采取的用来拒绝狡猾的便便对他们的要求与企图的进一步措施。

怀特还报告，这个家庭在此期间增加了他们的努力，到第三次会谈时，他们确信狡猾的便便已被击败。在6个月后的随访中，他们仍然表现良好。

模型现状

通过外化问题，解构悲观的生活故事，并传达对来访者坚定不移的信心，叙事治疗师构建了一个强大的促进改变的方法。治疗师把治疗干预以问题的形式包装起来，使得他们输入的信息不像建议那样会被抵制，而且可以培养与来访者的合作性关系。

叙事治疗中两个最有力的元素是叙事隐喻本身和问题外化技术。这种疗法的优点和缺点都在于其以认知为重点。叙事治疗师没有采用控制论模型（家庭陷入功能失调的反馈回路），否认了"有问题的家庭本身有问题"的观点。但遗憾的是，至少在早期，叙事治疗师也背弃了家庭治疗的3个定义性创新：（1）认识到心理症状通常与家庭冲突有关；（2）认识到人类的问题是相互作用的，即意味着从二元（互补、互惠）和三元（三角关系）的角度思考问题；（3）将家庭视为一个整体。

将问题视为一个需要解构的故事，忽视了这样一个事实，即一些家庭存在真正的冲突，这些冲突不会因为家庭成员暂时联合起来对抗外化问题而消失。例如，生活空虚的父母可能难以让孩子成长。在他们帮助孩子对抗叛逆之后，这种空虚感会消失吗？

在帮助人们重述经历的过程中，叙事治疗师经常将不快乐的情绪——愤怒、恐惧、焦虑、抑郁——视为需要避免的而不是探索的内容。他们问愤怒或恐惧如何"打败"来访者，但很少问来访者为什么生气或害怕。

早期版本的家庭治疗确实对家庭不利，并将问题归咎于家庭成员，而叙事运动帮助该领域转向更具合作性的立场。然而，在反对早期的家庭治疗师自认为高人一等的观念时，叙事治疗师往往忽视了系统思维。他们只看到系统论机械的一面，而忽视了它人文主义的一面。家庭治疗最大的贡献，是将问题及对人们情境的理解带入咨询室。受疾病模型影响的非系统性治疗师鼓励人们与问题做斗争（通过药物治疗、支持团体、教育），而不是探索问题所在的关系网络。尽管反对疾病模型，叙事治疗师还是回归到了一种类似的情境观，将问题视为要与之抗争的事物，而他们不会花工夫了解人际交往的根源。

大多数叙事治疗师都会同意维姬·迪克森的说法，即叙事治疗"主要是在他们的文化背景中定位问题"。也就是说，叙事治疗主要是帮助来访者识别和挑战普遍存在但未经检验的偏见。这些偏见弥漫在社会中，破坏了自我价值与和谐的关系。但是，如何在不把治疗师自己的政治偏见强加给来访者的情况下做到这一点呢？

尽管一些治疗师仍然坚持严格的治疗中立性，但是如今许多治疗师都同意有时需要质疑令人反感的文化假定。诚然，流行文化宣扬了许多无益的价值观。但问题是，治疗师帮助人们摆脱这些影响，且不向他们强加自己价值观的最佳方法是什么？这是一个复杂的问题，叙事治疗以自己的方式回答了这个问题。我们希望这个示范能激励所有家庭治疗师解决这个难题。

20 世纪 90 年代，叙事模型激发了家庭治疗师们的想象，但也不可避免地遭到这个领域对它的抵制。这些批评包括，认为这种疗法太复杂或太简单，只是另一种形式的认知治疗，或者只是在讲故事。

叙事治疗在遭到强烈反对之后产生了双重后果。第一重后果与模型在政治方面的淡化有关。治疗师开始只关注故事的方面，并将外化技术简化为一种语言技巧。一些治疗师将叙事技巧纳入其他模型，另一些治疗师则从家庭系统的角度提出了很多值得批评的地方。但很少有文献成功地对叙事隐喻和系统治疗做出区分，直到 J. 利维（J.Levy）最近解决了这个问题。叙事治疗的追随者坚持认为，叙事隐喻既适用于内部心理疗法也适用于系统疗法。

第二重后果是对社会建构主义的排斥，认为这是一个"过于复杂"的观点。此外，由于循证治疗及越来越多的多维疗法在 21 世纪得到推广，叙事治疗的理论家们已经不再进行有关认识方式的讨论了。

最后，和所有模型一样，叙事治疗也继续向前发展。例如，凯瑟·温加滕（Kaethe Weingarten）在她的著作《共同的震惊：每天目睹暴力》（*Common Shock: Witnessing Violence Every Day*）中提供了一个理解人类心理和行为的框架，该框架来源于社会建构主义，但超越了叙事治疗本身。比尔·马德森（Bill Madsen）在《多重压力家庭的合作性治疗》第 2 版中，将叙事治疗应用于困难环境中的社区工作。海伦·格雷米恩（Helen Gremillion）在她的民族志《喂食厌食症》（*Feeding Anorexia*）中着眼于患有饮食失调的年轻女性，探索了当代人类学与叙事治疗之间的联系。维姬·迪克森的一本面向年轻女性的自助书籍《谁在乎你应该做什么？》（*Who Cares What You're Supposed to Do?*）中扩展了叙事思维，展示了"有时为了满足自己，人们需要打破一些生活中的规则"的观点。来自新斯科舍省的阿特·费舍尔（Art Fishe）展示了他如何将叙事思想应用于他与暴力男性的工作中。

虽然目前还缺乏实证支持，但临床医生和研究人员已经开始提出利用叙事技术解决各种症状和问题的干预措施，其中一些研究正处于测试其有效性的初始阶段。例如，有些人建议使用叙事治疗帮助解决重组家庭中的问题，将叙事治疗应用于因移民经历而挣扎的夫妻，以及以男同性恋、女同性恋或双性恋的身份向父母"出柜"的青少年。其他人则主张使用团体形式的叙事治疗来加强流浪汉的家庭认同感，以及促进抑郁个体与其家人之间的讨论。最后，还有治疗师建议整合依恋理论和叙事治疗，并将其应用于进食障碍、夫妻不忠问题，以及儿童早期虐待的治疗中。

复习题

1. 描述叙事治疗的演变过程。

2. 叙事治疗的主要原则是什么？

3. 描述叙事治疗的基本过程。

4. 请解释解构问题在叙事治疗中的作用。

5. 在叙事治疗中如何运用政治视角？

6. 叙事治疗在哪些方面与其他治疗学派存在异同？

思考题

1. 叙事治疗将重点从行为转移到认知上有何得失？

2. 以提问的方式进行治疗的优缺点是什么？

3. 你是否同意现实是被社会建构的？全部都是吗？为什么是或为什么不是？

4. 治疗师如何在不强加自身偏见的情况下提高来访者对破坏性文化影响的认识？

5. 治疗师如何将叙事治疗的某些方面纳入以家庭系统为导向的治疗中？

第四部分

家庭治疗的评估

阅读时，请思考

- 哪些理论结构是大多数家庭治疗学派所认同的，它们在结构上存在哪些差异？
- 你认为哪些基本理论构想最有用？
- 你能想到本章没有列出的一些重要的理论结构吗？
- 你认为执业治疗师需要考虑哪些有关正常家庭功能和行为障碍发展的理论？
- 哪种类型的评估程序对你来说最有意义？
- 在"标志性干预"这一节中，还有哪些没有被列出的流派的标志性技术吗？
- 你会在自己的整合性治疗中加入哪些要素？
- 在整合两种或多种疗法时，这些疗法共享关于人类发展和行为的假设有多重要？
- 你最喜欢哪一个特殊设计的整合模型？

家庭治疗的迅猛发展使得该领域充斥着相互竞争的模型，也催生了丰富多样的文献。这些发展证明了该领域的活力，同时也创造了一系列令人困惑的概念和方法。表13.1总结了这些模型的要点。每个学派都宣扬一套自己的原理，尽管其中有一些重叠的部分，但这些理论之间还是存在明显的矛盾。

理论构想

理论使我们的意识变得有条理，并帮助我们理解家庭正在做的事情。我们开始看

表 13.1　家庭治疗模型

	鲍文派	策略派	结构派
创始人	默里·鲍文	唐·约翰逊、杰伊·海利	萨尔瓦多·米纽庆
主要理论建构	自我分化	内稳态、反馈回路	子系统、边界
核心问题动力	三角关系、情绪反应性	重复相同策略	缠结/疏离
主要技术	家谱图、过程问题	重构、指令	活现、制定边界

	体验式	精神分析取向	认知行为派
创始人	维吉尼亚·萨提亚、卡尔·惠特克	内森·阿克曼、亨利·狄克斯、伊万·鲍斯泽门伊-纳吉	杰拉德·帕特森、罗伯特·利伯曼、理查德·斯图尔特
主要理论建构	真实性、自我实现	驱力、自体客体、内在客体	强化、消退、图式
核心问题动力	情绪压抑、蒙蔽	冲突、投射性认同、固着和退行	无意间强化、厌恶控制
主要技术	面质、结构化练习	沉默、诠释	功能性分析、教授积极控制

	焦点解决派	叙事派
创始人	史蒂夫·德·沙泽尔、茵素·金·伯格	迈克尔·怀特、大卫·艾普斯顿
主要理论建构	语言创造现实	叙事理论、社会建构主义
核心问题动力	问题对话	充满问题的故事
主要技术	焦点解决、识别例外情况	外化、识别独特结果、招募支持观众

到追逐和退缩的模式、缠结和疏离的模式以及充满问题的故事，而不是一团乱麻。一旦你开始把试图解决孩子之间争端的无效尝试视为一种缠结，你的目标就会从更有效地介入干预转变为让孩子自己解决争端。由此，我们根据理论的实用功能对其进行评估：理解家庭以帮助家庭。

作为系统的家庭

沟通治疗师引入"家庭是一个系统"的观点。系统不仅仅是各个部分的总和，而是各个部分加上它们共同运作的方式。

一个好的治疗师需要同时考虑到个体和系统两部分，针对这一点说起来容易做起来难。在实践中，判断何时探索个体经验或关注互动模式会是一系列艰难的抉择。

稳定与变化

沟通理论家将家庭描述为具有稳定的或内稳态趋势的由规则管理的系统。但为了适应不断变化的环境，家庭还必须能够修改他们的规则并调整他们的结构。

家庭的双重性质——稳定与灵活——最能体现在沟通派、结构派和策略派模型中。他们并不认为有症状的家庭天生就功能失调，而是认为它们未能适应不断变化的环境。

任何忽视这一发展原则的人都有可能过分强调了病理学。一位治疗师看到一个家庭遇到麻烦，认为这个家庭需要一场彻底的整修，但没有考虑到他们遇到的可能是一些发展性障碍，一些小修小补就已经足够了。精神分析取向治疗师、体验式治疗师和扩展家庭治疗师都倾向于假设家庭需要从根本上进行重组。因为他们拥有进行重大手术的设备——长程治疗，他们也往往认为来访者需要它。

家庭治疗的先驱（维吉尼亚·萨提亚除外）倾向于高估家庭的内稳态而低估家庭的智谋。这种观点鼓励治疗师充当扰动者、控制者和策略制定者。家庭被他们无法理解的系统性力量困住了，而聪明的治疗师必定可以替他们看清一切。

许多较新的疗法旨在获取家庭资源，而不是与家庭的阻抗做斗争。这些模型鼓励治疗师与家庭合作制定解决方案，而不是做出"除非受到刺激，否则他们不会改变"的假设。但是，其中一些"合作"方法（如焦点解决治疗）假设改变很容易发生，这种过度的乐观似乎显得有些幼稚。

过程 / 内容

大多数家庭治疗学派强调家庭互动的过程。精神分析师和体验式治疗师试图减少防御并促进思想和感受的开放性表达；沟通治疗师增加互动并帮助家庭成员减少沟通水平之间的不一致；鲍文派反对三角化并鼓励"自我立场"；策略派治疗师抵制维持问题的互动；行为主义治疗师教父母使用积极控制，教夫妻减少强制性沟通；结构派治疗师重新调整边界并加强父母的权威。

然而，尽管治疗师都强调过程，但他们经常被内容吸引。当精神分析师专注于个体及其过去的记忆时，他们会忽视过程。体验式治疗师在与个别家庭成员合作以帮助他们克服情绪化的防御时，常常变得过于中心化。这样做的危险在于，治疗师会忽视影响个体表达的互动过程。

当行为主义者将行为与其背景分离，并忽略围绕行为的交互模式时，他们忽视了过程而转向了内容。他们经常扮演教师的角色，干扰家庭互动的过程（只要老师开始站在讲台上讲课，就没有机会了解学生自己能做些什么）。

过程这个概念是鲍文系统治疗的核心。只有那些对鲍文理论持有幼稚误解的人，才会想到重建家庭关系，而不去注意三角化、融合和分化的过程。结构派家庭治疗也是如此。过程议题始终是焦点。

较新的模型不再强调系统思维，也不再重视过程。对叙事建构主义者而言，比起互动模式，他们对家庭成员如何理解自己的问题更感兴趣。比起改变互动过程，他们对扩展故事更感兴趣。同样地，焦点解决治疗师对于"问题如何开始"这一话题不感兴趣，他们也不会了解围绕问题的家庭过程。他们唯一关注的过程是构成"例外情况"的互动，即那些当问题不是问题的时刻。

一元、二元和三元模型

一些治疗师（如心理教育治疗师）继续保持对个体患者的关注，并仅将家庭的其他成员作为治疗的辅助手段。请注意，心理教育治疗师主要针对患有严重精神疾病（精神分裂症、双相情感障碍）的患者工作，在这种情况下，家庭的影响可能比家庭治疗师治疗的大多数个案要小一些。

叙事治疗师就不是这样了，他们对认知的关注促使他们着眼于个体，而在很大程度上忽略了家庭治疗的定义性特征：（1）认识到心理症状通常与家庭冲突有关；（2）认识到人类问题是相互作用的，这意味着从二元和三元（互补、三角关系）的角度来思考问题；（3）将家庭视为一个整体。尽管叙事治疗师在他们的表述中忽视了家庭冲突，但他们将问题重新定义为外来入侵者，使得家庭成员可以联合起来克服问题的影响。在厌食症之类的情况中，症状好像拥有自己的生命；但厌学或不良行为之类的问题更有可能反映的是家庭冲突。"忽视家庭冲突，但使得家庭成员团结起来"的策略是否对于第一种情况更加有效，这个问题值得深思。

无论精神分析师与个体还是家庭会面，他们都会考虑人格动力。他们将家庭生活视为过去内化关系的产物，往往更关心这些精神上的"鬼魂"，而不是现实的家庭成员。行为主义治疗师所使用的是一元模型，他们接受家庭把有症状的孩子视为问题，并着手教父母改变孩子的行为。体验式治疗师专注于个体，帮助他们发现和表达自己的感受。

实际上，没有一种生物能用一元模型进行充分解释。鸟蛋可能是自然界中最接近独立单元的东西。胚胎被关在壳里，里面有它生存所需的所有营养。但这种看法并不完整，因为鸟蛋与周围环境之间存在热量交换。没有鸟妈妈的温暖，小鸟也会死去。

二元概念对于解释人与人之间的行为方式是必要的。即使是在沙发上做自由联想的来访者，也会根据对分析师的反应来过滤记忆和梦。大多数时候，家庭治疗师都采用二元概念。即使有一个大家庭来做治疗，重点也通常放在家庭的几对或几组关系上。

帮助两个人学会更好地互动，并不意味着治疗师总是在二元概念的基础上进行思考。行为治疗师与夫妻一起工作，但将他们视为缺乏沟通技巧的个体。真正的二元模型基于这样一种认识，即关系中的两个人不是两个彼此互动的独立实体，而是互相定义着彼此。在这个模型中，妻子的广场恐怖症在一定程度上可以被理解为对丈夫做出的反应及影响丈夫的一种手段。同样地，丈夫决定送妻子去接受行为改造，可能反映出他不愿意在她的生活中承担更多角色。

各个学派的家庭治疗师都使用二元概念：无意识的互补需要、表达性/工具性、投射性认同、共生、亲密、交换条件、双重束缚、对称/互补、追逐者-疏离者和行为契约。有些术语基于二元概念，即使它们可能涉及两个以上的人，比如顺从（指家庭与治疗师的关系）和挑衅。有些术语似乎只涉及一个人，比如反移情、支配和超能力。还有一些概念能够包含三个或更多的单元，但通常用于指代两个单元，比如边界、联合、融合和疏离。

三元模型的优点是它可以更完整地理解环境中的行为。如果孩子行为不当，而母亲没有使用有效的教养方法，但她的行为却反映出她与丈夫的关系，那么即使教她变得更严格也是行不通的；或者她放纵孩子行为不当的表现是破坏丈夫权威性的一种方式；再或者她和丈夫可能已经建立了一种关系，在这种关系中，她的无能使丈夫确信自己是一个坚强的人。

默里·鲍文是三元模型的专家，他指出人类的行为通常呈现出一种三角关系。结构派治疗师发现，两个人之间的缠结或疏离通常与第三方的互惠关系有关。沟通治疗师也写过有关三元关系的文章，但倾向于以二元关系的模型进行思考。大多数策略派治疗师也是如此；尽管海利、赛尔维尼·帕拉佐利和林恩·霍夫曼都意识到了三角关系。

三元思维可以带来更全面的理解，但这并不意味着家庭治疗师必须将所有方面都纳入治疗中。重点不在于咨询室里有多少人，而在于治疗师是否能够在整个背景下考虑问题。

边界

最有用的人际边界概念可以在默里·鲍文和萨尔瓦多·米纽庆的作品中找到。鲍文最擅长描述自我与家庭的边界；米纽庆则更擅长识别各种子系统之间的边界。用鲍文的话来说，个体在从融合到分化的统一连续体中变化，而米纽庆则认为边界介于模糊和僵化之间，最终会导致缠结或疏离的关系。

鲍文的思想反映出精神分析取向对分离和个体化的强调，特别关注俄狄浦斯期依恋和离家的问题。这个模型认为，我们通过学会变得独立而成为我们自己。鲍文较少关注因为僵化的边界而产生的情感孤立。他将其视为一种人为的产品——一种对缺乏心理分离的防御。鲍文使用了各种术语来表示人们在人际关系中迷失自我的危险，比如一体化、融合、未分化、情绪反应性。

米纽庆则提供了更加平衡的观点，描述了边界太弱或太强时导致的问题。边界模糊使子系统的功能受到过多干扰；边界僵化则使支持变少。鲍文专注于一个边界问题——融合，以及一个目标——分化。融合就像一种疾病，病情或轻或重。米纽庆谈到了两种可能性——缠结或疏离，他的治疗旨在适应特定的情况。

鲍文的融合和米纽庆的缠结都旨在处理模糊的边界，但它们并不是同义词。融合是个体的一种心理品质，与个体化相反。融合的动力对关系有影响（尤其是在反应性和三角关系的形式中），但融合发生在个体内部，缠结发生在人际关系中。

这些概念上的差异也导致了治疗上的差异。鲍文派治疗师鼓励来访者在建立关系的同时，也重视其自主性。他们会通过自我分化的程度来衡量治疗是否成功。结构主义者则鼓励真实性，但也努力通过加强或削弱边界来重组家庭关系。整个家庭和谐运作的功能是治疗成功的标准。

正常的家庭发展

关注过去的家庭治疗师发展出了许多有关正常家庭发展的理论，如鲍文主义者和精神分析师。尽管大多数家庭治疗学派并不关心家庭是怎样形成的，但是鲍文主义者和精神分析师都对婚姻选择有很多话要说。鲍文会谈到分化、融合和三角关系，而精神分析师则会谈到无意识需要的互补性、投射性认同和理想化。然而，他们似乎在使用不同的术语来描述类似的现象。精神分析师认为，婚姻选择是来自原生家庭的移情的结果，也是人们根据自己的成熟程度选择相匹配的伴侣的结果；鲍文说，人们会选择重复熟悉的家庭互动模式的伴侣，并选择具有相似分化水平的配偶。

这种描述暗示着人们会选择与自己的第二自我结婚。两种学派都讨论了人们如何挑选看起来和自己不同的配偶，即使只是表面上的不同。这些不同点让人感到兴奋，并且似乎可以弥补自己的缺陷。有强迫症的人倾向于与情绪化的伴侣结婚。鲍文认为，有一体化倾向的人通常会与情感疏离者结婚。这显示出鲍文派和精神分析取向彼此相似，而与其他学派不同的一面。两个学派都认同"人格有不同层次"的观点。两个学派还都认为，关系成功与否，不仅取决于伴侣是否拥有共同的兴趣和价值观，还取决于伴侣的内部客体形象的性质。

即使大多数其他的家庭治疗学派并不强调过去，但也都描述过正常家庭发展的概念。沟通治疗师谈到正常婚姻中的交换条件，而行为主义者则根据社会交换理论描述了同样的现象。维吉尼亚·萨提亚将正常家庭的沟通描述为直接而真诚的，认为正常家庭会直面差异而不是隐藏差异，还会公开地表达情绪。她相信，在这样的环境下，人们会发展出健康的自尊，这使他们能够承受建立真正关系必须面对的风险。

米纽庆认为，临床医生应该对家庭的日常生活有一定的了解，以便区分功能良好的结构和功能失调的结构、病理性结构和只是在过渡期的结构。

由于结构派治疗从评估家庭组织的胜任力开始，因此有时它看起来是强加了一个标准。其实，正常与否是根据功能定义的，结构派治疗师认识到不同的模式可能具有同样的功能。子系统边界的清晰度比子系统构成的内容更重要。例如，在单亲父母和最大的孩子组成的父母子系统中，如果权力界限清晰，子系统就可以有效地发挥作用。缠结和疏离的模式被视为一种偏好模式，而不一定是异常的迹象。

大多数其他模式的治疗师并不从重塑家庭的角度来思考问题，因此他们几乎不需要一个家庭应该是什么样子的模型。但他们会围绕特定问题进行干预，比如维持问题的互动、充满问题的故事、被遗忘的解决方案等。他们会根据功能而非结构对家庭进行概念化。如果他们观察到功能失调的模式，那么反其道而行之则一定具有功能性。

行为障碍的发展

在家庭治疗的早期，患者被视为受害者，被称为"替罪羊"。他们的症状维持了家庭的稳定。当时，大部分文献都是关于那些维持家庭稳定的病态方式：替罪羊、假性亲密、家庭投射过程、双重束缚、蒙蔽等。这些病态机制可能使孩子受苦，却使家庭团结在一起。这是一个简单而令人满意的"邪恶童话"。没有人会责怪父母，他们的胁迫并不是故意的，但这些解释确实让父母不再感到内疚，因此具有神话般的力量。"精神分裂症是儿童为家庭做出的牺牲"的想法的确引人入胜——但是绝对不真实。

如今，家庭治疗师很少考虑导致问题的原因，而是考虑家庭如何在不知不觉中使问题长期存在。

僵化的系统

早期的精神分裂症家庭观察者强调家庭系统的僵化。韦恩创造了"橡胶栅栏"这个词来比喻精神病家庭如何抵抗外部影响，并利用假性亲密来维持表面的和谐。莱恩展示了父母如何无法容忍孩子的个体性，使用蒙蔽来否认他们的经历。沟通理论家认为，精神分裂症家庭中最显著的障碍是他们缺乏改变规则的机制。

20世纪80年代，赛尔维尼·帕拉佐利使用"肮脏游戏"这一概念描述这种将精神病患者家庭视为僵化的内稳态系统的传统观点。卡罗尔·安德森和迈克尔·怀特反驳了这种消极的观点，认为可能是精神病家庭长期生活在严重的问题之中才导致了僵化的结果。

策略派的基石之一是利用僵化的内稳态系统来解释家庭问题。功能失调的家庭对问题的应对策略有限。即使解决方案不起作用，这些家庭仍顽固地继续尝试。行为主义者也有类似的观点，将症状解释为"控制行为时的错误尝试"。那些自认为在惩罚孩子不当行为的父母，实际上正在通过他们的关注强化这些不当行为。

精神分析取向和体验式的理论认为，个体内部的僵化，比如冲突、发展受阻和情绪压抑，会造成家庭的僵化。精神分析师将不健康的家庭视为抵制改变的封闭系统。当受到压力时，僵化的家庭会退回到早期的发展水平，一些未解决的冲突会让他们固着在那里。

体验式理论学家认为功能失调的家庭存在"情绪阻滞"。如果有时人类必须通过尝试不同的东西才能知道自己还活着，那么害怕风险的家庭会变得胆怯和毫无生气。症状承担者其实是家庭反对生命力的受害者。

结构派治疗师将家庭的僵化定位在子系统与子系统之间的边界上。即使是正常的家庭，如果无法调整以往的功能良好的结构来应对新的危机，也可能会出现问题。

焦点解决治疗师和叙事治疗师并不认为家庭本身催生了问题。两个学派都更喜欢关注家庭成员的优势，以及他们利用自己的资源战胜困难的时刻。这两个模型认为，有问题的是僵化的思维习惯，这些思维定势导致人们认为自己是失败者。焦点解决治疗师就此搁笔，他们不会推测失败主义思想的起源。而叙事治疗师则指出文化中的有毒观念，这些观念被家庭成员内化。他们认为，不灵活的是社会，而不是家庭。

病态三角关系

病态三角关系是几种家庭治疗学派解释行为障碍的核心。其中，鲍文理论的观点最为简明。鲍文提出，当两个人发生冲突时，最焦虑的人会通过引入第三个人来发展三角关系。该模型不仅提供了系统病理学的解释，还提出了一个警告：只要治疗师与情感冲突中的一方结盟，他或她就会成为问题的一部分。

在精神分析理论中，俄狄浦斯冲突被认为是神经症的根源。在这种情况下，三角关系起源于家庭互动，但逐渐在个体心理固着。母亲的温柔可能具有诱惑性，父亲的嫉妒可能具有威胁性，但想要摆脱父亲并占有母亲只是一种幻想的产物。这种冲突的病态固着可能是由外部家庭空间的发展引起的，但这种冲突却藏匿在孩子的内部心理空间中。

结构派的家庭理论基于三角结构，其中两个子系统之间功能失调的边界与它们和第三个子系统之间的边界是相互影响的。父子关系的缠结反映了父亲与母亲关系的疏离；单身母亲对孩子的疏离，与她在家庭之外的过度参与相对应。结构理论还使用病态三角关系的概念来解释"冲突－迂回三元模型"，即父母将他们的冲突转移到孩子身上。结构派理论学家甚至已经证实，当处于冲突中的父母将他们的压力传递给身心失调的孩子时，孩子还会产生生理上的变化。

策略派治疗师通常使用二元模型，认为一个人的症状是由另一个人尝试解决症状的行为而维持的。然而，海利和赛尔维尼·帕拉佐利使用了跨代联盟的形式来应用三角模型。正如海利所述，这些"病态三角"是指父母一方和孩子暗中联合，来对付另外一方。

三角功能对较新的模型来说不太重要，因为这些模型不关心问题是如何在家庭中发展起来的。有的治疗师甚至可能会争辩道，忽略家庭动力有助于治疗师破除家庭僵化的思维习惯，这是叙事治疗和焦点解决治疗的优势之一。但也可以说，忽视家庭动力也是这些疗法的弱点之一，特别是在家庭冲突不会因为家庭成员共同努力解决同一问题而消失的情况下。

治疗

评估

行为主义者最重视评估，并使用最正式的程序。行为主义强调评估，是因为评估提供了基线数据、明确的目标和衡量治疗成功的可靠方法。但评估也有其缺点，使用结构化的访谈和问卷调查很难让人看到家庭的实际行动。如果只看到家庭的一部分（母亲和孩子，或夫妻），那么你会错过整个背景；如果只依靠问卷调查，那么你只能看到家庭报告的那部分内容。

结构派治疗师也强调评估，但他们的评估建立在观察的基础之上。活现让治疗师有机会观察家庭缠结和疏离的过程。这种评估程序的优势在于，它使整个家庭参与进来，重现了家庭互动模式，并让它的组织方式直接指向家庭期望的变化。

鲍文派治疗师在评估时，能够很好地从家庭的整体进行考虑。然而，与结构派治疗师不同的是，鲍文派治疗师着眼于家庭成员主动告诉他们的内容，而且对过去和现在同样感兴趣。

精神分析理论的广度使治疗师能够在他们收集信息之前就做出推论，一点点信息就暗示了很多内容。该理论的优点在于，它提供了通往隐藏含义的途径；而它的危险在于，治疗师可能只会看见他们期望看见的东西。体验式理论既没有这些优点也没有这些缺点。体验式治疗师的评估以一个关于如何压抑情绪的简单概念为指导。他们可能不会发现很多隐藏的东西，但他们往往也不会凭空发现一些子虚乌有的东西。

叙事治疗和焦点解决治疗这两个较新的学派则避免使用评估。焦点解决治疗师认为，着眼于问题会破坏来访者渴望进步的积极思维。他们还认为解决方案不一定与问题出现的方式有关。叙事治疗师认为，在家庭内部寻找问题会使他们想要摆脱的苛刻立场持续下去。将问题拟人化并谈论其结果而不是原因，让他们避免了在讨论问题如何开始时经常伴随的指责。这种理论的危险之处在于，如果忽视问题是如何产生的，那么他们可能也会忽视真正的冲突。正如你可能已经注意到的那样，当你忽略冲突时，冲突不一定会消失。

标志性干预

家庭治疗师使用各种各样的技术——有些是由他们的模型决定的，有些是由治疗师的个性和经验决定的。即使我们只关注各学派特有的技术，这个清单也会很长、很复杂。几乎每位治疗师都会使用一些技巧，比如提出问题、情感反应、澄清沟通。随着该领域变得更加整合，这个清单也在逐渐增加。然而，各个学派都有一种或两种独特且具有标志性的技术。

精神分析取向治疗有两种标志性的技术。第一种技术是诠释，这种技术广为人知但不好理解。如果使用得当，诠释可以阐明无意识的含义。但这并不意味着发表治疗师自己的观点（"你需要表达你的感受才能真正接近对方"）、建议（"只要你继续写信给他，故事就还没有结束"）、理论（"你被他吸引的部分原因是潜意识的需要"）或面质（"你说你不在乎，但你真的很生气"）。诠释是对无意识含义的陈述："你一直在抱怨儿子总是和你吵架。但根据你之前所说的，我认为你有一部分愤怒是指向你丈夫的。他也在做同样的事情，但你不敢告诉他，这就是为什么你会对你的儿子如此生气。"

精神分析取向治疗的第二个标志性技术是沉默。治疗师的沉默使他或她能够探索患者的想法、测试家庭的资源，并为最终的诠释提供力量。当治疗师保持沉默时，家庭成员会根据自己的想法讲话，而不是对治疗师的话做出回应。当他们发现治疗师不会打断他们说话时，他们会互相回应。这会产生大量的信息，如果治疗师不保持沉默，这样的信息便不会出现。如果父亲开始说"问题就是我的抑郁症"，治疗师就立即问"你抑郁多久了"，那么治疗师可能就无法探索这位父亲头脑中的哪些想法与他的抑郁症有关，或者他的妻子如何回应他的抱怨。

体验式治疗的标志性技术是面质。面质通常是直率的，旨在激起来访者的情绪反应。如果治疗师认为来访者具有防御性，那么他们通常不会使用面质技术。面质通常与个人表露相结合，而个人表露是这个学派的第二个标志性技术。体验式治疗师将自己当作情感表达的范例。最后，体验式治疗师也会使用结构化练习。这些练习包括角色扮演、心理剧、家庭雕塑和家庭绘画。这些技巧的基本原理是它们可以刺激情感体验，缺点是它们是人为形成的。家庭成员可能会在结构化练习中有所收获，但可能很难将其迁移到自己的家庭互动中。

大多数人将强化与行为治疗联系起来，但强化并不是认知行为家庭治疗中使用的技术，观察和教学才是这种疗法的工具。行为主义者首先会观察强化的偶联。他们的目标是发现问题行为的前因和后果。一旦完成了行为的功能性分析，他们就会成为指导者，指出家庭如何在不经意间强化了不良行为。作为教师，他们最有效的经验是使用积极控制。他们告诉父母，奖励好的行为比惩罚不好的行为更有效；他们还会教导已婚夫妇用对彼此友善的行为来代替惯常的争吵。

随着行为治疗师越来越关注认知，他们努力发现和挑战非生产性行为背后的假设。也就是说，当他们可以有效地使用认知行为模型时，他们就会这样做。我们观察到不同的治疗师在使用这种方法时存在显著差异。一些治疗师将陈腐的假设归因于来访者，认为任何抑郁的人都对自己、世界和未来持悲观态度；而另外一些认知行为主义的治疗师则不那么悲观，他们既不做假设，也不说教。这些治疗师会使用苏格拉底式提问来发现他们的来访者实际相信什么，然后帮助他们自己检验这些假设的有效性。

鲍文系统治疗师也承担着教师的角色，但教授的课程不同。他们教导人们对自己负责，以及如何通过这样做来改变整个家庭。对自己负责意味着弄清楚自己的想法和感受。自己的想法和感受不等同于母亲说的或在《纽约时报》上读到的，而是你自己真正相信的。然后，他们还会教导来访者在与他人打交道时忠于自己的信念。负责并不意味着要改变别人或让他们变得与众不同；你可以通过为自己说话和维护自己的价值观来为自己负责。这个立场的力量是巨大的。如果来访者能够接受自己是谁及其他人与自己不同，那么他或她就不再需要以"某人必须改变"的想法来处理人际关系。这使来访者能够与他人接触，而不会变得过度沮丧或情绪反应过度。

除了教授有关分化的内容之外，鲍文派治疗师还会倡导两个衍生出来的概念：避免三角化及重启阻断的家庭关系。综合起来，这三个技术使一个人能够改变整个家庭系统网络。即使配偶满腹牢骚、孩子不听话、母亲从不和自己来往，来访者也可以自己做出改变。其他学派通过让整个家庭参与治疗来获得影响力。鲍文派治疗师则教导个体先做自己，再与他人接触，并直接与跟他们有冲突的人打交道。这为来访者提供了一种便携且持久的改变工具。

沟通派家庭临床医生对家庭治疗的理论基础做出了巨大贡献，以至于我们很难挑出特定的干预措施。也许他们最大的成就是指出沟通具有多个层次，而且最重要的事情通常都是在秘密环境中说出来的。治疗旨在使这些秘密公开。治疗的第一步是澄清沟通和指出隐藏信息。当这种方法遇到阻抗时，治疗师会开始使用指令来明确家庭运作的规则，并在规则中激发改变。

策略派治疗是沟通理论的一个分支，策略派治疗师使用的技术是沟通治疗师所使用技术的改进。其中最主要的是重构、指令和积极赋义技术。策略派治疗师首先获得对问题的具体描述，然后再尝试解决它们。在这个过程中，他们特别注意家庭的语言和期待。在积极赋义的过程中，他们试图掌握家庭的观点并理解它，然后使用重构技术来改变家庭的观点和指令，以中止那些维持问题的行为。

指令旨在中断内稳态模式，而且它们通常是相互矛盾的。尽管策略派治疗师强调使用适合患者的治疗，但他们通常认为用间接干预来应对阻抗是必要的。但事实并非总是如此。并不是说有些家庭有阻抗，而另一些没有。相反，阻抗并不是家庭固有的产物，而是治疗师和家庭互动的产物。如果一位治疗师假设家庭无法或不愿意遵循建议，那么就有可能会遇到自己所预期的那种阻抗。

结构派家庭治疗也是一种行动疗法，但在这种疗法中，行动发生在治疗会谈中。结构派的标志性技术是活现和制定边界。当治疗师让家庭成员互相交谈并不去打断他们时，僵化的边界就会软化。当治疗师支持个体和子系统的自主性时，模糊的边界就会得到加强。

20 世纪 80 年代出现了几种大有前途的技术，治疗师围绕这些技术建立了完整的治疗模型。史蒂夫·德·沙泽尔和他的同事们强调那些家庭成员曾尝试过但放弃了的成功的解决方案，并将这个技术扩展为焦点解决治疗。迈克尔·怀特也扩展了外化技术，外化是指将问题拟人化并归咎于它们，这是让家庭成员团结起来对抗共同敌人的有力措施。

实际上，外化是一个概念，而不是一种技术。叙事治疗的标志性技术是一系列持续不断的提问——治疗师首先试图了解来访者的痛苦经历，然后再促使来访者将他们的问题视为邪恶的代理人。叙事治疗师使用一系列的问题来挑战消极的想法，并说服来访者有理由为自己感到自豪，他们的命运掌握在自己手中。

整合模型

支持整合疗法的明显论证是，人类是复杂的生物，具有思想、感觉和行为，并处于一个复杂的生物、心理和社会共同影响的系统中。如果治疗不对这些维度产生影响，任何疗法都不会成功。然而，另外一个同样强有力的论点认为，折中主义可能会削弱治疗的强度，不如仅关注一两个体验元素的疗法。条条大路通罗马，但最好不要一次尝试所有的方法。

正如我们将在下面的部分中看到的，整合疗法有三种截然不同的方法。第一种是折中主义，它借鉴了各种模型和方法。第二种是选择性借用，即一种模型的治疗师使用其他疗法的一些技术。最后一种是特殊设计的整合模型。

折中主义

假设一位母亲说她 14 岁的孩子变得没有礼貌。你会关注她的感受吗？还是问问她的丈夫怎么看？或者让她和孩子进行一段沟通的活现？又或者问问例外情况？这些选项中的任何一个都可能有用。但试图全部都问可能会导致焦点的缺失。

有效整合所需要的不是各种模型的东拼西凑。在一个有效的整合模型中，有两件事情需要避免。第一件事是堆砌技术而没有概念上的焦点，这样的做法既不精致也不连贯。

第二件事是中途换马。几乎所有治疗都会在某个时刻遇到困难。当这种情况发生的时候，初学者可能会倾向于转向使用不同的疗法。如果结构派治疗不起作用，也许叙事治疗会有效果。但问题是，几乎任何策略都会在一段时间内奏效，然后在一段时间后停滞不前。陷入困境不是改变模型的理由，这可能是一个信号，表明你可能正在触及来访者问题的核心。这正是你磨砺工具的时刻，而不是丢弃它们的时刻。

选择性借用

为了有选择地借用其他模型的技术，你需要有一个基础模型。成功使用整合疗法的治疗师不会试图一次性学习所有的疗法。在没有统一概念框架的情况下，任意使用各种技术会产生一种混乱的折中主义。有效的借用并不意味着技术的大杂烩，也不是说当治疗陷入僵局时，就要从一种疗法跳到另一种疗法。如果你在适宜的基础模型之上借用其他疗法的技术，可能会让治疗更有效。例如，在一位结构派治疗师治疗一对母女的过程中，这对母女陷入了一场战斗，母亲越批评女儿不负责任，女儿就越表现出不负责任的行为。如果母亲往后退一步停止批评女儿，那么女儿可能会觉得不那么受欺压，并开始承担更多的责任。或者，如果女儿开始承担更多的责任，那么母亲可能会往后退一步。但只要她们双方都把注意力放在对方身上或放在对方的行为上，就不太可能打破这个循环。

假设一位治疗师尝试应用将问题外化的叙事治疗技术，与其用"唠叨的"和"不负责任的"来形容一对母女，造成一种两极分化的局面，不如让她们看到横亘在彼此之间的"裂痕"。这种思维上的转变可能会为她们开辟空间，让她们重新获得一种更具合作性的互动方式。但是，如果母女俩的争吵是缠结关系的产物，试图以更和谐的方式让她们合作未必能解决问题。

实际上，我们刚刚描述的案例并非虚构的。下面的案例研究将介绍治疗师如何在这个案例中使用外化技术。

案例研究：外化

治疗师发现缠结的关系导致了母女间的争吵，于是首先侧重于帮助这位母亲与她的丈夫处理他们之间的冲突，因为这些冲突使他们变得疏远。当他们变得亲近之后，母亲担心女儿在做什么的时间减少了。

然后，治疗师在与女儿的单独会谈中，找到了一种引入外化技术的有用方法。由于母亲的唠叨，女儿养成了主动推卸责任的习惯，学业成绩一落千丈。就好像当她有家庭作业要做时，她就能感受到与母亲的唠叨声一样的压迫感。

治疗师指出了这一点，但发现女孩已经开始内化母亲严厉的性格。她说："我想我就是一个懒人。"这已经成为一个自我实现的预言。治疗师的回应是询问她什么时候拖延会占上风，什么时候没有。事实证明，这样的提问可以有效地帮助女孩将自己与她所采用的消极的内摄形象分开，使她精力充沛，其学业也重回正轨。

反思并回答

结构派治疗和叙事治疗具有非常不同的哲学背景（即实证主义和后现代主义）。这对于治疗师是否能同时使用两种模型重要吗？为什么是或为什么不是？

特殊设计的整合模型

虽然大多数从业者最终会有选择地借用其他模型的技术，将想法和实践嫁接到他们自己的基础模型上，但一些治疗师从不同模型的互补方面创造出一些新的整合模型。

整合系统性治疗

整合系统性治疗（Integrative Systemic Therapy，IST）以前被称为以问题为中心的整合元框架治疗，由威廉·平夫斯（William Pinsof）、道格拉斯·布伦林（Douglas Breunlin）、威廉·罗素（William Rasscu）、杰伊·勒博和他们在美国西北大学家庭研究所的同事们创立。与一般系统论一致，IST也认为人类的问题嵌套在子系统的等级结构中，包括个体、关系、家庭、社区和社会。这种疗法首先聚焦于家庭所呈现的问题，然后从与问题最相关的层面开始寻找阻碍家庭解决问题的限制性因素。

在这个治疗师经常需要公式化技术的时代，IST对临床医生提出了挑战，促使他们考虑更加广泛的可能性。与当今注重成本的医疗保健的理念相一致，IST按步骤进行，从最便宜、最直接和最不复杂的干预措施开始，然后仅在需要时才转向更复杂和更昂贵的干预措施。虽然有些问题可能是根深蒂固的，但并非所有问题都是如此。一些家庭可能需要行为干预，而另一些家庭则可能需要更深入的探索。例如，一名抑郁的女性可能同时在许多方面受到限制。在内部过程层面，她可能会因为想给自己一点时间或因为孩子抱怨自己没有朋友而感到内疚（如果孩子不开心，那一定是妈妈的错吧）。在家庭组织层面，她可能会再次嫁给一个沉迷于事业的男人，而她自己则要独自管理家务并抚养孩子。此外，她可能会格外关照多动的儿子，并在如何教育他的问题上与自己的母亲产生分歧。在每个月她的前夫探视儿子之后，儿子就会变得更糟，她就会和自己的母亲发生争执。最后我们看到，这名女性的处境可能是由跨代模式导致的，这种模式认为"女性应该忠于自己的家庭，并永远无私"。

当治疗师考虑阻碍该女性及其家庭的束缚网络时，一个框架通常会作为出发点出现。但是治疗师始终要了解其他框架，并在必要时做出改变。因此，治疗可以从性别元框架开始，重新审视妻子对自私信念及丈夫对男性和女性角色的不平等期待。当治疗师询问伴侣双方如何持有这些信念及他们与过去的关系时，治疗焦点会转向伴侣双方的内部框架。这种探索可能会让女性想要重新组织家庭责任，这时治疗要向组织元框架转移。然后，这对夫妇可能会讨论他们的儿子为什么时而幼稚、时而成熟，这时他们就处于发展框架中了。

IST 通常涉及许多治疗师之间的团队合作，特别是当关键家庭成员很脆弱并且需要自己的个体治疗师时。虽然不同流派的个体治疗师一起工作可能是一场噩梦，但 IST 框架为合作提供了共同基础。

案例研究：整合系统性治疗

下面用一对 60 多岁夫妇的案例来说明 IST。他们在过去的 1 年里陷入了激烈的争吵。他们的争吵与丈夫的阳痿有关。在探索每个人对这件事的意义时，治疗师发现，妻子认为丈夫缺乏性反应是对她吸引力下降的表现，而丈夫则认为这是自己阳刚之气减退的标志。这些结论对他们双方来说都是痛苦的，因此他们避免讨论这个问题，更不用说有性生活了。

治疗师与他们双方都形成联盟，让他们感到足够安全，可以披露各自隐秘的痛苦，并清除对彼此感受的错误认知。如果他们对此反应良好，比如争吵变少、对性生活感到更加满意，治疗就可以停止。如果没有，治疗师就会探索阳痿可能的生理原因——疲劳、抑郁、初发型糖尿病。如果这个层面的探索没有改善他们的情况，那么治疗师可能会与伴侣双方讨论他们对衰老过程的未经检验的假设。如果问题仍然没有得到解决，治疗焦点就会转移到内部心理障碍上，他们中的任何一方或双方都可能被转介给个体治疗师。

反思并回答

1. 使用 IST 与简单地切换疗法有什么不同吗？如果有，请列举。

2. 和家庭一起工作时，你认为在什么时候切换疗法是合适的？

叙事解决方案治疗

20 世纪 80 年代初期，纽约卡茨基尔家庭研究所的约瑟夫·埃隆（Joseph Eron）和托马斯·隆德（Thomas Lund）这两位短程策略派治疗师开始合作。尽管他们被叙事模型吸引，但他们不想放弃策略派治疗的某些方面。于是，他们将二者结合起来。由此产生的叙事解决方案治疗围绕**理想视图**（preferred view）的概念展开。

理想视图包括人们希望拥有并被他人注意到的品质，如"坚定""关心""负责"。

理想视图塑造了人们对行为的归因。"我这样做（卷入那场争斗）是因为我很酷、很独立，并且能够管理自己的事务。"

理想视图包括人们的自我认知。"我不想和我的母亲一样，她曾经是一位自我牺牲的'烈士'。"

当人们不按照自己的理想视图生活时，问题就会出现。为了解决这种不一致，埃隆和隆德结合使用了 MRI 模型的重构和叙事方法的重塑。这个模型认为，冲突是由个体对自己的理想视图与他们如何看待旁人对他们的反应之间的脱节驱动的。

在叙事解决方案短程治疗中，埃隆和隆德提供了艾尔的例子，艾尔在退休和肺气肿发作之后变得抑郁。

案例研究：艾尔（第一部分）

艾尔喜欢将自己视作一个高效且有用的人。但他担心自己可能无法像过去那样活跃，而且他的家人也不再视他为可以依靠的人。艾尔的理想和看法之间的脱节让他感到沮丧。

当艾尔被问及何时感觉自己是他想成为的样子时，他回忆起几个故事。这些故事展示了那些他感觉自己与家人亲近并助人为乐的时刻。在艾尔的回忆中，他的行为符合他喜欢的特质（如乐于助人、关心他人、有控制力、与家庭成员保持联结）。这让他感到更有希望。他还注意到自己目前的行为方式与自己想成为的样子之间的差距。

当治疗师要求艾尔设想一个没有问题的未来时，他想象自己那时会不那么压抑，并更多地与家人待在一起。他想象自己在应对肺气肿的同时，仍然对他人有所帮助，而不会步他父亲的后尘，因为当年他父亲的状况由于退休和疾病变得越来越糟糕。

叙事解决方案治疗师会问一些**神秘问题**（mystery question）。例如，一个具有 X 理想视图（勤奋、高效）的人，如何在 Y 情况下（表现出无精打采、感到沮丧），被人们以 Z 方式看待（漠不关心、懒惰）？这些问题邀请来访者调整他们想成为的样子与他们有问题行为的事实之间的差异。神秘问题以一种非威胁性的方式激发了人们的反思。人们经常会因此重新思考自己的困境，他们是如何与自己的理想视图不一致的，以及他们可以对这种情况做些什么。

案例研究：艾尔（第二部分）

有人问艾尔，一个一直陪伴在家人身边的人怎么会觉得自己如此孤僻。一个曾经直面挑战的人怎么会在肺气肿发作之后表现得如此失态？

艾尔似乎很想找到一个解释，他让治疗师与他的家庭会面，探讨他的行为如何影响了他们。在回忆起那些证明他是一个负责的人的理想经历之后，艾尔感到可以开始与医生谈论他的疾病了。他开始重新定义家庭成员的动机，不再认为他们觉得他毫无用处，而是认为他们感到困惑，不知道该如何帮助他。在治疗师与艾尔的家庭成员会面并告诉他们什么有用、什么没用之后，艾尔的抑郁情绪得到了缓解。

整合夫妻治疗

传统的夫妻行为治疗基于行为交换模型。行为的功能性分析展示了夫妻双方如何相互影响，然后治疗师会教导他们强化那些希望在对方身上实现的变化。

任何已婚多年的人都可以告诉你这种方法缺少什么。治疗可能有关改变，但一个成功的关系涉及对差异和失望的一定程度的接受。在一段不幸的婚姻中，有些东西可能需要改变，但这些东西可能也是伴侣身上的一部分特征，只有学会接受这些部分的伴侣才能渡过磨合期。雅各布森和克里斯滕森在他们的行为治疗中添加了"接纳"这一元素，并创建了整合夫妻治疗。

与传统行为治疗的教学和宣教相比，整合夫妻治疗更加强调支持和共情，治疗师希望夫妻双方都表现出同样的品质。为了营造出一个有利的氛围，治疗从一套公式开始，旨在帮助夫妻双方放下指责，打开心扉，学会接纳及改变自己。该公式由三部分组成：定义主要冲突的主题；描述破坏性相互作用模式的两极化过程；阻止夫妻双方打破两极化循环的共同陷阱。

夫妻问题的常见主题包括亲近和疏远的冲突、渴望控制但不愿意承担责任的冲突，以及关于性的分歧。伴侣将这些差异视为对方的缺陷和需要解决的问题，而雅各布森和克里斯滕森则鼓励夫妻看到这些差异是不可避免的。这种认识可以打破双方都不断试图改变对方的循环。到了下一个治疗阶段，伴侣会开始发现他们不是对方的受害者，而是陷入了一种模式。然后，这对夫妻可以团结起来对抗共同的敌人——模式。例如，当雅各布森让一对夫妻描述他们的模式时，丈夫回答道："我们为是否亲近而争吵。当她不像她想的那样与我亲近时，她会强迫我亲近她，我就会退缩，这导致我感受到更多的压力。当然，有时我会在她有机会向我施压之前就退出。事实上，模式通常就是这样开始的。"

请注意，这个表述帮助这对夫妇将他们的争吵描述为一种他们共同促成的模式，而没有使用陷入困境的夫妇所常用的指责性语言。

产生改变的策略包括夫妻行为治疗的两个基本要素：行为交换干预和沟通技巧训练。行为交换干预涉及交换条件和诚信契约，夫妻通过这些契约学习交换利益或发起令对方愉快的行为，以期得到同样的回报。例如，治疗师可能会要求伴侣双方列出一个清单，清单上写着他或她可以做的、让对方感到更加满意的事情（不要问你的伴侣能为你做什么，要问你能为你的伴侣做什么）。在双方都列出清单后，他或她需要开始做一些让伴侣高兴的事情，并观察这些善意的行为对关系的影响。

第二个要素——沟通训练是指教导夫妻以直接但非指责备性的方式表达自己。通过指定阅读、指导和练习来学习使用积极倾听和做出"我的陈述"。在他们学会减少防御性的沟通之后，夫妻双方不仅能更好地解决冲突，而且能更接纳对方。

在强调接纳和共情的同时，整合夫妻治疗与 21 世纪的其他家庭治疗（从焦点解决方案到策略派，再到叙事派）都认识到了培养关系的重要性。卡尔·罗杰斯一定会引以为傲。

其他整合模型

虽然我们挑出了一些最具创新性的例子，但还有很多整合疗法难以在此被一一列举。有一些疗法是新出现的，但也有一些疗法已经存在了很长时间，却没有得到应有的关注。

早在 1983 年，卡罗尔·安德森和苏珊·斯图尔特（Susan Stewart）就撰写了最有用的家庭治疗整合指南之一。其他 3 种已经存在一段时间的整合性治疗是由拉里·费德曼（Larry Feldman）、威廉·尼古拉斯（William Nichols）和阿兰·古尔曼（Alan Gurman）设计的。罗伯特·泰比（Robert Taibbi）在一本名为《开展家庭治疗》（*Doing Family Therapy*）的著作中遵循了打破家庭治疗学派之间壁垒的传统，提供了有关治疗的实用性建议。其他人整合了结构派治疗和策略派治疗、策略派治疗和行为主义治疗、精神分析理论和系统论，以及体验式理论和系统论。

其他整合疗法

还有一些整合疗法在主流的家庭治疗中没有得到足够的关注，但受到美国联邦资助机构足够的重视。其中包括斯科特·亨格勒（Scott Henggeler）的多系统模型、何塞·萨波奇尼克（Jose Szapocznik）的短程策略家庭治疗，以及霍华德·里德尔（Howard Liddle）的多维家庭治疗。这些疗法都是从对困境青少年的研究项目中演变出来的，困境青少年这一群体挑战着理论家的观点，使其超越了一个治疗流派或一个系统层次的限制。

里德尔在与市中心区域的吸毒的青少年一起工作时发展了他的疗法。他的多维家庭治疗汇集了毒品和问题行为的风险因素模型、发展性精神病理学、家庭系统论、社会支持理论、同伴群体理论和社会学习理论。在实践中，该模型结合了结构派家庭治疗、家长训练、青少年技能训练和认知行为技术。

在里德尔的疗法中，他整合了个体干预和系统干预的方式，这一点非常有效。虽然他经常使用结构派的活现技术，但他也经常与个别家庭成员会面，指导他们更有效地参与这些家庭对话。里德尔还利用单独的会谈关注青少年在家庭之外的经历。在这里，他们可以更安全地探索诸如吸毒和性行为等敏感话题。里德尔通过单独与青少年进行会谈来关注他们在家庭之外的生活，这反映出人们越来越认识到，与同龄人和文化相比，家庭的影响力十分有限。

南卡罗来纳大学的斯科特·亨格勒和一些从事困境儿童工作研究的同事，试图通过以下方式改进他们以系统为导向的家庭治疗：（1）更积极地考虑和干预家庭所处的家庭外系统，特别是儿童的学校和同伴环境；（2）将个体发展问题纳入评估；（3）结合认知行为干预。针对被虐待或被忽视的少年犯和家庭，这种多系统模型在几项精心设计的结果研究中显示出良好的效果。由于这个原因，该疗法在西方政府资助机构中受到高度重视，亨格勒也获得了许多大额的资助。

20世纪70年代，何塞·萨波奇尼克和他在迈阿密大学的同事开始发展短程策略家庭治疗（Brief Strategic Family Therapy, BSFT），经过多年的改进，BSFT成为西方政府资助机构的另一个最爱。BSFT融合了结构派治疗和策略派治疗的元素，与有行为问题（如物质滥用、犯罪和高风险活动）的年轻人的家庭合作。这种方法主要是针对迈阿密的古巴移民家庭开发的，但也可以应用于不同的文化中。BSFT既是策略派疗法，因为它主要侧重于识别和改变家庭成员之间维持问题的互动；也是结构派疗法，因为它密切关注家庭的结构，并使用熟悉的干预措施（如活现）来改变维持问题的互动。此外，BSFT的治疗师也密切关注与所有家庭成员的联结。

社区家庭治疗

许多治疗师一开始在机构中与贫困家庭一起工作，但当他们意识到治疗对处理贫困家庭所面临的大量问题是多么无能为力时，他们感到气馁，并选择与中产阶级的来访者进行个体治疗。不过，认识到治疗的局限性对拉蒙·罗哈诺（Ramon Rojano）产生了相反的影响。

根据罗哈诺的说法，穷人所面临的最大障碍是被去人性化的西方官僚机构控制的无力感，以及无法拥有一份体面的工作和一个舒适的家庭的绝望感。罗哈诺在助人系统中利用他的个人关系，让来访者感觉自己与他们的社区重新建立了联结，并让他们感受到自己可以为自己的需要发声。他不仅帮助家庭找到基本的生存资源——儿童保育、工作、食品券、住房——这些传统个案工作的精髓，还鼓励他们将视野扩展到简单的生存需求之外。

劳拉·马科维茨这样描述罗哈诺的工作：

拉蒙·罗哈诺是一位专业的助推者。假设你是一位领取福利金的单身母亲，而你十几岁的儿子逃学并处于被学校开除的边缘。身材魁梧、精力充沛的罗哈诺在椅子上向前一探，就开始用他的西班牙口音对你的儿子问东问西，就像把一只流浪的羔羊赶回羊圈一样。经过几分钟的会谈，你真的会听到你的儿子竟然在承认自己的问题，并用你很久没听过的微小而真诚的声音做出承诺，只要他能毕业，就会按时去上学。当你惊讶地张大嘴巴时，罗哈诺并没有就此作罢。现在，他在敦促这个 15 岁的男孩申请一份他刚刚从某个项目运营者那里听说的兼职工作……罗哈诺写下电话号码并直接放在男孩的手中，看着他的眼睛并多次说出他的名字，让男孩知道罗哈诺是真的关心他会不会流落街头或加入帮派……你以为会谈已经结束了，对吧？事实并非如此。他对你也准备了计划。请做好准备——他可能会问你一些离谱的问题，比如你是否想过拥有自己的房子。你可能是一名勉强度日的单身母亲，但当他的身体微微向你倾斜时，他对你的信心就像一股能够传递给你的力量。现在，他把一张纸压在你的手上，上面是他认识的一位女士的电话号码，她正在经营一个帮助穷人买房的项目。

罗哈诺向来访者询问他们在绝望和隔绝的状态下从未考虑过的事情——竞选学校董事会成员、上大学或创业——以这样的方式提出让这些事情似乎让其变得可以实现了。这既是因为罗哈诺可以看到心灰意冷的来访者忘记了的自己优势，也是因为他有可以推动工作的人际资源。

罗哈诺也认识到，仅有社区赋权是不够的。如果没有持续的家庭治疗，用不了多久，上述场景中的单亲家长可能会因为与儿子再次发生冲突而开始上班迟到，而那个房子的梦想也会破灭。

我们再次意识到，整合需要一种新的思维方式。罗哈诺不得不跳出那种认为治疗发生在治疗室里的思维定势，尽管来访者经常受到治疗室内隐形力量的束缚。那么为什么不把治疗带出治疗室，处理整个系统呢？这似乎是一个显而易见的问题——但或许当你受困于自己周围的一些环境时，答案就不那么明显了。

复习题

1. 哪些家庭治疗学派将家庭视为有组织的系统？

2. 定义并举例：一元概念、二元概念、三元概念。

3. 鲍文和米纽庆对边界的处理有何不同？

4. 描述每个主流家庭治疗学派的评估程序。

5. 各个主流学派的标志性干预措施是什么？

6. 不同的整合治疗模型的概念和方法的优缺点是什么？

7. 不同的整合类型有哪些优缺点？

8. 如何让选择性借用变得有效？

9. 描述埃隆和隆德的叙事解决方案模型。

10. 描述雅各布森和克里斯滕森的整合夫妻治疗。

11. 描述社区家庭治疗的基本思想。

思考题

1. 你认为在哪些家庭治疗模型中，有关健康的和失调的家庭功能的理论最有用？

2. 列出本章中你认为最有用的 5 个标志性干预措施。将你列出的标志性干预措施清单与他人的清单进行比较。

3. 一个接受过家庭治疗高级培训的人与一个通过阅读教科书来学习家庭治疗的人相比，你能看出他们二者眼中的整合疗法有何不同吗？

4. 家庭治疗是一门艺术还是一门科学？

5. 一位优秀治疗师的个人品质有哪些？

6. 你应该如何决定使用哪个理论模型，何时使用？

7. 你最喜欢哪种模型，为什么？

8. 你如何描述自己的理想视图？谁这么看待你？谁不这么看待你？你希望你的同学怎么看待你？

第**14**章
家庭治疗研究

阅读时，请思考

- 你认为什么对有效的治疗贡献最大？

- 你会在有效治疗的共同因素列表中添加哪些治疗要素？对此你是否有所疑问？

- 你同意关于随机对照试验的批评吗？为什么同意或为什么不同意？

- 你觉得家庭治疗研究中的哪个领域最吸引人？

- 你认为研究和实践如何才能更好地结合？

尽管一些早期的家庭治疗先驱者也曾使用研究来测试其理论的有效性，但这些疗法并没有建立在研究的基础上，它们是因其本身的力量和创始人的个性而蓬勃发展的。几十年来，这种鼓舞使家庭治疗领域成为一个独立的、与众不同的存在——一个旨在帮助全世界家庭的、具有创造力的新兴学科。但是，派对终将散场，蜜月也终将结束，家庭治疗必须继续证明自己的价值。当代的心理健康领域以结果为导向，这意味着需要用研究来证明疗法是否有效。研究可以证明工作的内容和价值。幸运的是，家庭治疗师经受住了挑战，用研究证明了他们的工作，而且做得很好。在这一章中，我们将回顾我们从研究中学到的内容、这些研究对家庭治疗领域来说意味着什么（提示：大部分研究结果是好的，但也有一些结果令人惊讶），以及研究对这个领域的发展方向意味着什么。

早期的家庭治疗研究

寻找赢家：随机对照试验

当试图确定一种治疗模型是否有效时，大多数研究者都会使用**随机对照试验**（randomized controlled trial）。随机对照试验被认为是确定各种药物有效性的最佳方法。随机对照试验是指，将接受被测试药物的小组、接受另一种已经被证明是有效药物的小组，以及不接受药物治疗的对照组进行比较。随机对照试验是一种可以验证许多拯救生命的药物和医疗程序有效性的机制。

在家庭治疗的随机对照试验中，治疗模型便是需要被验证的"药物"。被试都符合一定的准入标准（比如都有一定程度的婚姻困扰），并被随机分配到 3 个或多个分组中，接受信效度良好的婚姻困扰测验，再接受所属小组的治疗方案（比如 12 次情绪聚焦治疗、12 次认知行为治疗或不接受治疗）。在治疗结束时和之后的随访中（通常在 3 个月、6 个月或 12 个月后），研究者将再次测量被试在婚姻困扰测验上的得分，并宣布"获胜"的治疗方案。研究者会重复这样的步骤，如果一个模型不断"获胜"，那么它就被认为是对想要测量的变量进行了**循证治疗**（empirically validated treatment）。

虽然随机对照试验在医学上的效果相对较好，但研究心理健康的变量则要麻烦得多。在测量家庭治疗的变量时，随机对照试验有几个局限。在理想情况下，研究将被设置成这样的公式：被研究的变量（如情绪聚焦治疗）是结果（如婚姻困扰得分）的主要（甚至唯一）影响物。其他一切可能影响结果的因素——身体健康、婚姻长度、婚姻困扰程度、社会经济地位、提供治疗的治疗师的特点、治疗的严谨度（治疗师遵守治疗手册的严谨程度）等——都被严格控制，以尽可能地平衡不同的治疗组。这些额外变量的影响被控制得越多，研究者就越能说明结果的差异完全是由治疗引起的。以此为目标的随机对照试验被称为**效力比较试验**（comparative efficacy trial）。

效力比较试验的问题在于，没有人可以用这种方式进行实践。即使按照一个特定的模型进行治疗，治疗师一般治疗的都是随机的来访者。而且在整个治疗过程中，治疗师会对治疗模型进行调整，以适应不同的来访者。因此，效力比较试验的结果具有较低的推广性，即研究结果适用于现实世界的临床环境的程度低。研究者认识到了这个问题，因此进行了**效果比较试验**（comparative effectiveness trial）。这种试验旨在反映普通的临床医生在实践中使用特定治疗方法产生的效果。在效果比较试验中，准入标准（哪些来访者可以参加）和治疗师的治疗严谨度没有效力比较试验那么严格。因此，效果比较试验的结果更具有推广性，但研究者对导致结果的实际原因不如在效力比较试验中那样确定。

总之，随机对照试验试图在效果比较试验的高**内部效度**（internal validity，研究在多大程度上测量了你认为它所测量的东西）和效力比较试验的高**外部效度**（external validity，结果在多大程度上可以推广到研究之外的条件中）之间取得了一种平衡。

不过，即使取得了这种平衡，随机对照试验的问题仍然存在。其中一个主要问题是研究者的**效忠偏差**（allegiance bias）。大多数费尽心思研究一个治疗模型的人，都对其成功享有既得利益。他们通常为开发模型投入了大量的时间，并经常伴有书籍销售、研讨会开销和专业声誉的压力。他们希望自己的模型能被证明是有效的。无论他们如何努力避免，效忠偏差已被证明会微妙地影响研究者指导研究的方式——如何对待被试，每组的治疗师如何被训练和被指导等。这些偏差最终都会导致歪曲的结果。

随机对照试验的一些问题出在方法论上，还有一些问题则可能出在政治层面。开展一个精心设计的随机对照试验（使用多个场所，聘请受过训练和指导的治疗师，同时长期跟踪数百名被试）需要花很多钱，有时甚至需要数百万美元。因此，那些少数能够获得这种水平的来自私人或联邦资助支持的，以及有时间做这些研究的研究者通常是这个领域的佼佼者。这意味着，与当时外部投资模式不同步的治疗模型，更不可能得到彻底的研究。例如，功能性家庭治疗是一种认知行为疗法，其创始人都在大型研究机构中得到了大量的资金和研究支持。但在进行这类研究的大学之外，比如在教师教学任务或管理任务繁重的大学，这些大学开发出来的模型虽然会被研究，但研究设计和方法往往不那么严格。例如，叙事治疗的创始人主要是临床医生，所以尽管叙事治疗受到了很多治疗师的欢迎，却没有得到足够多的研究支持。因此，如果说一个治疗模型得到了实证支持，那么只能说它在很多方面足够幸运，有人际关系甚广、勤恳专注的研究者在研究它。还有很多大有前途的治疗模型，由于缺乏有人际关系的追随者，因此难以发展适当的研究基础。

尽管随机对照试验还有其他缺点，但没有一种研究方法是完美的，也没有一种研究方法是在政治真空的环境中运作的。随机对照试验的确存在缺陷，但这并不意味着其结果没有用处。我们已经从随机对照试验中学到了不少东西，尽管一些最有价值的发现并不在研究者的预期之内。接下来，我们将着眼于这些发现，但是在此之前，我们需要了解下一个主要的研究进展：元分析。

寻求共识：元分析

随着随机对照试验越来越多，研究者显然需要一种方法来理解他们的发现。就其本身而言，一项随机对照试验可能证明了他们在治疗婚姻中的抑郁症方面取得了明显的成功。当更多的研究发现同样的结果时，研究者的信心自然会增加；但当其他几个随机对照试验显示出矛盾的结果时，你会得出什么结论？截至目前，如果在谷歌学术上搜索"认知行为家庭治疗随机对照试验"，那么你会找到超过 356 000 篇文献！而且这些文献并没有得出相同的结论（当然，并不是所有的文章都与认知行为家庭治疗的随机对照试验有关，但是大多数文章的确与这个主题有关）。随着随机对照试验数量的增加，研究结果的差异使我们更难解读明确的趋势。幸运的是，有一种研究方法可以帮助我们理解不断积累的大量研究。

元分析（meta-analysis）是一种系统性的评估方法，用于汇总针对一个共同现象的多项研究。简单地说，元分析就是对许多研究的研究。元分析的结果建立在更多被试的基础上，因此具有更大的统计功效；此外，与任何一项其他研究相比，元分析所包含的研究通常具有更大的多样性。由于样本量相对较小，临床结果研究的动力往往不够，因此可以通过汇总现有的相关研究来弥补统计功效的不足。例如，在认知行为治疗和情绪聚焦治疗治愈婚姻困扰的有效性研究的基础上使用元分析，可以更加精确地了解每种治疗方法的有效性。

在元分析得到普及之后，该领域终于能够更准确地说明家庭治疗的有效性。下面是迄今为止使用随机对照试验和元分析之后的一些主要发现。

家庭治疗对特定人群的影响

物质滥用

大多数物质滥用始于青少年时期，而家庭治疗是治疗青少年和成年人物质滥用最有效的方法。所有主要的居家治疗都是专门为这一人群开发的，如多维家庭治疗、多系统治疗、基于生态的家庭治疗、功能性家庭治疗和短程策略家庭治疗。这些疗法全部被证明是有效的。最近对多系统治疗、多维家庭治疗、功能性家庭治疗和短程策略家庭疗法的元分析显示，对物质滥用的青少年来说，这几种疗法的有效性稍高于常规治疗。对与物质滥用问题做斗争的成年人来说，居家治疗往往是让物质滥用者接受治疗的最佳选择。为治疗物质滥用的成年人及其家庭而开发的系统方法，如夫妻行为治疗和行为家庭咨询，也在治疗成年人的物质滥用障碍方面显示出功效。

品行障碍

具有品行障碍的青少年对他们的家庭来说特别具有挑战性，并且他们给法律系统也带来了重大负担。一些元分析发现，多系统治疗、功能性家庭治疗和多维家庭治疗在减少与品行障碍相关的行为（如服刑时间）方面比常规治疗更有效。功能性家庭治疗和多系统治疗都被证明可以降低重复犯罪率，而多系统治疗已被证明可以改善家庭关系，减少行为问题和精神症状，以及促进亲社会同伴关系。

重大精神疾病

认为家庭会导致精神分裂症等重大精神疾病的陈旧观念，已经被以下认识取代：大多数重大疾病都与器质性病变有关，而家庭仍然可以对疾病的发展过程产生重大影响。心理教育式家庭治疗向家庭成员提供信息、援助和支持，以帮助他们应对与患有精神疾病的家庭成员一起生活的挑战。心理教育式家庭治疗被证明可以减少复发率、医院就诊率并缓解症状，并且有数据证明患者在 3 年内的门诊就诊次数没有增加。有趣的是，在中国、澳大利亚、意大利、巴基斯坦和印度的初步国际研究中，心理教育式家庭治疗也被证明是有效的。

夫妻困扰

W.R. 沙迪士（W.R. Shadish）和 S.A. 鲍德温（S.A. Baldwin）在他们对夫妻治疗的一篇权威的元分析综述中指出，夫妻治疗的总体平均效应量为 0.84，这表明接受过关系困扰治疗的夫妻比 80% 没有寻求治疗的夫妻过得要好。那些具有最多实证支持的疗法包括整合夫妻行为治疗和情绪聚焦治疗。也就是说，还有许多流行的夫妻治疗方法未经实证检验。

夫妻治疗已被证明对治疗一些特定的问题是有效的。在有关酒精和毒品问题的个体治疗中加入夫妻行为治疗，比单纯的个体治疗效果更好。夫妻治疗在治疗焦虑、创伤后应激障碍、边缘型人格障碍以及应对身体健康问题（如乳腺癌）等方面也被证实是有效的。

抑郁症

夫妻治疗已被证明是治疗抑郁症的有效方法，特别是对处于亲密关系中的女性来说。与抑郁症的个体治疗不同，夫妻治疗已被证明不仅可以改善抑郁症状，还可以改善关系质量，这有利于来访者保持在应对抑郁症方面所取得的进展。

亲密伴侣暴力

我们有关亲密伴侣暴力的研究视角发生了天翻地覆的变化，在所有关于家庭功能的研究中，这或许是变化最大的一系列研究。在过去，我们通过女性主义的视角来概念化亲密伴侣暴力。暴力被认为是一种男性权力，是一种支配女性的表现。暴力被视为一种工具，将女性圈在"她们该在的地方"，让男性担任家庭的主人。因此，治疗的重点是确保妻子和孩子的安全，而男性接受治疗的重点是帮助他们扮演更健康的性别角色。这种视角也反映在社区和法律系统中，因为家庭暴力收容所中的女性比男性多得多，而因暴力被捕的男性也比女性多得多。然而，在 2007 年，一项由惠特克、海利厄斯、斯瓦恩和萨尔茨曼开展的大规模研究颠覆了这种传统观念：在 11 370 段关系中，约有 24% 的关系中存在亲密伴侣暴力，而这些暴力关系中约有一半的伴侣都对彼此施暴。在只有一方存在暴力行为的关系中，研究者惊讶地发现，超过 70% 的案例中施暴的一方是女性！他们还发现，预测亲密伴侣暴力受害者是否受到身体虐待的最大因素不是性别，而是是否只有一个人在施暴，不论其是男性还是女性。这并不是说男性多年以来没有对女性有过大量身体上的虐待，他们当然做过；而是说与过去想象中女性的无辜形象相比，女性更应该对同样的暴力行为负责。

随着对亲密伴侣暴力更细致的理解，治疗师也发展出更细致的治疗方法。情景暴力是最常见的一种暴力类型，指的是伴侣双方围绕一个特定问题所实施的暴力。研究者认为，情景暴力主要来源于伴侣双方缺乏沟通技巧。针对 3 种不同的系统疗法有效性的研究表明，每种疗法都减少了亲密伴侣暴力行为发生的频率及未来暴力行为的风险因素，并且在治疗期间暴力行为增多的风险没有增加。

总结

正如你所看到的那样，许多系统性疗法已经被证明对于治疗各种问题是有效的，因此我们应该尽可能多地使用这些疗法。这样做是显而易见的，不是吗？当你仔细观察数据，特别是来自元分析的数据时，会发现些什么呢？这就是事情真正开始变得有趣的地方。尽管大多数经过实证检验的系统性疗法被发现是有效的，但它们并没有被证明相对有效——也就是说，相对于其他疗法更加有效。甚至，当混淆变量被控制时，所有被测试过的系统性疗法似乎都有效，而且它们的效果都差不多！系统性治疗是有效的，而且效果很好，但似乎跨越不同的治疗模型和围绕治疗始末的**共同因素**（common factor）比模型本身更能带来改变。

从某种程度上讲，这是有道理的。说一个模型或技术"有效"，就意味着它有一些神奇的方法。一旦治疗师应用这些方法，无论如何都可以自动解决一个特定的情绪问题。但如果那是真的，那么岂不是每个人都可以这么做？这就像接种麻疹疫苗一样，每位治疗师的门外都会排起两公里长的队伍。不久之后，家庭矛盾、沟通不畅、家庭暴力、抑郁症或其他问题都会成为一种过去式。但事实并非如此，这是为什么呢？也许是因为生活中的挑战太过复杂了，不可能通过与治疗师进行 50 分钟的谈话就能永久地解决问题，不管治疗师的吸引力或人格魅力有多大，或者他们使用的理论是什么。例如，大多数人都在破碎的婚姻关系中挣扎，而这是他们一生中各种复杂变量相互作用的结果，比如伴侣双方的家庭背景、应对技能、创伤史、自尊、性别规范，以及他们的文化对婚姻和关系的态度等。让所有这些因素以一种有利于他们婚姻的方式排列起来，可能需要很多条件，比如时间、对改变的承诺、双方几乎同时致力于改变、一个能够辨别他们需要什么并可以相应地调整方法的治疗师，以及家庭外部环境和外部关系对他们所期望达到的改变的支持。换句话说，变化——尤其是涉及家庭的变化——是异常复杂的。只有家庭有足够的决心和资源，才能让改变发生。但有一点是明确的：没有任何一种技术和理论具有天然的疗效，也没有任何一个治疗师是天生的治愈者。当然，一些治疗师和他们使用理论的方式会比其他人或其他方法更有效。这个观点也不意味着理论本身不重要，我们在接下来的内容中会有所体现。

今天的家庭治疗研究

共同因素

共同因素指的是"围绕"治疗始末的要素，如治疗联盟、希望、治疗师和来访者的特质，以及不同疗法中存在的共同点——它们都鼓励治疗师概念化家庭的障碍状态和健康状态，并提供干预来引导家庭从障碍状态走向健康状态。这并不是说所有的模型都是一样的，而是说某些模型之间存在大量的重叠。这也不意味着模型并不重要；相反，模型的价值在于，它们为治疗师和家庭提供了一个解决问题的有组织的策略。从共同因素的角度来看，有效的治疗被认为是一个与来访者互动的过程。这个来访者至少在某种程度上有改变的动机，治疗师可以理解家庭的需要，并以家庭认为有帮助的方式满足这种需要，外部环境同时也支持家庭希望做出的改变。这个过程听起来很简单，但每一个步骤都包含很多内容，其中许多内容还没有被完全理解，这对研究者来说是个好消息。然而，在研究过程中，我们已经了解到一些使疗法起效的有趣因素[①]。

治疗联盟

治疗联盟这个共同因素得到了最多的实证支持。强有力的早期治疗联盟已被证明在结果中起到了高达 22% 的效应量。如果前几次会谈中的治疗联盟很弱，来访者就更有可能放弃治疗。强有力的治疗联盟包括来访者和治疗师在目标（治疗方向）、任务（治疗中用来帮助家庭实现目标的方法）和联结质量（治疗师和来访者之间的情感联结）方面保持一致。维持一个健康的联盟对家庭治疗师来说特别困难，因为他们必须在不过度疏远其他家庭成员的情况下理解各位成员不同的观点。

来访者变量

在治疗师所有参加的培训、阅读的书籍和获得的学位中都隐含着这样的假设：治疗的结果主要取决于治疗师。但正如 K. 塔尔曼（K. Tallman）和 A.C. 博哈特（A.C.Bohart）比喻的那样，如果你的目标是保持身材，以下哪一个方面更重要：你所使用的爬楼机、跑步机，还是你自己从沙发上起身去健身房？当然，有些治疗师的治疗效果比其他治疗师更好，某些模型也更适合某些来访者，但很多时候，接受治疗师所提供服务的来访者才最终发挥了作用。在治疗中，就像在生活中一样，来访者越积极主动、努力工作，他们的社会网络就越支持他们，他们就越有可能实现他们想要的改变。

治疗师变量

在可以说是有史以来最全面、最严格的随机对照试验中，艾琳·埃尔金（Irene Elkin）及其同事们比较了认知行为治疗、人际关系心理治疗、抗抑郁药物治疗和安慰

---

① 本书作者倾向于对家庭治疗中共同因素的作用持不同意见。迈克尔·尼克尔斯认为，虽然成功的治疗有一些共同因素，但模型的选择非常重要。一个好的治疗师就是一个好的治疗师，有些模型天生就比其他模型更有用。肖恩·戴维斯则相信共同因素的重要性。他认为，一个特定模型的有效性主要取决于治疗师和来访者是否都认为它有用。因此，治疗师应该尽可能多地使用多种不同的模型。

剂治疗几种临床实践，看看哪种方法对治疗抑郁症最有效。结果发现，两种心理治疗方法都很有效，且二者不分伯仲。如今，这个结论已经成为一种常识。在对这些数据的二次分析中，研究者发现，尽管各模型之间的有效性差异不大，但存在明显的**治疗师变量**（therapist variable）。实际上，整个研究中最有效的治疗师是一名女性精神科医生，她每周只在药物组和安慰剂组中见来访者 25 分钟，而这两组的研究设计只是让治疗师提供最低限度的支持和鼓励！

　　显然，一些治疗师比其他治疗师的工作做得更好。以至于有些人认为，我们应该把注意力从有实证支持的治疗方法研究扩大到有实证支持的治疗师研究。到目前为止，那些可以告诉我们"成为一位有效治疗师需要些什么"的研究，已经成为未来家庭治疗研究中最令人兴奋的和最有前途的领域。不过，一些似乎不能使治疗师变得更有效的内容也很有趣。执照状态似乎与有效性没有任何关系，令人惊讶的是，经验也不一定有关。仅仅是积年累月地做治疗并不能使你的治疗变得更好；但长期做治疗，同时刻意地寻求反馈并将其纳入你的实践，会使你的治疗变得更好。幸运的是，诸如年龄、性别和种族等静态特征与结果没有什么关系。与和来访者具有相似的或相同的年龄、种族或性别相比，更重要的是治疗师对来访者的文化价值和信仰保持敏感性。治疗师的积极性和友好性与你预期中的一样重要，批评和敌意也是如此。

　　有效的治疗师会根据来访者的喜好、特点和期望调整自己的治疗方式。当来访者有很多阻抗时，有效的治疗师倾向于减少自己的控制和指导，反之亦然。这些治疗师也善于保持足够高的情绪唤醒，以促进有意义的信息处理，但又不至于高到来访者被淹没，或低到他们不记得治疗中的任何事情。此外，有证据表明，那些擅长自我反思、内向和内省的来访者在以洞察力为导向的干预中获益更多，而那些更冲动和好斗的来访者则在培养技能和以症状为导向的方法中收获更大。有效的治疗师在广泛的干预措施中有足够的应变能力，他们可以根据来访者调整他们的方法，而不是期望来访者适应他们。下面提供了来访者在选择治疗师时可能提出的问题。

选择治疗师

　　你应该如何选择治疗师？你所选择的治疗师，应该拥有最吸引人的网站吗？有很多证书吗？擅长你所关心的领域吗？还是与你年龄相仿或种族和性别相同？研究表明，在选择治疗师时，治疗师与你建立共情性联结的能力、提出你认为有价值的干预措施，以及建立一个同时具有支持性和挑战性的环境，是最重要的变量。而且这并不完全取决于治疗师。治疗的结果更多地与你有关——就像对大多数事情而言，你投入多少，就会收获多少。但即使有这些因素存在，你的幸福水平也很可能与一些治疗不会涉及的事情有关，比如你的身体健康、邻里关系等。成功的治疗是许多不同的变量相互作用的结果。

希望和期待

治疗中的一些变化仅仅是因治疗师和来访者的期望而发生的。在治疗的早期阶段，灌注希望尤其重要。来访者往往是在尝试了所有他们知道的方法之后才来寻求治疗的。他们想要改变，但不确定应该如何改变。对大多数人来说，寻求治疗本身就是在表达一种希望。当来访者对转介者有信心，并在与治疗师见面之前就认为治疗师有能力时，这种希望往往会被放大。如果治疗师能够提供符合来访者世界观和目标的干预措施，希望就会增加，这本身就能起到治疗作用。这就是为什么深入掌握几种模型如此重要——它使你能够理解来访者正在发生的事情，并告诉你应该如何帮助他们。这就好比是在掌握多国语言的基础上环游世界。对不同模型的了解有助于你在来访者感到焦虑和迷茫时保持冷静和自信。理论模型给你的信心有助于给你和你的来访者灌注希望。

外在因素

尽管我们可能不这么想，但有时人们最需要的是我们无法控制的——或者往往是他们自己无法控制的——环境的转变。事实上，M.J. 兰伯特（M.J. Lambert）有一个著名的预估，高达40%的结果差异可能是由来访者变量和治疗师无法控制的外部事件变量造成的。既然治疗师对此无能为力，为什么还要强调这一点呢？因为有时认识到并非所有改进方面的不足都是你或你的来访者的错，会有所帮助。有时人们只是需要休息一下。记住，不是所有的来访者都可能来自与你类似的社会背景，所以告诉他们坚强一些或努力工作可能不会有什么帮助。面对这样的情况，他们可能已经做得很好了。

案例研究：家庭治疗中的变数

一对夫妇因为婚姻冲突和妻子的严重抑郁症前来寻求治疗。近两年来，他们因为不断的争吵而感到疲惫不堪。温暖和联结的感觉已经从他们的婚姻中消失殆尽，而我们为帮助他们重燃浪漫之爱所做的所有尝试都失败了。6个月过去了，他们并没有比开始时好多少。在过去的两年里，丈夫或妻子需要每周两次轮流去一个遥远的医院，每次往返需要 4 个小时。因为只有在那个医院里，他们的保险才能覆盖他们的孩子所需要的重症护理。这种长时间的通勤和女儿的疾病给他们造成了很大的压力，但他们坚持认为这种争吵在很早以前就开始了。在开始治疗的 6 个月之后，他们的保险条例发生了变化，他们能够将女儿的护理转移到离家更近的医院。在 1 个月内，他们的争吵基本上停止了，联结也恢复了，两个月后他们终止了治疗。大约 1 年后，他们再次联系我们，告诉我们一切安好。

反思并回答

1. 你认为治疗范围以外的情况在多大程度上影响一个人的幸福感？

2. 如果来访者认为治疗中的家庭的幸福感完全是治疗师的责任，会有什么风险？或者来访者认为这完全和治疗师无关，会有什么风险？

3. 当你的外部环境发生变化时，你的幸福感是否能够得到提升？这种提升是否是你通过自己的努力无法达到的？

寻找变化发生的方式：过程和观察研究

开始思考共同因素的转变是如何影响家庭治疗研究的呢？就在 10 年以前，认为"共同因素比具体模型对结果的贡献更大"还只是少数人的观点。然而，随着证据的增加，即使是著名模型的创始人也承认，使他们的疗法有效的原因可能在很大程度上与其他疗法相同。因此，研究方法也正在发生变化。元分析仍然很流行，以辨别研究中广泛的模型。人们也仍然继续在进行随机对照试验，尽管他们测量的通常不仅是模型本身，还有更多的变量——诸如治疗师的属性、来访者的属性、希望、治疗联盟等。定性研究因其对一小部分人的故事和经历的系统且深入的关注而越来越受到重视，并且已经逐渐成为一种为随后的定量测试发展假设的手段。

从历史上看，执业治疗师并不重视结果研究，因为他们相信自己所做的事情是有效的。当临床医生可以自由地按照自己的意愿进行治疗时，听其他人说他们应该做别的事情又有什么意义呢？相反，研究者一直因为临床医生对研究漠不关心而感到很沮丧。研究产生了许多对临床实践有意义的结论，但其中有不少被忽略了。不过，这种历史性的分歧可能正在改变，因为保险公司和与来访者有关的利益相关者越来越多地要求临床医生证明其治疗的有效性，而研究者则继续追求过程研究，这比一般的结果研究更能产生与临床相关的结论。

现在我们知道心理治疗是有效的，重点已经转移到试图发现治疗如何发挥作用。有效治疗的基本要素是什么？与这种焦点转移相吻合的研究的最大趋势之一是**过程 /观察性研究**（process/observational research）的出现。过程 / 观察性研究的一个好处是，与随机对照试验相比，它可以在更小的范围内进行高质量的研究，而且成本效益较高。过程 / 观察性研究的重点在于"构成有效治疗的过程"。例如，如果研究者有一个假设，即软化事件会带来更高的婚姻满意度，那么，研究者将下一个有关软化事件的定义，收集已完成治疗的夫妻的录像，创建一个编码协议来测量软化事件是否存在。然后，研究者再对录像进行编码，来验证假设是否得到支持。这个过程可以用来确定软化事件的存在及了解治疗师和来访者对这个事件的贡献。

进行过程研究的方法有很多。约翰·戈特曼因其精心设计的实验室而闻名。他和他的团队在实验室里对夫妻一整天的互动进行录像并编码，以找到与婚姻满意度、未来的离婚和其他变量的相关性。他和他的团队可以对一对夫妻简短的争吵内容进行编码，以此来预判这对夫妻在未来 3 年内是否会离婚（准确率超过 90%），这让戈特曼和他的团队名声大噪。无论范围或方法如何，比起传统的研究方法，过程研究有助于提供更细致的有关有效治疗的观点。

未来的家庭治疗研究

尽管在过去几十年间出现了许多引人注目的研究，但由于许多治疗师并不注重研究，而且大多数研究是以乏味的论文形式呈现的，因此这两个世界很少发生碰撞。但值得期待的是，随着高质量的研究变得更容易开展、创造性的传播方法的增加，以及利益相关者要求治疗师证明他们的有效性，这两个世界的差距将逐渐缩小。理想的情况是，临床医生和研究者能够平等地相互学习。更理想的情况是，个别家庭治疗师既是临床医生又是研究者。从许多方面来看，临床医生本身就是研究者。治疗中的每个家庭都是一个小型研究，在这个研究中，临床医生会评估自己的干预对家庭的影响，并希望能做出相应的调整。只是这些调整并不是系统地进行的。在理想的情况下，临床医生会和来访者签订一份研究协议，让临床医生在不增加其工作量的情况下，使评估和随后的调整更具规范性。以此为目标的反馈协议已经被开发出来了，并被证明可以显著地提高治疗的有效性。此外，来自第三方支付者等利益相关者的压力和来自生活教练和其他治疗者的竞争，可能会迫使治疗师用实证研究来证明他们治疗的有效性，这也将有助于缩小临床与研究之间的距离。

无论未来会如何变化，现在进入家庭治疗领域都是一个令人兴奋的时刻。已经有足够多的问题得到了回答，确定了系统性的家庭治疗是治疗各种问题的有效手段。然而，关于家庭治疗师究竟是如何帮助家庭的，仍然存在很多疑问。我们对未来充满希望，期待未来的研究能够帮助我们的工作变得更加细致且更有成效。

复习题

1. 如果一个模型得到了实证支持，这是否意味着它比其他模型更有效？

2. 定性研究如何影响定量研究？

3. 列举三种家庭治疗研究方法，并分别举例说明。

4. 列举有效治疗的三个共同因素。

5. 研究者如何得出"没有一种模型比其他模型更加有效"的结论？

思考题

1. 你认为应该用什么来指导你使用一个模型？

2. 你是否同意"没有一种模型比其他模型更加有效"的说法？为什么是或为什么不是？

3. 一些研究者说，研究方法还没有细致到可以确定各模型之间的差异。你对这个观点怎么看？是否还有其他原因或情况可能使一种模型比另一种模型更有效，只是我们还没有发现而已？要想发现这一点，我们需要做些什么？

4. 你认为怎样才能成为一位有效的治疗师？如果你要推荐你所爱的人接受治疗，你在选择治疗师时会注意哪些特质？

5. 你认为哪些来访者变量是最重要的？

6. 回想一下那些你朝着好的方向发展的时刻。你的人际关系对这个发展起到了什么作用？你打算如何利用这样的经历来形成研究假设和问题？你可以使用什么方法来回答你的问题？

7. 如果你打算做一名临床医生，你会如何将研究纳入你的实践中？如果你打算成为一名研究者，你会如何将临床实践纳入你的研究中？

8. 当临床实践未能纳入家庭治疗的研究结果时，会有什么损失？当研究没有受到临床洞察的启发时，情况又会怎样？

9. 为什么你认为家庭治疗研究与实践之间存在这样的差距？如何弥补这一差距？

致谢

在成为家庭治疗师及撰写本书的过程中，很多人为我们提供了帮助。虽然不能一一向他们表示感谢，但我们还是想在这里列出一些人的名字。感谢那些教会我们家庭治疗的大师——莱曼·韦恩、默里·鲍文和萨尔瓦多·米纽庆——感谢你们。我们还要特别感谢道格拉斯·斯普伦克尔和弗雷德·皮尔西（Fred Piercy），向他们致以深深的谢意。

我们还要感谢一些专家级的临床医生，在撰写这本书的过程中，他们不遗余力地帮助我们：伊冯·多兰、杰罗姆·普莱斯（Jerome Price）、黛博拉·卢普尼兹、威廉·马德森（William Madsen）、弗兰克·达蒂里奥、维姬·迪克森，以及萨尔瓦多·米纽庆。当然我们还得到了很多朋友的帮助，如约翰（John）、保罗（Paul）、乔治（George）和林戈（Ringo），感谢他们。我们还要特别感谢培生高等教育出版社的丽贝卡·福克斯－吉格（Rebecca Fox-Gieg），她让这份艰难的工作变得容易一些了。

此外，我们还要感谢那些为本书提供建议的审稿人——西佛罗里达大学的约瑟夫·赫尔佐格、利伯缇大学的史蒂夫·约翰逊（Steve Johnson）、北卡罗来纳大学夏洛特分校的珊蒂·库尔卡尼（Shanti Kulkarni），以及宾汉姆顿大学的拉赫贝尔·拉赫曼（Rahbel Rahman）。

最后，我们还要感谢我们家庭生活中的导师：我们的妻子——梅洛迪（Melody）和伊丽莎白（Elizabeth），以及我们的孩子——桑迪（Sandy）、保罗（Paul）和安德鲁（Andrew），汉娜（Hannah）、瑞秋（Rachel）和威廉（William）。

术语表

适应（accommodation）：系统的各个元素自动调整以协调其功能；个体可能需要通过努力才能达到。

效忠偏差（allegiance bias）：研究者自己设计的研究方法有利于研究者所偏好的治疗方法的倾向。

依恋（attachment）：在面临压力时，个体主动靠近照料者的先天倾向。

依恋理论（attachment theory）：关于"在面临压力时，个体主动靠近照料者的先天倾向"的研究。

厌恶控制（aversive control）：使用惩罚和批评来消除不良反应；通常用于功能失调的家庭。

基本假设理论（basic assumption theory）：来自比昂的观点，指团体成员会从团体任务中抽离，转而追求一些无意识的模式，如战斗 - 逃跑、依赖或配对模式。

行为改变程序（behavior change procedure）：在关系中强调积极而非对抗性的控制方法的程序。

行为交换理论（behavior exchange theory）：对关系中行为的解释，认为行为由成本和收益的比率维持。

黑匣子隐喻（black box metaphor）：由于心智过于复杂，研究人类的输入和输出（沟通、行为）比试图理解人类的心理内部活动更加有效。

边界（boundary）：保护个体、子系统和家庭完整性的情绪屏障。

制定边界（boundary making）：对一段关系中的各个成员之间的及一段关系和外界之间的边界进行协商。

循环因果（circular causality）：行动通过一系列递归的环路或重复的循环相互关联。

循环提问（circular questioning）：由米兰小组开发的一种访谈方法，通过提问来突出家庭成员之间的差异。

经典条件反射（classical conditioning）：一种反应性学习的形式。在这种学习中，一个无条件刺激（UCS），如食物，会导致无条件反应（UCR），如流涎。当 UCS 与条件刺激（CS），如铃声，配对出现时，会导致 CS 也开始唤起同样的反应；经典条件反射可用于焦虑障碍的行为治疗。

封闭系统（closed system）：一组功能相互关联的元素形成的、不与周围环境互动的实体。

联盟（coalition）：两个人或两个社会团体为了共同对抗第三方形成的结盟。

认知行为治疗（cognitive-behavior therapy）：强调态度改变及行为强化的治疗。

合作取向治疗师（collaborative therapist）：对治疗师所担任的角色更加持有平等主义观点的治疗师；针对传统家庭治疗方法中专制主义的批评所作出的改进。

共同因素（common factor）：不同治疗模式中治疗背景、案例概念化和治疗过程中的共同要素。

沟通理论（communication theory）：从言语和非言语信息交流的角度来研究关系的理论。

关心团体（community of concern）：在来访者改写自己的人生故事时，可以参与并从中得到支持的朋友和家人团体。

效果比较试验（comparative effectiveness trial）：具有低外部效度和高内部效度的随机对照试验。

效力比较试验（comparative efficacy trial）：具有高外部效度和低内部效度的随机对照试验。

抱怨者（complainant）：德·沙泽尔的术语，指那些有抱怨但目前还不愿意付出努力解决问题的来访者。

互补性（complementarity）：即互惠性，指每段关系的决定性特征。

互补关系（complementary relationship）：基于互相弥补的差异，即一方的特质弥补了另一方的不足。如果一方弱，则另一方强。

赞美（compliment）：在焦点解决治疗中，用于传达支持和鼓励的技术。

建构主义（constructivism）：一种相对主义的观点，强调现实的主观构建；暗示我们在家庭中看到的东西可能是基于我们的成见，而不是基于实际发生的事情。

内容（content）：谈论的内容，而不是谈论的方式。

背景（context）：在家庭治疗中指人际关系背景，包括家庭和其他社会影响。

偶联契约（contingency contracting）：一种行为治疗技术，家庭成员之间通过达成协议来相互奖励。

偶联管理（contingency management）：通过给予奖励和收回奖励来塑造行为。

应对问题（coping question）：在焦点解决治疗中使用的一种问句，帮助来访者认识到他们可以应对困难的环境。

反移情（countertransference）：治疗师因来访者而想起过去的某人产生的情绪反应。如果不加以控制，其可能会导致治疗师把来访者当作过去某人的替代者。

跨代联盟（cross-generational coalition）：父/母和孩子之间联合起来反对家庭中第三位成员的不恰当的联盟。

文化（culture）：从人们生活的环境中产生的共同行为和经验。

消费者（customer）：德·沙泽尔的术语，指那些不仅抱怨问题（"抱怨者"），而且有动力解决问题的来访者。

控制论（cybernetics）：关于反馈的科学；指信息，特别是正、负反馈回路，如何帮助一个系统进行自我调节的理论。

解构（deconstruction）：一种后现代探索意义的方式，通过拆解和检查已被接受的分类和假设，使意义的更新和更健全的建构成为可能。

自我分化（differentiation of self）：鲍文的术语，指理智和情绪的心理分离，以及自我独立于他人的现象；与融合相反。

指令（directives）：一种家庭作业，旨在帮助家庭中断维持问题的行为模式。

疏离（disengagement）：由于家庭中的个体和子系统的界限过于僵化而导致的心理隔离。

双重束缚（double bind）：在一段重要的关系中，当个体从不同水平上接受到相互矛盾的信息，且既不能逃离也不能反对时所产生的冲突。

盘问追根法（downward arrow technique）：认知行为家庭治疗的一种技术，用于逐步揭开问题行为背后的深层认知。

情感阻断（emotional cutoff）：鲍文的术语，指从未解决的情感依恋关系中逃离。

情绪反应性（emotional reactivity）：倾向于以一种类似膝跳反应的情绪化方式做出回应，而不是客观冷静地做出回应。

情绪聚焦伴侣治疗（emotionally focused couples therapy）：一种基于依恋理论的治疗模型。在这种模型中，治疗师会引领夫妻看到他们与对方斗争的反应本质，由此夫妻双方防御反应下的情感渴望被揭开；由莱斯利·格林伯格和苏珊·约翰逊提出。

共情（empathy）：理解另一个人的感受。

循证治疗（empirically-validated treatment）：有大量的研究支持其有效性的治疗方法。

活现（enactment）：结构派家庭治疗中的一种互动技术，用于观察并改变家庭结构的互动。

缠结的（enmeshed）：情感上的过度卷入。

缠结（enmeshment）：由于心理边界的模糊而失去自主性。

民族性（ethnicity）：由人类的共同祖先演化出的群体，这些群体享有共同的价值观和习俗。

例外情况（exception）：德·沙泽尔的术语，指来访者暂时摆脱问题的时刻。焦点解决治疗师会关注例外情况，以帮助来访者发展成功的问题解决技能。

例外问题（exception question）：在焦点解决治疗中，用于帮助来访者回忆那些他们没有被问题打败的时刻的技术。

扩展亲属系统（extended kinship system）：跨越几代人的亲属关系网络。

外部效度（external validity）：一项研究的结果在多大程度上可以应用于该研究以外的人群。外部效度是通过让研究条件尽可能接近标准操作来实现的。由于缺乏对治疗方法和临床样本的控制，具有高外部效度的研究通常具有低内部效度。

外化（externalization）：迈克尔·怀特发明的一种技术，将问题拟人化为影响个体的外部因素。

假自体（false self）：个体在与他人打交道时表现出的一种防御性表象。

家庭绘画（family drawing）：一种体验式治疗技术，要求家庭成员画出他们对家庭组织方式的看法。

家庭内稳态（family homeostasis）：家庭中的一种抵抗变化以保持稳定状态的倾向。

家庭生命周期（family life cycle）：家庭生活的各个阶段，从与父母分离、结婚、生子、变老、退休，到最后死亡的过程。

家庭神话（family myth）：在歪曲历史真相的基础上产生的一套信念，由所有家庭成员共享，有助于形成指导家庭运作的规则。

原生家庭（family of origin）：通常指一个成年人的原始核心家庭。

家庭规则（family rule）：用于描述家庭行为模式的术语。

家庭雕塑（family sculpting）：一种非语言的体验式治疗技术，在这种技术中，家庭成员将自己安置在舞台的各个位置上面，以揭示他们重要的认知和情感。

家庭结构（family structure）：决定家庭成员如何互动的功能性组织。

家庭系统（family system）：家庭被认为是一个整体，由个别部分和它们共同运作的方式组成。

反馈回路（feedback loop）：系统部分输出的反馈通道，用于让输出保持在预定的限度内（负反馈），否则会发出需要修改系统的信号（正反馈）。

第一序改变（first-order change）：不改变系统基本组织的暂时的或表面的变化。

固着（fixation）：在发展的早期阶段，个体行为模式的部分阻滞。

公式化的首访任务（formula first-session task）：焦点解决治疗师通常会在第一次治疗结束时，

要求来访者思考他们不希望因治疗而改变什么。这将使来访者关注自己在生活中的优势，并启动解决方案。

治疗构想（formulation）：关于来访者潜在问题的本质的治疗性假说。

行为的功能性分析（functional analysis of behavior）：在操作性行为治疗中，对某一特定行为、引起该行为的因素以及强化该行为的因素进行研究。

融合（fusion）：自我和他人之间的心理边界模糊不清，情感和理智功能互相影响；与自我分化相对。

一般系统论（general system theory）：一种关于生命系统的生物学模型；生命系统被视为一个整体，通过在环境中不断地输入和输出来自我维持。由路德维希·冯·贝塔朗菲提出。

家谱图（genogram）：用于描绘家庭系统的示意图。用方块表示男性，用圆圈表示女性，用横线表示婚姻，用竖线表示子女。

足够好的母育（good-enough mothering）：温尼科特的术语，指一般的、适宜的养育。

团体动力（group dynamic）：在团体和家庭中出现的互动模式。

诠释学（hermeneutics）：分析文学文本或人类经验的艺术。诠释学认为文学文本或人类经验在根本上是模糊的，通过诠释不同层次的意义来进行理解。

等级结构（hierarchical structure）：以明确的代际边界为基础的家庭运作模式，父母保持控制感和权威感。

内稳态（homeostasis）：平衡的稳定状态。

理想化（idealization）：对某人的夸大的看法。

认同（identification）：不仅是模仿，而且是对另一个人特质的占有。

索引患者（identified patient）：家庭中的其他人认为家庭问题是由这个人造成的。

增加张力（intensity）：米纽庆的术语，通过使用强烈的情感、反复的干预或长期的压力来改变适应不良的互动。

内在家庭系统治疗（internal family systems therapy）：一种心智模型，使用系统性的原则和技术来理解和和改变家庭内部过程；由理查德·施瓦茨提出。

内部客体（internal object）：根据早期与照料者的互动所形成的对自己和他人的心理形象。

内部效度（internal validity）：一项研究在多大程度上测量了它声称要测量的内容。内部效度是通过尽可能多地控制可能影响研究结果的变量来实现的。内部效度高的研究往往外部效度低，因为没有人以这种严格控制的方式向经过严格筛选的来访者提供服务。

内摄（introjection）：一种原始的认同形式；吸收他人的各个方面，然后成为自我形象的一部分。

恒定处方（invariant prescription）：由玛拉·赛尔维尼·帕拉佐利开发的一种技术。这种技术指导父母一起神秘地溜走。

无形忠诚（invisible loyalty）：鲍斯泽门伊 - 纳吉的术语，指儿童为帮助他们的家庭而采取的无意识行动。

自我立场（I-position）：对他人的想法和感觉进行非反应性的观察和个人的理解，而不是评判或教导他人。

融入（joining）：结构派家庭治疗的术语，指接受和适应家庭，以赢得信任并规避阻抗。

线性因果（linear causality）：指一个事件是原因，另一个事件就是结果的观点；在行为层面，一个行为是刺激，另一个行为就是反应。

线性视角（linearity）：简单的因果关系思维，忽略了循环性的互动模式。

管理式医疗（managed care）：第三方公司通过规定治疗条款来管理保险费用的制度。管理式医疗公司选择提供者、设定费用，并规定谁可以接受治疗及他们有权获得多少次治疗。

医学家庭治疗（medical family therapy）：心理教育式家庭治疗的一种形式，涉及与医生和其他卫生保健人员合作，用于治疗有医学问题的患者。

元分析（meta-analysis）：一种研究方法，将针对某一共同现象的多项研究结果定量地进行汇总。

元沟通（metacommunication）：为了传播而进行的沟通，通常在另外一个层面上。

奇迹问题（miracle question）：邀请来访者想象，如果他们明天醒来时，问题得到了解决，那么现实会是什么样子。焦点解决治疗师使用奇迹问题帮助来访者确定目标和潜在的解决方案。

镜映（mirroring）：表达对他人感受的理解和接纳。

形态形成（morphogenesis）：系统改变其结构以适应新环境的过程。

多元文化主义（multiculturalism）：熟悉并（更重要的是）对其他种族的文化保持敏感性的做事方式。

跨代传递过程（multigenerational transmission process）：鲍文提出的概念；由于自我分化水平很低的人与同样不成熟的伴侣结婚，经过几代人的传递，最终导致孩子出现严重的心理问题。

神秘问题（mystery question）：旨在让来访者思考他们的问题如何占了上风，这有助于使问题外化。

蒙蔽（mystification）：莱恩的概念，即许多家庭通过否认或重新标记来歪曲他们孩子的经验。

自恋（narcissism）：夸大的自我评价。

叙事治疗（narrative therapy）：一种治疗方法，强调人们根据其经历所构建的故事的作用。

负反馈（negative feedback）：向一个系统发出信号，以纠正其偏差并恢复现状的信息。

负反馈机制（negative feedback mechanism）：标志着一个系统抵制变化的机制。

中立立场（neutrality）：塞尔维尼·帕拉佐利的术语，指平等地接纳家庭成员。

客体关系理论（object relations theory）：由梅兰妮·克莱因和英国学派（比昂、温尼科特、费尔贝恩、冈特瑞普）发展的精神分析理论，强调关系和依恋，而不是力比多和攻击驱力。

开放系统（open system）：一组与周围环境交换信息、能量和物质的相互关联的元素。

操作性条件反射（operant conditioning）：一种学习形式，即人或动物通过某些行为得到奖励；大多数行为治疗的主要方法。

考验技术（ordeals）：一种悖论干预方式，指导当事人做一些比症状更困难的事情。

悖论干预（paradoxical intervention）：在策略派治疗中使用的一种技术，治疗师指导家庭成员维持他们的症状性行为。如果他们顺从，他们就会承认控制并暴露次要收益；如果他们反抗，他们就会放弃其症状。

部分（part）：在内在家庭系统模型中，施瓦茨对人格化的子人格的称呼。

积极赋义（positive connotation）：塞尔维尼·帕拉佐利为家庭行为赋予积极动机的技术，以促进家庭凝聚力和避免对治疗的阻抗。

正反馈（positive feedback）：证实和强化系统当前方向的信息。

正反馈机制（positive feedback mechanism）：向一个系统发出信号以放大变化的机制。

后现代主义（postmodernism）：当代反实证主义，认为知识是相对的，且依赖背景而存在；对现代科学所持有的客观性假设提出质疑。在家庭治疗中，挑战科学确定性的想法，并与解构的方法联系起来。

理想视图（preferred view）：埃隆和隆德的术语，指人们希望如何被自己和他人看待的方式。

普雷马克原则（Premack principle）：用高概率行为（偏好的活动）来强化低概率行为（非偏好的活动）。

假装技术（pretend technique）：麦迪尼斯的游戏式悖论干预技术，要求家庭成员假装表演症状行为。其治疗原理在于，如果他们假装有症状，那么症状就不可能是真的。

充满问题的故事（problem-saturated story）：对问题过于纠缠。

过程（process）：家庭或团体的成员之间如何相处。

过程问题（process question）：旨在帮助家庭成员关注他们的想法而不是他们的感受的问题，并帮助他们思考自己的反应和行为。

过程 / 内容（process/content）：家庭或团体的成员之间如何相处（过程），而不是他们谈论什么（内容）。

过程 / 观察性研究（process/observational research）：量化或质化的研究，用于系统地观察治疗的实施，以确定成功治疗的过程。

投射性认同（projective identification）：一种无意识的防御机制；个体不想要的面向被归因于另一个人，这个人被诱导按照这些预期的态度和感觉行事。

假性敌意（pseudohostility）：韦恩的术语，指精神分裂症家庭中掩盖病态联盟的表面争吵。

假性亲密（pseudomutuality）：韦恩的术语，指许多精神分裂症家庭和谐的表面现象。

心理教育式家庭治疗（psychoeducational family therapy）：一种在与精神分裂症患者的工作中发展起来的疗法，强调教育家庭成员，帮助他们理解和应对有严重困扰的家庭成员。

交换条件（quid pro quo）：交换明确约定过的利益。

随机对照试验（randomized controlled trial）：一种研究设计，将经过仔细筛选的参与者随机分配到两个或多个真正的治疗方法组或对照组中，以精心控制的方式进行治疗，并对结果进行比较，以确定最有效的治疗方法。常用于医学，历史上也曾用于心理健康研究，但其在后者中的受欢迎程度正在下降。

重塑（reconstruction）：将叙述的内容重新编为更容易被接受的前后一致的新故事。

重构（reframing）：对一个家庭的行为描述进行重新标记，使其更适合于治疗性改变，如将某人描述为"懒散的"而不是"抑郁的"。

退行（regression）：在面对压力时回到不太成熟的功能模式。

强化（reinforcement）：增加特定反应出现概率的事件、行为或物体。正强化物的偶然呈现会增加反应出现的概率；负强化物的偶然撤销会增加反应出现的概率。

互惠强化（reinforcement reciprocity）：家庭成员之间互相奖励的行为。

关系实验（relationship experiment）：鲍文的技术。尝试一种新的行为，看它如何影响家庭互动。

相对影响问题（relative influence question）：旨在探索问题在多大程度上支配了当事人，而不是当事人在多大程度上能够控制问题。

抑制（restraining）：通过建议家庭不要做出改变来克服阻抗的策略派技术。

仪式（rituals）：在策略派治疗中，旨在改变家庭系统规则的一系列规定性活动。

角色扮演（role-playing）：演绎重要人物的角色，将感情戏剧化，并练习新的交往方式。

橡胶栅栏（rubber fence）：韦恩的术语，指围绕许多精神分裂症家庭的僵化的边界，该边界只允许与周围环境产生最少的接触。

失控（runaway）：不加控制的正反馈，导致家庭或系统失控。

评量问题（scaling question）：在焦点解决治疗中，来访者在 10 分制的量表上评定他们有多想解决问题、问题有多严重、比上次好多少等。这些问题旨在将变化分解成更小的步骤。

替罪羊（scapegoat）：家庭中的一个成员，通常是索引患者，被视为冲突或批评的替代对象。

图式（schema）：一个人对世界和世界如何运作形成的基本核心信念。

精神分裂症的病源式母亲（schizophrenogenic mother）：弗里达·弗洛姆 - 瑞茨曼对具有攻击性的、专横的母亲的称呼，这类母亲被认为会使其后代患上精神分裂症。

第二序改变（second-order change）：系统结构和功能的基本变化。

二阶控制论（second-order cybernetics）：任何试图观察和改变系统的人都是该系统的一部分。

自体心理学（self psychology）：海因茨·科胡特的精神分析理论，强调个体对关注和欣赏的需要。

自我实现（self-actualization）：罗杰斯的术语，指实现个人成就。

自体客体（selfobject）：科胡特的术语，指一个人不被视为一个独立的个体，而被视为自体需要的延伸。

分离 - 个体化（separation-individuation）：婴儿在两个月左右开始脱离与母亲的共生关系，发展自主功能。

家庭互动序列（sequences of family interaction）：家庭反复出现的行为模式，特别是围绕他们现存问题的行为模式。

塑造（shaping）：有步骤地强化改变。

能力塑造（shaping competence）：结构派治疗的一项技术，用于强化有益的互动。

社会建构主义（social constructionism）：与建构主义一样，是挑战知识的客观基础的概念，认为知识和意义是由文化上共享的假设形成的。

社会学习理论（social learning theory）：利用社会心理学、发展心理学和学习理论的原理，来理解和处理行为。

焦点解决治疗（solution-focused therapy）：史蒂夫·德·沙泽尔的术语，指一种强调家庭已有解决方案的治疗方式。

策略派治疗师（strategic therapist）：指导性的、以问题为中心的实践者；MRI 模型、海利和麦迪尼斯模型或米兰系统模型的追随者。

结构（structure）：反复出现的、用于定义和稳定关系的形态的互动模式。

子系统（subsystem）：家庭中较小的单位，由世代、性别或功能决定。

对称关系（symmetrical relationship）：平等或平行的关系。

系统（system）：一组相互关联的元素加上它们的运作模式。

系统脱敏技术（systematic desensitization）：由约瑟夫·沃尔普开发的治疗方法。一种在想象或现实生活中，将深层肌肉放松与逐渐接近害怕的对象或情况结合起来的方法。

系统论（system theory）：通过系统内各个部分及它们之间的互动来理解家庭这样的组织单元。

社会交换理论（social exchange theory）：蒂博特和凯利的理论。根据这一理论，人们努力在一段关系中实现回报最大化和成本最小化。

治疗联盟（therapeutic alliance）：治疗师和来访者之间的关系。治疗联盟被认为是由任务、纽带和目标组成。它是具有最多实证支持的共同因素。

治疗师变量（therapist variable）：治疗师被认为对成功结果有贡献的属性，如灵活地调整他们的方法以适应来访者需要的能力。

暂停（time-out）：一种通过消除行为的强化后果来消除不良行为的技术；通常是让孩子坐在角落里或回到自己的房间。

代币制（token economy）：一种使用积分的奖励系统，积分可以累积并兑换成强化的物品或行为。

移情（transference）：基于未解决的家庭关系，对当前某人的扭曲的情绪反应。

治疗合同（treatment contract）：关于治疗条款的明确协议。

三角关系（triangle）：一个三人系统；根据鲍文的说法，这是人类关系中最小的稳定单位。

三角化（triangulation）：为了规避两个人之间的冲突，让第三人参与其中，以稳定两个人之间的关系。

无意识（unconscious）：一个人没有意识到的记忆、感觉和欲望。

未分化的家庭自我组块（undifferentiated family ego mass）：鲍文的早期术语，指家庭中的"粘连"或融合，在精神分裂症家庭中尤其突出。

独特结果（unique outcome）：迈克尔·怀特的术语，指当事人摆脱问题的那些时刻，即使他们没有意识到自己这样做过。叙事治疗师将独特结果确定为帮助来访者挑战对自己的负面看法的一种方式。

旁观者（visitor）：德·沙泽尔的术语，指不希望成为治疗的一部分的、既不抱怨也不希望在任何方面做出努力的来访者。

参考文献

为了节省纸张、降低图书定价，本书编辑制作了电子版参考文献。用手机微信扫描下方二维码，即可下载。